Maximiliane Schaffrath

Systemrelevant

W0177051

Maximiliane Schaffrath

Systemrelevant
Hinter den Kulissen der Pflege

HIRZEL

Bibliografische Information der Deutschen Nationalbibliothek
Die Deutsche Nationalbibliothek verzeichnet diese Publikation in der Deutschen Nationalbibliografie; detaillierte bibliografische Daten sind im Internet unter http://dnb.d-nb.de abrufbar.

1. Auflage 2021
ISBN 978-3-7776-2942-1 (Print)
ISBN 978-3-7776-2994-0 (E-Book, epub)

© 2021 S. Hirzel Verlag
Birkenwaldstraße 44, 70191 Stuttgart
Printed in Poland
Lektorat: Ulrike Burgi, Köln
Einbandgestaltung: semper smile, München
Satz: Satzpunkt Ursula Ewert GmbH, Bayreuth
Druck und Bindung: Drukarnia Dimograf, Bielsko-Biała

www.hirzel.de

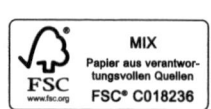

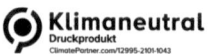

Inhalt

Hämatologie
Die Frau mit dem Pilz im Gehirn

Altgriechisch: αἷμα [haima] = Blut, λόγος [lógos] = Lehre

Ich betrete das Stationszimmer. Dies ist mein erster praktischer Einsatz, nachdem die Ausbildung mit drei Monaten Schule begonnen hat. Ich bin aufgeregt. Was erwartet mich?

Ich beginne in der Hämatologie. Hämatologie heißt übersetzt: »Die Lehre vom Blut und seinen Erkrankungen«. Dennoch habe ich keine Ahnung, was auf mich zukommen wird. Wenn das Blut erkrankt ist, ist es meist eine Form von Leukämie. Und Leukämie ist für jeden Betroffenen potenziell lebensbedrohlich. Ich als Anfänger muss hierhin, frage ich mich. Schon jetzt kommen erste Zweifel auf, und der erste Tag hat kaum begonnen.

Mein Blick schweift durch das Stationszimmer, in der Hoffnung, jemanden zu finden, der sich für mich zuständig fühlt und mir sagt, wo ich hingehen und was ich machen soll. Ein großes Plakat sticht mir ins Auge, es hängt unübersehbar an der gegenüberliegenden Wand. Ich lese: »Emesis. Einteilung in die Risikogruppen je nach Medikament.« Darunter steht in etwas kleinerer Schrift:

»Gruppe 1 erbricht nur ab und zu, Gruppe 2 mehrmals täglich, Gruppe 3 so oft, dass der Flüssigkeitsverlust ersetzt werden muss.«

Und spätestens jetzt weiß ich, wo ich bin, denn es könnte dort auch stehen: Herzlich willkommen auf der Krebsstation.

In der Schule habe ich gelernt, dass Emesis der Fachbegriff für Erbrechen ist, aber das schöne Schulwissen macht den Tatbestand als solchen nicht besser. Ich selbst muss mich schon schütteln, wenn ich einmal im Jahr erbrechen muss wegen einer Magen-Darm-Infektion, und kann mir nicht vorstellen, wie es sich anfühlt, wenn man das mehrmals täglich ertragen muss. Diese Station erweckt den Eindruck, als gäbe es nur Elend und Verzweiflung.

Doch da kommt eine Kollegin auf mich zu und sagt freundlich: »Hallo, ich bin Sarah. Du kannst bei mir mitgehen. In welchem Ausbildungsjahr bist du denn? Und was kannst du schon alles?« »Das ist mein erster Tag und meine erste Station«, antworte ich. Und weiter denke ich: Was ich kann? Nichts! Aber das sage ich lieber nicht.

»Wie kann man völlig unerfahrene Schüler auf einer solchen Station anfangen lassen?«, entrüstet sie sich daraufhin und rümpft missbilligend die Nase. »Diese Schule hat von nichts eine Ahnung.« Ich kann nichts dafür und habe es mir nicht ausgesucht, denn die Schule plant, auf welche Stationen wir kommen.

Während meiner ersten Übergabe sitze ich völlig überfordert neben den anderen und versuche, all die fremden Begriffe einzuordnen, die auf dem Übergabeprotokoll stehen: AML, CLL ... Warum stehen da so viele Abkürzungen? Ich verstehe kein einziges Wort, traue mich aber nicht, Sarah nach allen Begriffen zu fragen, denn dann käme sie zu nichts mehr, und meine erschreckende Unwissenheit würde offenbart werden. Wie ein Küken ihrer Mutter laufe ich hinter ihr her und denke dabei die ganze Zeit: Hat sie nicht schon genug zu tun?

Es herrscht heilloses Chaos auf dieser Station, und das nicht nur heute, sondern jeden Tag der acht Wochen, die ich hier sein werde. Ich erfahre, dass zurzeit die Patienten besonders schwer seien und dass es zu wenig Personal gebe. Bereits nach diesem einen Tag kann ich nach der Arbeit nicht mehr abschalten. Mein Heimweg führt mich durch den Wald in das Personalwohnheim. Die schwüle Hitze des Hochsommers ist erdrückend, und mir gehen all die Worte nicht mehr aus dem Kopf, die ich gehört habe: Carboplatin, Oxaliplatin und Cisplatin. Es sind die Namen der roten und gelben Flüssigkeiten, die Tag für Tag in die Lebensadern der Patienten tropfen. Patienten heißt dem ursprünglichen Wortsinn nach »die Leidenden«, und dieser Sinn trifft hier genau zu.

»Ich muss noch die Chemo anhängen«, hallt es in meinem Kopf, während ich weiter durch den Wald laufe. Das Laub raschelt unter meinen Füßen. Die Chemotherapie ist das Einzige, was auf dieser Station zählt, denn sie ist die letzte Chance auf Leben. Zugleich ist sie aber auch ein Gift, das die Zellen zerstört. Wie würde ich mich fühlen, wenn hochgiftige Flüssigkeit in meine Venen liefe, frage ich mich. Doch der Wald antwortet mir nicht. Ich lasse meinen müden Körper auf eine Bank fallen und atme ein paar Mal tief durch. Einatmen, ausatmen, einatmen, ausatmen. Abschalten kann ich trotzdem nicht. Cisplatin und Carboplatin, Cisplatin und Carboplatin, … hallt es in einer Endlosschleife durch meinen Kopf. Zu Hause versuche ich, diese Namen nachzuschlagen, und verzweifle dabei, weil ich nichts verstehe, es aber verstehen will. Die Namen der Medikamente und ihrer Wirkungen hören sich in meinen Ohren eher an wie chemische Kampfstoffe als wie etwas, das Menschen heilen soll. Ich will wissen, warum sie alle auf -platin enden. Im Internet steht, dass diese Medikamente Platin enthalten. Was kann das Edelmetall zu der Genesung von Menschen beitragen?

Am zweiten Tag fällt eine Kollegin auf der angrenzenden Palliativstation aus. »Traust du dir zu, dort hinzugehen?«, fragt mich eine Kollegin, die sich als Schwester Brigitte vorstellt. »Sie brauchen dort dringend jemanden, der ihnen hilft.« Ich traue es mir eher nicht zu, aber ihr Blick ist so scharf, dass ich nicke. Der Name Palliativstation beinhaltet, dass dort alle wissen, dass sie bald sterben werden. Die letzten Wochen sollen so erträglich wie möglich gestaltet werden. Soweit die Theorie, die Praxis spricht in einer anderen Sprache zu mir. Hilfe, die werden alle bald sterben, denke ich, während mich Brigitte dort hinbegleitet.

Als Erstes soll ich dem 40-jährigen Herrn Maurer helfen, sich im Bett aufzusetzen. Nachdem ich ihn an die Bettkante gesetzt habe, sagt er zu mir: »Dürfte ich Sie noch um meine Würfel bitten?« Und die Art, wie er dies sagt, brennt sich für immer in mein Gedächtnis ein. Er sagt es auf eine unglaublich höfliche Weise, als wolle er mir nicht zur Last fallen. Mein Blick schweift suchend durch das kahle Zimmer. »Dort, auf der Fensterbank«, hilft er mir weiter. Es sind große Würfel aus festem

Schaumstoff, ungefähr 40 Zentimeter hoch und breit. Ich nehme einen nach dem anderen und drapiere sie so auf seinem Bett, dass sie ihm als Rückenlehne dienen. Dann lege ich noch je einen Würfel rechts und links von ihm hin, und er legt seine hageren Arme darauf ab.

»Vielen Dank«, sagt er und lässt sich mit einem matten Lächeln gegen die Würfel in seinem Rücken sinken. Ich sehe ihm an, dass er keine Kraft mehr hat. Ich bringe nur ein schwaches »Gerne« heraus, zu mehr bin ich nicht fähig.

Die jüngste Patientin auf der Palliativstation ist gerade mal 21 Jahre alt. Was für eine schreckliche Welt. Ein totaler Gegensatz zur allgegenwärtigen Fun- und Spaßgesellschaft, zu all den Hochglanzmagazinen, auf denen immer alle strahlend lächeln, alle fröhlich in den Urlaub fahren und braun gebrannt zurückkommen. Nur für die Menschen, die hier landen, gibt es das nicht mehr. Denn es ist kein schöner Urlaub, den sie hier verbringen, sondern ein Wettlauf gegen den Tod, und der Preis, den sie für die letzte Hoffnung auf das Leben zu zahlen haben, sind nicht nur die Haare, die jedem ausfallen, und das Erbrechen, das jeden mehrmals am Tag heimsucht.

Wollte ich nicht genau das, beginne ich innerlich eine Diskussion mit mir. Es ist jedoch eine Sache, sich etwas auszumalen, und eine ganz andere, in dessen Umsetzung hineingeworfen zu werden wie in einen kalten Fluss, dessen Strömung nicht fragt, ob man schwimmen kann oder nicht.

Am Tag darauf komme ich zum Frühdienst auf die Station. Mein erster Blick fällt auf die große Magnettafel an der Wand, die für den Überblick sorgt. Auf dieser Tafel hängen Schilder mit den Namen der Patienten neben der entsprechenden Zimmernummer. Daneben gibt es noch andere Spalten, zum Beispiel für anstehende Untersuchungen, ein P für Privatpatient sowie grüne, gelbe und rote Punkte. Diese farbigen Punkte informieren darüber, inwieweit sich ein Patient noch selbst waschen kann. Grün heißt, er kann sich komplett selbst waschen, gelb heißt, er braucht Hilfe beim Waschen, rot heißt, er kann überhaupt nichts mehr selbst machen. Ich war nur wenige Stunden abwesend und erwarte dementsprechend keine großen Veränderungen. Doch etwas ist anders, und ich brauche ein paar Sekunden, um mir bewusst zu werden, was es ist. Herrn Maurers Schild ist nicht mehr da. Ein anderer Name steht auf dem Magnetschild.

»Mach doch endlich mal was und steh hier nicht so dumm herum«, werde ich plötzlich von Brigitte angeschnauzt. Ich rühre mich nicht vom Fleck. Herrn Maurers Name ist einfach weg, ich bin fassungslos. Es gibt nur eine mögliche Antwort: Er muss heute Nacht gestorben sein. Und ich habe die letzten Stunden seines Lebens bei ihm verbracht, ohne es zu wissen. Nur mit Mühe kann ich die aufkommenden Tränen unterdrücken.

Als meine Schicht um halb drei endlich zu Ende ist, verlasse ich fluchtartig die Klinik. Im Wald kann ich endlich weinen. Er ist gestorben, einfach so. Das Thema Tod ist neu für mich, es erschreckt mich und macht mir Angst. Der Wald, der mich sonst immer beruhigt, kann mich heute nicht auffangen. Ich will das Unbegreifliche begreifen, aber es geht nicht, ich übersehe eine Wurzel, strauchele und falle hin. Unter der obersten Schicht kommt eine modrige Schicht aus altem Laub zum Vorschein. Ich nehme eine Handvoll und lasse sie zu Boden rieseln. Erde zu Erde, denke ich, und mir wird bewusst, dass wir alle dorthin zurückkehren und dass es das Einzige ist, was wir im Leben wirklich wissen. Das Schlimmste für mich ist, dass sich Herr Maurer in meiner Wahrnehmung über Nacht in Luft aufgelöst hat, als ob es ihn nie gegeben hätte. Keine der Kolleginnen spricht mit mir, weil es für sie zum Alltag geworden ist, dass Menschen sterben. Für mich als Neuling aber fühlt es sich an, als würde man mir den Boden unter den Füßen wegziehen.

In den nächsten Tagen bin ich immer noch hoffnungslos überfordert mit all den Infusionsflaschen, Einstechhilfen und Glasampullen, die den Tresen im Medikamentenzimmer bevölkern. Doch es hilft nichts, die Infusionen richten sich nicht von selbst her. Ich nehme eine Ampulle und tue mit ihr das, was Sarah auch tut, nur etwas langsamer, da ich die Zeit zum Abschauen und Vertuschen des Abschauens brauche. Ich habe keine Ahnung, wie man es richtig macht, denn es hat mir noch keiner gezeigt, und falls doch, habe ich es in der Flut der Informationen vergessen. Prompt steche ich mich mit einer besonders dicken Kanüle in den Daumen. Das tut weh, doch ich versuche, mir nichts anmerken zu lassen, weil ich niemanden aufhalten möchte. Nach einer Woche soll ich beginnen, Aufgaben selbstständig zu übernehmen. Wenn ich daran denke, dass ich Todkranke morgens um sieben allein waschen soll, bricht mir der Schweiß aus. Wie soll ich das machen? Es wird mir nichts anderes übrig bleiben, denn ich will den Pflegerinnen nicht zur Last fallen, da sie auch ohne mich mehr Arbeit haben, als sie bewältigen können. Außerdem hoffe ich auf eine gute Beurteilung am Ende der acht Wochen. Also tue ich es.

Ich gehe in das Zimmer einer Patientin namens Frau Filipovic. Sie hat einen Knochentumor. Bis dieser diagnostiziert wurde, hatte sie bereits einen weiten Weg zurückgelegt. Inzwischen gibt es die Diagnose, dass sie nur noch ein paar Wochen zu leben hat. Sie ist erst 30 Jahre alt. Zu allem Überfluss hat Frau Filipovic zusätzlich eine Infektion mit einem fiesen Durchfallkeim namens Clostridium difficile, in der Kliniksprache auch CDif genannt. Für Patienten, deren Immunsystem durch Medikamente unterdrückt wird, kann er schnell gefährlich werden. Es ist ein Durchfall, wie ich noch keinen gesehen habe: mindestens zwanzig Mal am Tag. Er schwächt die Patientin so sehr, dass sie sich kaum allein im Bett herumdrehen kann. Zu meinem Schutz und dem der anderen Patienten muss ich mich in Schutzkleidung vermummt in ihr Zimmer begeben. Ich hülle mich bei brütender Hitze in einen gelben Plastikkittel und ziehe mir blaue Einmalhandschuhe an. In diesem Outfit sehe ich aus, als würde ich einen Atommeiler betreten. Obwohl es erst sieben Uhr morgens ist, hat es in dem Zimmer bestimmt schon 25 Grad. Im Laufe des Tages gehe ich noch mehrere Male in ihr Zimmer, da sie immer wieder klingelt.

»Tut mir Leid, dass es schon wieder lief«, sagt sie dann und kann mir dabei nicht in die Augen sehen, weil sie sich so sehr schämt. Im Laufe des Vormittags kommt ihr Freund zu Besuch. Er steht neben dem Bett, hält abwechselnd ihre Hand oder tätschelt ihr den Arm. Sie unterhalten sich, aber ihre Worte wirken auf mich gekünstelt.

»Hey, wie geht's?«, fragt er sie.

Sie zögert einen Moment, was sie sagen soll, und antwortet schließlich: »Geht schon.«

Dann zieht sie ihre Hand aus der seinen, lässt sie unter der Bettdecke verschwinden und hüllt sich in Schweigen. Worüber soll man sich auch unterhalten, wenn das Leben bald zu Ende geht? Mir ist es unangenehm, dieser intimen Sprachlosigkeit beizuwohnen, aber ich muss meine Arbeit trotzdem verrichten. Ich muss nicht nur ihren Durchfall wegwischen, sondern auch ihren Blutdruck, ihren Puls und ihren Blutzucker messen. Wenigstens gibt es ein Blutdruckmessgerät im Zimmer, was man vom Blutzuckermessgerät nicht behaupten kann. Es gibt nicht genügend Messgeräte für Blutzucker auf der Station.

»Wie soll ich das machen?«, frage ich Sarah. Denn ich weiß, was einmal in einem isolierten Zimmer war, darf normalerweise nicht wieder hinaus.

»Nimm einfach eines mit hinein und versuche, in dem Zimmer nichts damit zu berühren«, sagt sie. »Dann desinfiziere es im Zimmer, und wenn du den Schutzkittel ausgezogen hast und wieder draußen bist, noch einmal.«

Ich tue, was sie sagt, aber ich glaube nicht, dass dieses System lückenlos funktioniert. Es müsste mehr Geräte geben, sodass eines davon so lange in dem Zimmer bleiben kann, bis Frau Filipovic entlassen wird. Dann kämen die Reinigungsprofis, hausintern als »die Scheuer-Wisch« bezeichnet, und würden ihre Schlussdesinfektion durchführen. Dann würde man so lange warten, wie es die Chemiefirma vorschreibt, erst dann könnten wir sicher sein, dass das Zimmer keimfrei ist. So aber glaube ich, dass mein mühseliges Herumgewische an dem Gerät die Keime weiter in die Ritzen treiben wird. Ich habe nie die Zeit, um das Desinfektionsmittel lange genug einwirken zu lassen, denn dann muss ich schon den Blutzucker beim nächsten Patienten gemessen haben, sonst heißt es wieder, ich sei zu langsam. Mir wird immer wieder vorgeworfen, dass ich zu langsam sei. Zu langsam beim Essenausteilen, zu langsam beim Waschen von Bettlägerigen.

»Du kannst doch nicht eine halbe Stunde dafür brauchen, das muss in einer Viertelstunde gehen«, ermahnt Sarah mich.

Ich verurteile sie dafür, denn noch kann ich den immensen Druck und Stress nicht ermessen, unter dem sie steht. In den kommenden drei Jahren wird sich das ändern, denn sie bereiten mich darauf vor, zukünftig die Verantwortung für mindestens zwölf kranke Menschen zu tragen. Damit gehört unser Land zur traurigen Spitze in Europa, was den Betreuungsschlüssel Pflegekraft – Patient anbelangt. Da hilft auch der Gefahrenzuschlag für den täglichen Umgang mit den Krebsmedikamenten nicht, denn er ersetzt nicht die fehlende Zeit, die dringend notwendig wäre, um sich den Patienten adäquat zu widmen. Die Menschen auf der Palliativstation sind nicht nur schwer krank, sie müssen auch noch die zahlreichen schweren Nebenwirkungen der Krebsmedikamente ertragen, was zusätzliche Betreuung erfordert. Den Patienten wird schlecht, sie müssen sich ständig erbrechen, Teile des Nervensystems werden zerstört, die Schleimhäute entzünden sich, man ist ständig müde, die Haare fallen aus, weswegen viele eine Baumwollmütze tragen.

Diese Worte bringen das Leid zu Papier, für das sie stehen. Wenn ich keine Abwehrzellen mehr habe, dann ist jeder Husten potenziell tödlich für mich. Wenn ich keine Blutplättchen mehr habe, dann reicht es schon, mich einmal an der Tischkante zu stoßen, und ich blute stark.

Zu Hause sehe ich in den Spiegel, fahre mir mit den Händen durch die Haare. Ich kann mir nicht vorstellen, wie ich aussähe, wenn sie weg wären. Eine Glatze ist für mich unvorstellbar. Aber wenn man eine Chemotherapie bekommt, dann muss man sich mit all dem auseinandersetzen. Auch mit dem eigenen Tod, der immer wie ein Geist im Zimmer umherwandert. Für viele ist er ein Angst einflößendes Wesen, aber für manche auch die Erlösung, denn sie können einfach nicht mehr. Manchen gelingt es, ihn auszusperren, anderen nicht. Viele werden einsam und müssen erkennen, dass Freunde, die sich vorher so nannten, es nicht wert sind, diese Bezeichnung zu tragen. Denn sie kommen nicht mehr, finden Ausreden, sind der Situation nicht gewachsen. Das ist traurig, aber wahr. In den acht Wochen auf dieser Station sehe ich, dass sich an dieser Stelle die Spreu vom Weizen trennt.

An einem der folgenden Tage bin ich wieder in einem isolierten Zimmer, aber nicht bei Frau Filipovic, sondern bei einer Patientin namens

Frau Gehlert. Neben dem Bett baumelt auf Kopfhöhe eine Infusionsflasche, aus der gelbe Flüssigkeit in ihre Venen tropft. Sie ist spindeldürr, wie so viele hier. Der Krebs und das Gift rauben allen die letzten Körperkräfte. Auch sie hat wie Frau Filipovic eine Infektion, da ihr Immunsystem durch die Medikamente stark geschwächt ist. Allerdings hat sie keinen Durchfall, sondern eine Pilzinfektion im Gehirn. Ein Pilz im Gehirn? Ich kenne nur Fußpilz, Nagelpilz oder Pilze in den Ecken von unsauberen Schwimmbadduschen. Ein Anfänger wie ich hat keinen Überblick mehr über die zahlreichen Keime, die hier herumschwirren. Durchfallkeime, Pilze, multiresistente Keime, eine Schar von Kleinstlebewesen, die unsichtbar die Klinik bevölkern und den Kranken das Leben noch mehr zur Hölle machen, als es das ohnehin schon ist.

Zurück im Stationszimmer frage ich Sarah:
»Wie zum Teufel kommt dieser Pilz dorthin?«
Sie antwortet: »Das ist ein ganz gewöhnlicher Aspergillus, ein Pilz, dessen Sporen vor allem im Wald zu finden sind. Uns gesunden Menschen macht er nichts aus, aber wenn das Immunsystem stark geschwächt ist, dann kann er einen Menschen befallen. Vor allem dann, wenn die Abwehr in ihrer normalen Funktion durch Medikamente unterdrückt wird, so wie das bei unseren Patienten vor und nach Stammzelltransplantationen der Fall ist. Wie er dann aber im Gehirn landen kann, weiß ich auch nicht.«
Auf dem Heimweg durch den Wald atme ich die herrliche Waldluft ein. Und mit jedem Atemzug vermutlich Tausende Sporen des besagten Pilzwesens. Gedanklich lande ich wieder bei Frau Filipovic. Man stellt sich so viele spannende Dinge vor, wenn man diese Ausbildung beginnt, aber was ich hier erlebe, kommt darin nicht vor. Weder Gehirnpilze noch Durchfallerkrankungen, die sämtliche Gänge der Station mit ihrem durchdringenden Geruch verpesten.

Erneut in Frau Filipovics Zimmer: Ich habe nicht mehr genug Tücher, und die ganze grünschleimige Durchfallsoße läuft aus dem bereits benutzten Stapel langsam tropfend auf den Fußboden. Frau Filipovic entschuldigt sich zum tausendsten Mal. Ich versichere ihr: »Es macht mir nichts aus, Sie können ja nichts dafür.« Bei ihr bin ich mit Abstand am häufigsten. Sarah entschuldigt sich bei mir, dass ich quasi dafür abgestellt sei, ständig in das Durchfallzimmer zu rennen. Ich verstehe es, aber ich finde es auch ungerecht, dass mir diese ungeliebte Aufgabe zufällt. Es ist eine der wenigen Aufgaben, für die ich medizinisch nicht viel wissen muss. Daher kann Sarah mich guten Gewissens allein in das Zimmer schicken. Die Konsequenz aber ist, dass Frau Filipovic tagelang fast nur mich sieht, selten ausgebildete Pfleger oder Ärzte. Und ich bin mir nicht sicher, ob das in Ordnung ist.

Für die Schule muss ich einen sogenannten Praxisbericht schreiben, der sich damit befasst, wie ich einen Patienten wasche, in allen Einzelheiten aufgelistet. Die Schule nennt das anders und verwendet keinen so profanen Begriff wie »waschen«. Stattdessen heißt es dann in aufgeblasenem Deutsch: »Verfassen Sie bitte einen Praxisauftrag zur Lernsituation Berührung und stellen Sie Ihre Handlungskette dar.« Ich nehme für meinen Bericht Frau Filipovic. Doch die Realität bietet mir nicht das, was der Auftrag der Schule alles fordert, daher erfinde ich den Rest notgedrungen, in der Hoffnung, ihn so zu erfinden, wie die Schule es haben will. Ich frage andere aus meiner Ausbildungsklasse und komme zu dem Schluss, dass es die meisten so machen. Sie nehmen einen echten Patienten als Grundlage und spinnen um diesen herum eine schöne Geschichte. Es gelingt immer, und nicht nur ich bekomme gute Noten auf meine fantasievollen Konstrukte, denen man ihre Ausschmückungen nicht anmerken darf. Manche erfinden sogar alles, da in der Praxis kaum Zeit bleibt für die verhassten Aufträge aus der Schule. Oft muss man diese nach Dienstschluss noch bearbeiten, und immer wird die Nase gerümpft, wenn man hinter den Papieren sitzt, statt über die Station zu sprinten.

Ich möchte für meine Entscheidung, einen Beruf zu erlernen, der mich tagtäglich mit Kotze, Scheiße, Blut, ansteckenden Krankheiten, Schmerz, Leid und Tod konfrontiert, besser behandelt werden. Hier bin ich in der puren Realität angekommen, in der Realität des Pflegenotstands und der zahlreichen Studiengänge, die jungen Menschen häufiger als die bessere Alternative erscheint. Es ist schlimm, dass sie mir in den drei Jahren auch immer wieder unterstellen, ich würde nur Wartesemester für ein Medizinstudium sammeln wollen. Das tut weh. Als ob ich kein Recht dazu hätte, hier zu sein. Als ob ich verrückt sei, wenn ich dies freiwillig tue.

An einem Tag kommt Praxisanleiterin Sonja von der Schule, um mich eine Schicht lang zu begleiten. Solche Tage mit Eins-zu-eins-Betreuung sind echter Luxus, und es gibt pro praktischem Einsatz nur einen einzigen. Endlich ist jemand da, der Zeit für mich hat. Für unseren Tag wählt Sonja Frau Gehlert aus. Wir waschen sie gemeinsam, richten die Infusionen her, helfen ihr beim Essen. Ich kann alle Fragen stellen, die mir auf der Seele liegen, und fühle mich endlich nicht mehr wie das fünfte Rad am Wagen. Frau Gehlert bekommt schlecht Luft, und ihr Atem gleicht mehr einem Röcheln. Es geht ihr offensichtlich schlecht. Sonja sagt während unserer Frühstückspause zu mir: »Lange wird sie es nicht mehr machen, das sehe ich.«

Am nächsten Tag wird mir klar, was sie damit gemeint hat. Um zehn Uhr morgens bricht plötzlich hektische Betriebsamkeit aus, weil Frau Gehlert ein MRT erhalten soll, von dem keiner etwas gewusst hat. Sie ringt so sehr um Luft, dass sie nur mithilfe eines mobilen Sauerstoffbehälters am Fußende ihres Bettes zum MRT gefahren werden kann. Nach einer Stunde bringen die Kolleginnen nicht sie zurück, sondern nur ein Bett, auf dem sich schemenhaft die Umrisse eines menschlichen Körpers unter einem weißen Laken abzeichnen. Frau Gehlert ist tot. Diesmal ist es nicht die Tatsache, dass sie gestorben ist, sondern die Art und Weise, das Wie, das mich verstört. Sie starb unter einem MRT. Alle, die schon einmal in dieser furchterregenden Röhre lagen, wissen, wie unangenehm es dort ist. Der Lärm ist unbeschreiblich, trotz der Kopfhörer, die man aufgesetzt bekommt. Die Enge ist Angst einflößend, und wer bis dahin noch keine Klaustrophobie hatte, der bekommt sie spätestens jetzt. Der Lärm ähnelt Kriegsgeräuschen, krrr, tack, tack, tack, krrrrr, grk, grk, tack, tack. Neonröhren hängen an der Decke, und der Blick fällt auf die Glasscheiben, hinter denen aufsichtführende medizinische Fachangestellte sitzen, um mit gestrenger Miene hinter ihren Bildschirmen Wache zu halten.

Ich stelle mir diese Frage bis heute: Warum muss ein Mensch in einer solchen Umgebung seine letzte Reise antreten? Sonja hat mir gesagt, dass Frau Gehlert nicht mehr lange leben würde. Sie war schwach, wir konnten sie nicht einmal richtig waschen, sondern nur eine Katzenwäsche durchführen. Die Ärzte müssen das doch gewusst haben. Warum verordnen sie dann noch ein MRT? Ich habe eine Dokumentation im Fernsehen gesehen, die von Übertherapie handelt, von der Unwürdigkeit der Behandlung in den letzten Lebenstagen, von den Fängen des Spinnennetzes der Schulmedizin, aus dem sich manche nicht mehr befreien können, weil sie niemanden haben, der für sie eintritt. Es klingt unglaublich, aber ich sehe ein solches Beispiel gerade in Echtzeit.

Ein MRT bringt mehrere Hundert Euro ein. Sind diese es wert, dass man einem Menschen den Weg in die letzte Ruhe so steinig macht? Oder lernt man als Arzt einfach nicht, dass es ein Ende gibt, das nicht mehr therapiert werden kann? Ich möchte nicht in einer MRT-Röhre sterben, und ich glaube, auch sonst niemand. Das Bild des Bettes bekomme ich tagelang nicht aus meinem Kopf. Ein Bett ohne Leben, ein weißes Laken darübergebreitet, damit niemand den Anblick ertragen muss. Und um ihre Würde zu wahren. Die muss man jetzt auch nicht mehr wahren, sie hat nichts mehr davon, denke ich. Ihre Würde wurde in dem Moment mit Füßen getreten, als man sie in die Röhre geschoben hat.

Sie stirbt nicht als Einzige. Die traurige Bilanz dieser Station sind 15 Tote in acht Wochen. Das ist zu viel für mich. Ich habe vor der Ausbildung zwei Praktika gemacht in einer Klinik und einem Altenheim, aber 15 am Anfang der Ausbildung sind hart. Ich weine beinahe jeden Tag, kann keine Distanz mehr schaffen und nicht mehr abschalten.

Was, wenn das die nächsten drei Jahre so weitergeht, frage ich mich. Jeden Tag ein neues Namensschild, das von der Tafel verschwindet. Das schaffe ich nicht. Wieder ein Name, eine Seele mehr für die Ewigkeit. Ich möchte gerne mit jemandem darüber sprechen, aber es hat keiner Zeit dafür. Sarah entschuldigt sich, es sei einfach im Moment eine extrem stressige Phase auf dieser Station, aber das hilft mir nicht weiter. Nach dem Einsatz spreche ich in der Schule mit einer Lehrerin über all die Menschen, die ohne Abschied verschwinden, und fühle mich endlich verstanden in meiner Fassungslosigkeit darüber, dass sie ersetzt werden, weil das Bett belegt sein muss, weil es Wartelisten gibt, makabre Wartelisten auf den Tod. Keiner will hier sein, und doch sind sie froh, wenn sie es sind, denn es ist die einzige Hilfe, die ihnen noch bleibt.

Ein weiterer Tag auf der Hämatologie: Stationsleiter Helmut rennt wutschnaubend über den Gang und verlangt, dass sich das gesamte Personal im Stationszimmer versammelt. Als wir uns alle eingefunden haben, verkündet er:»Damit ihr es alle wisst, ich habe bei der leitenden Ärztin veranlasst, dass Betten gesperrt werden. Wir schaffen die Arbeit einfach nicht mehr.« Er hat recht, ich sehe es täglich. Jeder schiebt Überstunden vor sich her, nur ich als Schülerin nicht, denn sie achten peinlichst genau darauf, dass ich immer pünktlich gehen kann. Und wenn ich doch mal länger bleibe, darf ich am nächsten Tag eher nach Hause gehen.

Sarah tänzelt von einem Fuß auf den anderen und fragt:

»War es das jetzt? Helmut, ich habe noch zu tun.«

Er nickt, und sie rauscht auf den Gang hinaus, ich ihr hinterher. Es ist kurz vor zwei, und ich habe heute früh mitbekommen, dass sie nachher eine Verabredung mit dem hübschen großen Medizinstudenten hat, der sein praktisches Jahr hier absolviert. Während ich hinter ihr herlaufe, murmelt sie vor sich hin:

»Heute schaffe ich es pünktlich, heute muss es klappen.«

Aber es klappt natürlich nicht. Um halb drei wäre Dienstschluss, aber noch immer stehen die Infusionsflaschen kreuz und quer auf ihrem Wagen, neue oben und alte unten. Sie stehen zusammen mit den Infusionsleitungen in einem wirren Haufen. Sarah schaut auf die Uhr an der Wand und jammert:

»Ich habe noch keinen Satz dokumentiert! Verfluchte Scheiße!«

Ich denke, der Student wird der Letzte sein, der für ihr Zuspätkommen kein Verständnis aufbringt. Er weiß, wie es hier läuft, aber dennoch …

Am nächsten Tag bin ich wieder im Zimmer von Frau Filipovic, als ich höre, wie die Tür des Zimmers nebenan von innen aufgerissen wird. Ein unterdrückter Schluchzer ist zu hören. Ob das Sarah ist, die da weint? Dann plötzlich ertönt ein lautes »Neeeeiiiiiin!« Frau Filipovic fragt: »Was ist denn da los, warum schreien die so?«

Was soll ich darauf antworten? Ich kann es mir denken, was nebenan passiert, aber ich kann es ihr unmöglich sagen, daher ringe ich mich zu folgenden Worten durch:

»Ich glaube, da drüben ist jemand sehr traurig.«

»Warum?«

»Das kann ich Ihnen nicht sagen.«

»Wie schlimm, gehen Sie doch hin und helfen Sie der Person, bringen Sie ihm oder ihr eine Tasse heißen Kaffee, die wird guttun.«

Das werde ich wohl kaum tun und weiche aus:

»Da kümmern sich andere drum.«

Ich vermute, dass nebenan gerade jemand gestorben ist. In dem Zimmer liegt ein 43-jähriger Familienvater. Das erstickte Weinen seiner Frau dringt durch die Wand und mir bis in die Knochen, ihre Kinder höre ich nicht. Zwei sind im Teenageralter, eines ist noch ganz klein. Ich versuche, mich zu sammeln, weil ich mich nicht ewig hier drin verstecken kann. Sarah braucht mich sicher bei anderen Patienten. Ich will nicht hinaus, doch ich muss. Ich drücke mich an der Wand des Flurs herum, putze mein Blutzuckermessgerät fünfmal hintereinander, unschlüssig, was ich als Nächstes tun soll. Sarah steht nicht weit entfernt von mir, doch sie ist mir ferner denn je.

»Ich kann nicht mehr«, weint sie.

Brigitte kommt zu ihr und nimmt sie in den Arm.

»Kann sich jemand anderes um die Familie kümmern? Ich bin am Ende.«

Sie kennt den Mann gut, denn er war schon ein paarmal hier. Noch nie habe ich Sarah weinen sehen. Sie wirkt sonst immer so tough, bisweilen sogar schroff, wenn sie mich wieder abkanzelt, weil ich in ihren Augen zu langsam bin. Brigitte tätschelt ihr den Rücken und sagt:

»Kümmere du dich um dich, ich mache das.«

»Danke«, sagt Sarah, wendet sich um und läuft an mir vorbei, als wäre ich Luft.

»Ich muss jetzt unbedingt eine rauchen«, höre ich sie noch sagen, bevor sie durch die Tür verschwindet. Sie bleibt eine halbe Stunde weg, was unter normalen Umständen undenkbar wäre. Heute sieht jeder darüber hinweg.

Ich sehe, dass ich Brigitte zu Unrecht verurteilt habe, weil sie oft so unfreundlich zu mir war. Jetzt, wo es wichtig war, offenbart sie ihren weichen Kern. Vielleicht braucht sie die harte Schale, um hier zu überleben und um ihren weichen Kern zu schützen.

In den nächsten Tagen höre ich Sarah mit Brigitte darüber sprechen, dass sie mit dem Gedanken spielt, von der Akutstation in die Ambulanz zu wechseln. »Mit immerhin vier Jahren Berufserfahrung werde ich so behandelt«, schimpft sie im Flüsterton. Ich habe keine Ahnung, worum es geht, und es geht mich auch nichts an, dennoch denke ich über ihren Satz nach. Meint sie die vielen Überstunden, das häufige Einspringen oder die vielen Toten?

»Was ist anders in der Ambulanz?«, frage ich sie, denn ich bin neugierig.

»Die Patienten kommen zu einem festen Termin, erhalten ihre Chemotherapie, und dann gehen sie wieder heim. Ich hätte dort keine Nachtdienste, und die Patienten sind nicht so schwer krank.«

Ich beginne zu ahnen, warum sie lieber dort arbeiten will. Auf der jetzigen Station komme ich auch an meine Grenzen. Rein körperlich bin ich es nicht gewohnt, sieben Stunden zu stehen und herumzulaufen, da ich bisher nur die Schulbank gedrückt habe. Hier findet nahezu alles im Stehen statt, das Herrichten der Medikamente und Infusionen, das Waschen der bettlägerigen Patienten, das Assistieren bei Untersuchungen, die Visite. Ich stelle in Gedanken eine Liste mit allen Berufen auf, in denen die Menschen viel stehen müssen: Bäckereiverkäuferin, Putzfrau, Fließbandarbeiter, Verkäuferin im Bekleidungsladen. Dann erstelle ich eine weitere Liste mit allen, die im Schichtdienst oder nachts arbeiten müssen: Polizisten, Feuerwehrleute, Ärzte, Bäcker, Räumfahrzeugfahrer im Winter, Putzfrauen, Altenpfleger, Kinderheimerzieher, Notdienstapotheker, Barkeeper, Fließbandarbeiter, Busfahrer, Lokführer, Schaffner. Bisher ist mir nie aufgefallen, wie viele das sind. Fortan sehe ich überall nur noch Menschen, die anstrengende Arbeiten verrichten, grüße jeden Busfahrer, jede Bäckereiverkäuferin und wünsche ihnen einen ruhigen Arbeitstag.

Durch das viele Stehen schmerzen meine Füße und Beine wie noch nie in meinem Leben. Und ich habe mich bisher für einigermaßen sportlich gehalten. Doch manchmal brennen die Beine so sehr, dass ich sie nach Schichtende hochlegen muss. Nachts weiß ich oft nicht, wie ich mich hinlegen soll. Ob es meinen Mitstreiterinnen auch so geht? Johanna ist auf der Urologie, Anna-Lena auf der Chirurgie. Ihnen tun die Füße genauso weh. Das beruhigt mich.

Zur körperlichen Anstrengung kommt die Belastung durch den Schichtdienst. Zehn Tage am Stück sind hier die Regel, und dann hat man vier Tage frei. Mir wäre ein Rhythmus lieber, in dem ich fünf Tage arbeiten muss und dann zwei Tage frei habe, wie jeder normale Mensch auch. Bis zum siebten Tag am Stück geht es noch, aber ab dem achten Tag will ich niemanden mehr sehen, weil mir Abstand und Erholung fehlen. Erzähle ich Außenstehenden von meinem Arbeitsrhythmus, sind sie meist schockiert.

»Wie, zehn Tage am Stück, und das geht?« In der Pflege geht vieles, was sonst nirgendwo geht. Dabei ist das noch nicht einmal alles. Wenn die Ausbildung fertig ist und ich eine volle Stelle habe, dann werden aus den zehn Tagen zwölf Tage, die tariflich zulässig sind. Während einer Frühstückspause erzählt Helmut, dass das noch harmlos sei. »Ich habe mal 31 Tage am Stück gearbeitet, weil ich zwei Arbeitsstellen hatte, und immer, wenn ich bei der einen frei hatte, habe ich bei der anderen gearbeitet.«

Soll das hier ein Wettlauf werden, wer am längsten arbeiten kann, ohne tot umzufallen, frage ich mich insgeheim.

Er fährt fort: »Im Grunde kann ich die Menschen mit ihren immergleichen Baumwollmützen nicht mehr sehen. Aber ich habe es woanders versucht, und da habe ich es noch weniger ausgehalten. Meine Frau ist schon in Frührente, sie ist immer zu Hause, und das regt mich auf. Ich brauche den Stress, sonst kann ich ihre ständige Ruhe nicht ertragen. Aber er macht mich auch krank.«

Über derart private Themen sprechen sie hier einfach so beim Essen, und da ich mit am Esstisch sitze, bekomme ich alles mit. Ich gestehe mir ein, dass es mich auch interessiert, es ist spannend, was sie erzählen. Wenn ich schon aus Ermangelung an freien Sitzplätzen die Essenspause wie so oft auf einer umgedrehten Getränkekiste verbringen muss, dann will ich auch alles hören, was es zu hören gibt. Diese Kisten sind unbequem, zudem muss ich ständig aufspringen, wenn wieder ein Patient den Rufknopf gedrückt hat. »Gehst du bitte auf die Glocke und schaust, was er will«, sagt dann Helmut oder eine der anderen zu mir. Eine zerstückelte Pause und als Sitzplatz der umgedrehte Wasserkasten sind das Schicksal der Anfänger.

Ich mag unseren Pausenraum nicht. Er ist klein, hat keine Fenster, und die Klimaanlage rauscht ständig, sodass es immer kalt und die Luft extrem trocken ist. Meine Lippen werden mit jedem Tag spröder und rissiger. Wer hat diese Räume so konstruiert? Auf anderen Stationen schaut man aus dem Fenster ins Grüne, und ich finde, das hat man auch dringend nötig bei dieser Arbeit. Wenn ich an der Kaffeemaschine stehe, die sich direkt hinter der Tür befindet, muss ich aufpassen, dass ich nicht die Türklinke ins Kreuz gerammt bekomme, wenn wieder jemand voller Aggression die Tür mit Schwung öffnet. Was ist das für eine Pausenregelung, in der nicht nur die Schüler dauernd aufspringen müssen? In welchem anderen Beruf gibt es das? Da gehen die Leute in die Kantine und sind die nächste halbe Stunde weg. Auch die Ärzte hier machen das so, und wehe dem, der es wagt, sie in der Pause anzurufen. Nur die Pflege ist dazu verdammt, hier auszuharren. Haben wir kein Recht auf eine anständige Pause? Das muss sich doch einrichten lassen. Bezahlt bekommen wir diese Zeit schließlich auch nicht. Keiner von uns kann in die Kantine gehen und etwas Vernünftiges essen. Für mich ist das keine Pause, sondern mehr eine Bereitschaftszeit, in der ich zwar etwas Essen in mich hineinstopfe, in der ich aber permanent auf dem Sprung bin und hoffe, dass keiner klingelt. Klingelt es, so hoffe ich, dass es kein Patient ist, der auf dem Klostuhl sitzt. Denn das heißt dann mühseliges Abputzen, Gestank bis zum Umfallen, noch mehr Tücher zum Abputzen zu holen und ihn dann zurück ins Bett zu hieven. Nach solchen Momenten mag ich trotz intensiven Händewaschens nichts mehr essen. Ich sehe jeden Tag die Tassen mit kaltem Kaffee, die in der Hoffnung stehen gelassen werden, ihn später trinken zu können. Aber kalter Kaffee schmeckt nicht. Ich sehe die angebissenen Brötchenhälften, die nach Dienstende weggeschmissen werden, weil sie am Abend keiner mehr essen mag. Es sind die Bedingungen, die diesem Beruf zu dem fragwürdigen Ansehen verholfen haben, nicht der Beruf an sich. Es sind die kleinen Begebenheiten, in denen ich mich als Mensch nicht wertgeschätzt fühle. Wenn der Chirurg durch mich hindurchsieht, als sei ich Luft. Weil ich nicht studiert habe? Wenn ich keine richtige Pause bekomme, wenn ich höre, warum wirst du denn nicht Ärztin. Wenn ich in Deutschland sage, ich werde Ärztin, dann bekomme ich anerkennendes Nicken zur Antwort. Wenn ich sage, ich mache eine Pflegeausbildung, dann hat das ungläubige Blicke zur Folge.

Warum wird in unserem Land dieser Beruf mit Füßen getreten? Ich drücke es so drastisch aus, weil ich es so drastisch empfinde. Wäre dem nicht so, wären die Bedingungen längst besser, und es würde nicht traurige Statistiken geben, nach denen Berufsanfänger nur wenige Jahre im Beruf verbleiben. Mir ergeht es nicht anders. Bei diesen Arbeitsbedingungen muss man schon aus Kruppstahl sein, um das länger durchhalten zu können.

Von 30 Anfängern in meiner Klasse wird nur die Hälfte am Ende das Examen machen, die andere Hälfte wird auf der Strecke bleiben, weil sie dem nicht gewachsen ist, oder weil sie sich doch für etwas anderes entschieden haben. Wenn dann von dieser Hälfte noch einige auf einen Studienplatz warten oder nach zwei Jahren im Beruf das Weite suchen, dann sieht es düster aus mit dem Nachwuchs.

Aber es ist eine Arbeit, in der sich Echtheit erfahren lässt, in der Menschen Menschen begegnen ohne die übliche Farce, die uns sonst im Alltag umgibt. Auch ich habe mich gegen ein oberflächlich gelebtes Leben entschieden. Ich wollte etwas vom Leben sehen, und so pathetisch es klingt, das tue ich hier tatsächlich. Ich wollte an einen Ort, wo ich etwas Sinnvolles tue, und sich um kranke Menschen zu kümmern, erscheint mir immer noch ziemlich sinnvoll.

Unfall- und Gefäßchirurgie
Der Obdachlose mit dem eingewachsenen Schuh

Altgriechisch: χειρουργία [cheirurgía] = Handwerk

Vier Wochen Schule und zwei Wochen Urlaub sind vergangen. Die Probezeit ist bestanden, jetzt kann es richtig losgehen. Nachdem die erste Station Teil der Inneren Medizin war, komme ich nun in den Genuss der Chirurgie.

Ich fahre mit dem Aufzug von der Personalumkleide nach oben, die monotone Aufzugstimme ertönt: »Ebene fünf.« Was für ein moderner Kontrast zu den Gebäuden der Inneren, die etwa aus den 1970er-Jahren stammen. Ob modern auch mit besser gleichzusetzen ist, weiß ich noch nicht. Die Gänge sind endlos lang, erstrecken sich über mehrere Etagen und sehen alle gleich aus. Der Architekt muss einem Gleichmachungswahn grau in grau erlegen sein. Nur anhand der Buchstaben- und Zahlenkombinationen, die für die jeweiligen Stationen stehen, lässt sich für den Ortsunkundigen erahnen, wo er sich gerade befindet. Die Gänge sind grau, die Wände sind weiß oder grau, der Fußboden ebenfalls grau. An den Wänden hängen vereinzelt grau gerahmte Bilder.

Mein erster Tag hier verläuft ohne besondere Vorkommnisse. Ich stelle mich allen Anwesenden vor und lerne meine Bezugspflegekraft Iris kennen, die mir die Station zeigt und mir die wichtigsten Abläufe erklärt. Doch schon am nächsten Tag geht es richtig zur Sache. Es ist halb sieben Uhr morgens, und ein ungeplanter Patient wird zur Aufnahme angekündigt. Er kommt aus der Notaufnahme. Alle scheinen ihn zu kennen, denn ich höre, wie sie sagen:

»Oh nein, der Herr Peter, nicht der schon wieder!«

Sofort macht sich hektische Betriebsamkeit breit, und ich ahne, dass ich meine Tasse Kaffee heute früh vergessen kann. Dreißig Minuten später weiß ich, warum. »Zieh dir Kittel und Handschuhe an«, sagt Iris. »Und einen Mundschutz am besten gleich mit!«, ruft Elisabeth, eine andere Kollegin, dazwischen. Oh weh, was für einer mag da wohl kommen, frage ich mich bange.

Die Kolleginnen von der chirurgischen Notaufnahme kommen in blaue Kittel vermummt und schieben Herrn Peter auf einem Bett liegend vor sich her. »Ins Bad, schnell!«, sagt Iris. An Arbeit mangelt es uns morgens nicht, im Gegenteil, fast jeder Patient braucht Hilfe beim Waschen, und es gibt viele isolierte Zimmer wegen der zahlreichen Krankenhauskeime. Das häufige An- und Ausziehen der Kittel verbraucht zudem wertvolle Zeit. Außerdem sitzen viele im Rollstuhl. Das Bad scheint in diesem Fall der geeignete Ort zu sein.

Das Bad ist ein großer gefliester Raum, in dem sich eine riesige Badewanne befindet. Diese wird aber nie benutzt, der Raum dient eher als Abstellkammer für diverse Infusionsständer und Toilettenstühle. Jetzt aber schon: Mit vereinten Kräften hieven wir Herrn Peter in die Badewanne.

»Wir haben seine Sachen unten schon ausgezogen, aber einen Stiefel bekommen wir einfach nicht ab«, sagt eine der zwei Kolleginnen von der Notaufnahme. Demonstrativ hält sie einen großen Plastikbeutel in die Höhe und schaut angewidert. »Wir haben sie hier hineingetan. Aber ehrlich, die kann man eigentlich nur noch wegschmeißen.«

In dem Beutel summt es, und ich frage mich angeekelt, was da wohl drin ist. Zum Duschen haben sie in der Notaufnahme nicht die entsprechende Ausstattung, daher können wir das erst hier auf der Station machen. Der ganze Raum ist erfüllt von bestialischem Gestank. Ich würde ihn beschreiben als eine Mischung aus Verwesung, Müllhalde, Schweiß, Käsefüßen, Mundgeruch und fauligem Fisch. Wie kann ein Mensch so riechen in unserer modernen und fortschrittlichen Gesellschaft? Ich kann sein Gesicht kaum erkennen, so wirr hängt ihm das Gestrüpp aus fettigem Filzhaar über die Augen. Er murrt die ganze

Zeit vor sich hin: »Nein, ich will das nicht, lasst mich gehen, lasst mich in Ruhe.«

Aber wir lassen ihn nicht in Ruhe. Bevor wir ihn duschen können, muss erst mal dieser verdammte Stiefel von seinem linken Fuß herunter. Wo das Problem dabei ist? Der Stiefel ist in den Fuß eingewachsen. Wahnsinn, dass es so etwas gibt. Elisabeth holt sterile Scheren. Stück für Stück schnippelt sie eine Scheibe nach der anderen vom Stiefel ab. Dabei gehen unweigerlich auch immer wieder Haut- und sogar Fleischstücke ab. Fliege um Fliege kommt dabei zum Vorschein, sie umschwirren uns in immer größer werdender Zahl. Doch es sind nicht nur Fliegen, sondern auch deren Nachkommen, die sich im Fuß und im Unterschenkel von Herrn Peters linkem Bein tummeln. Weiße Maden, die kreuz und quer ihre Gänge graben. Iris stammelt:»Ich muss mal kurz raus, macht ihr so lange ohne mich weiter«, und kurze Zeit später höre ich würgende Geräusche aus dem Abfallraum. Iris ist geradewegs dort hingerannt und hat sich erbrochen. Was heute Morgen passiert, ist eine Ausnahmesituation, in der auch gestandenen Pflegefachkräften richtig schlecht werden kann.

Ich kann gar nicht sagen, warum mir nicht schlecht wird. Denn ich halte mich nicht für jemanden, der vollkommen abgebrüht ist. Ich gestehe, dass es vielleicht die Faszination an der Sache an sich ist, die mich die aufwallende Übelkeit für den Moment vergessen lässt. Was sich gerade vor meinen Augen abspielt, ist extrem ekelhaft und unfassbar in unserer perfekten Welt, aber genau darum ist es wahrscheinlich auch so faszinierend. Es ist der Abglanz einer Welt, die hinter unserer »normalen« Welt liegt und die nur selten wahrgenommen wird.

Wir duschen Herrn Peter und waschen ihn von oben bis unten mit Desinfektionsmittel ab. Der summende Kleidersack liegt noch immer in der Ecke. Iris runzelt die Stirn. »So etwas können wir hier unmöglich aufbewahren«, sagt sie. Sie nimmt den Sack trotz Handschuhen mit spitzen Fingern, hält ihn mit ausgestrecktem Arm so weit wie möglich von sich weg und wirft den stinkenden Haufen kurzerhand in den großen Müllsack im Abfallraum. Die vehementen Einwände von Herrn Peter ignoriert sie resolut. Wir ziehen ihm ein frisches OP-Hemd an, wuchten ihn auf ein frisch bezogenes Bett und fahren ihn in das einzige zur Verfügung stehende Einzelzimmer.

»Ist das nicht für die Privatpatienten?«, frage ich Iris, die inzwischen wieder zu uns gekommen ist. Sie wirft mir einen Blick von der Seite zu und sagt: »Den können wir doch niemandem zumuten, auf gar keinen Fall.« Welche Ironie des Schicksals, denn das Einzelzimmer steht sonst ausschließlich den privat versicherten Patienten zu, und jetzt bekommt es ein Obdachloser, der keinen Cent in der Tasche hat. Das mit dem Cent stimmt letztendlich nicht, wie ich später erfahre. Iris erzählt mir, dass sie sich mit Herrn Peter ganz gut versteht.

»Der war schon so oft hier, ich kann es gar nicht mehr zählen. Ob du es glaubst oder nicht, er hat mir erzählt, dass er eigentlich genügend Geld hat, sich aber aus freiem Willen für ein Leben auf der Straße und jenseits aller Konventionen entschieden hat. Er hat zu mir gesagt: ›Auf das scheiß Geld piss ich.‹ Er hat bisher immer seinen Klinikaufenthalt im Nachhinein selbst bezahlt, obwohl die Assistenzärzte gejammert haben, dass die Klinik mit solchen Patienten auf ihren Kosten sitzen bleibt.«

Das echte Leben ist verrückter als jeder Film. Warum macht er das freiwillig? Vor dem Bahnhof auf einer Bank zusammengekauert schlafen, ohne ein Dach über dem Kopf, ohne ein Heim, ohne das Gefühl von Sicherheit und Geborgenheit. Vielleicht braucht er das nicht und ist eine Art Diogenes des 21. Jahrhunderts? Ist es ihm egal, dass die Menschen an ihm vorübergehen, als sei er Luft, oder dass sie ihn bestenfalls wie ein Stück Dreck behandeln, dem man gutmütig einen Euro hinwirft? Nach seiner Entlassung werde ich ihn mehrmals wiedersehen, wenn ich am Bahnhof umsteige, umgeben von ein paar Plastiktüten, die seinen gesamten Besitz darstellen, gekleidet in schmutzige Lumpen, und den linken Fuß und Unterschenkel in einem riesigen Stiefel. Und jedes Mal frage ich mich, ob das Bein wieder in den Stiefel eingewachsen ist.

In den folgenden Tagen kommt die Stationsärztin auf den glorreichen Gedanken, sich ein paar Tropfen Pfefferminzöl auf den Mundschutz zu träufeln, bevor wir für die Visite Herrn Peters Zimmer betreten. »Ich halte das da drin sonst nicht aus«, sagt sie kläglich. Wir haben Herrn Peter zwar zwangsgeduscht, aber sein Bein stinkt weiterhin fürchterlich, und das wird sich auch in absehbarer Zeit nicht ändern. »Herr Peter, ich weiß nicht, ob wir Ihr Bein amputieren müssen. Ich werde alles mir Mögliche tun, aber ich kann es nicht versprechen, dass wir es retten können«, sagt die Ärztin mit strenger Miene zu ihm, während ihr Blick auf dem entblößten Bein ruht. Er stemmt sich mit aller Kraft in eine sitzende Position und sagt: »Das lasse ich nicht mit mir machen. Ich bin ein freier Mensch und ich will mein Bein behalten, egal wie.« Die Visite bei ihm dauert lang, denn die Ärztin schabt die aufgeweichten Hautschichten Stück für Stück von seinem Bein herunter. Die meisten lösen sich ganz von selbst. Dann reinigt und desinfiziert sie jede einzelne Stelle mühsam, legt zahllose sterile Kompressen und Wundauflagen darauf und wickelt das ganze Bein wieder ein. Diese Prozedur wiederholt sich Tag für Tag. Jeden Morgen ist der Gang vor dem Zimmer mit stechendem Pfefferminzgeruch erfüllt, der sich bis über die Grenzen der Station auf die Nachbarstationen erstreckt.

Jeden Tag laufe ich mit mehreren Bierflaschen über den Gang zu Herrn Peter. Wie kann das in einem staatlichen Krankenhaus sein? Und die Kästen stehen auch noch im Essensraum für das Personal in der Nische hinter der Tür! Das ist tatsächlich normal. Natürlich ist der Vorrat nicht für die Angestellten gedacht, sondern für die Patienten, die alkoholabhängig sind. Denn dies ist eine chirurgische Klinik, und die ist nicht dafür ausgestattet, auch noch einen kalten Entzug mit ins Nachsorgeprogramm aufzunehmen. Damit uns hier keiner anfängt zu randalieren, bekommen die, die es nötig haben oder brauchen, ihre tägliche Dosis Bier. Bei Herrn Peter können das durchaus einige Flaschen am Tag sein. Dennoch fühle ich mich manchmal unwohl, wenn ich mit den Flaschen über den Gang laufe und von anderen Patienten oder deren Angehörigen schräg angesehen werde. Tatsächlich bin ich froh, dass es bei der knappen personellen Ausstattung diese Bierflaschen gibt. Es wäre nicht auszudenken, wenn jemand wie Herr Peter anfangen würde, herumzuschreien und um sich zu schlagen. Derartiges gibt es auch ohne Alkoholentzug schon genug. Das nennt sich dann postoperative

Verwirrung und betrifft häufig ältere Menschen. Sie wissen dann plötzlich nicht mehr, wo sie sind, wer wir sind und warum sie überhaupt hier sind. Im besten Fall sind sie verängstigt oder traurig, im schlimmsten Fall aber aggressiv. Sie schreien und schlagen um sich, sobald man es wagt, in ihre Nähe zu kommen.

In der nächsten Spätschicht führt ein solches Exemplar Iris und mich an unsere Grenzen. Elisabeth hat sich heute krankgemeldet, und Iris ist mit mir allein für 35 Patienten zuständig. Bei so vielen pflegebedürftigen und immobilen Patienten ist die Arbeit unmöglich zu schaffen. Aber wie so oft in der Pflege muss es dennoch gehen, egal wie. Wir sind gerade auf unserem nachmittäglichen Rundgang unterwegs, als aus einem der Zimmer wildes Geschrei ertönt. »Lasst mich hier raus, ich zeig euch alle an, wenn ich euch erwische, wehe …« Iris wirft mir einen beunruhigten Blick zu.

»Komm, lass uns nachsehen, was der jetzt schon wieder anstellt«, sagt sie. Während ich ihr hinterherhaste, ist sie schon in dem Zimmer angekommen und ruft:

»Herr Kaminsky, was soll das, was ist los mit Ihnen?«

Im Zimmer sehe ich, was los ist. Herr Kaminsky hat sich den Verband von seinem Unterschenkel abgewickelt, die Gipsschiene und die Bettdecke liegen auf dem Fußboden, seine Beine hängen über dem Bettgitter.

»Gefangen nehmen lass ich mich nicht von euch, ihr Bösen, nein, nicht inhaftieren, wehe dem, der mich …«, schimpft er unermüdlich weiter.

»Herr Kaminsky, Sie wurden vorhin operiert, Sie dürfen jetzt noch nicht aufstehen«, sagt Iris und hebt seine Beine mit einem Ruck wieder ins Bett zurück. Ich hebe die Bettdecke vom Boden auf und will sie ihr geben, als er ihr plötzlich ohne Vorwarnung mitten ins Gesicht schlägt. Sie bleibt vollkommen bewegungslos stehen. Ich glaube, am liebsten würde sie einfach zurückschlagen, ringt aber nur deswegen mit sich, weil sie es besser weiß. Herr Kaminsky ist 75 Jahre alt und kann nichts für sein Verhalten. Aber wie sollen wir ihn in den Griff bekommen? Er trommelt mit seinen Fäusten auf die Bettdecke und schreit:

»Raus, raus, raus, ich zeig euch alle an, euch allen zeig ich's …«

»Scheiße«, sagt Iris und rauft sich die Haare. »Wir können ihn so nicht allein lassen, er klettert garantiert über die Bettgitter, fällt herunter und bricht sich noch mehr Knochen.« Ratlos schaue ich sie an und zucke mit den Schultern.

»Weißt du was? Wir heben ihn einfach raus, legen die Matratze vom Nachbarbett auf den Boden und ihn darauf. Dann soll er von mir aus im Zimmer herumkriechen, so viel er will, aber er kann wenigstens nicht mehr aus dem Bett fallen.«

Mir graut vor dieser Idee, denn Herr Kaminsky ist über 1,80 m groß und ziemlich schwer. Auf seinem Gipsbein kann er nicht stehen, und außerdem wissen wir nicht, wann er das nächste Mal zuschlägt. Aber Iris hat das Sagen, also muss ich ihr notgedrungen helfen. Sie holt die Matratze des leeren Nachbarbettes, entfernt das Bettgitter, und gemeinsam setzen wir ihn an die Bettkante.

»Auf drei«, sagt sie, »eins, zwei, drei«, und wir heben ihn beide mit aller Kraft an. Doch Herr Kaminsky ist stur, er will nicht und stemmt sich dagegen. »Herr Kaminsky, Sie müssen schon mithelfen, sonst wird das nichts«, sagt Iris mit schriller Stimme. Doch da verliert er den Halt, kippt vornüber und zieht Iris mit. Ich lasse vor lauter Schreck seinen Arm einfach los. Gott sei Dank landen beide unbeschadet auf der Matratze. Iris befreit sich aus der unfreiwilligen Umarmung und stöhnt: »Mein Kreuz, ah, das macht es aber nicht mehr lange mit …«

Als wir das Zimmer verlassen, stellt sie draußen auf die Türklinke einen Trinkbecher aus weißem Plastik. »Falls er sich wieder selbstständig macht, werden wir es hören, wenn der Becher auf den Boden fällt«, sagt sie auf meinen fragenden Blick hin. Es dauert keine halbe Stunde, und wir hören von der anderen Seite des Ganges, wie der Becher mit einem lauten Scheppern zu Boden fällt. Sofort rennen wir zurück und sehen, wie Herr Kaminsky auf allen vieren durch den Türspalt kriecht. »Ihr habt kein Recht, Polizei, Polizei«, ruft er.

»Nimm du den rechten Arm, ich nehme den linken«, bedeutet mir Iris, und dann zerren wir ihn gewaltsam mit vereinten Kräften zurück in sein Zimmer.

»Das reicht mir jetzt«, sagt sie. »Bleib bitte hier, ich muss kurz etwas holen.« Zwei Minuten später kommt sie mit einer Spritze wieder und setzt diese an den Venenzugang an seinem linken Unterarm an, den ich währenddessen halten muss. Ich weiß, dass wir keine Medikamente intravenös verabreichen dürfen, aber ich vermute, dass Iris die Stationsärztin vergeblich gesucht hat und sich gerade nicht anders zu helfen weiß. Sie steht vor einem Dilemma: Entweder schafft sie es, Herrn Kaminsky zu beruhigen, oder es bleiben alle weiteren 34 Patienten auf der Strecke. Die Beruhigungsmittel entfalten sehr bald ihre Wirkung. Ein wenig zu bald. »So habe ich das aber nicht gemeint. Hol doch bitte das Blutdruckmessgerät«, sagt sie zu mir. Ich laufe ins Stationszimmer, um es ihr so schnell wie möglich zu bringen. Das Ergebnis der Messung ist erschreckend: »Oh mein Gott«, sagt Iris und starrt auf die digitale Anzeige, die einen Wert von 70 zu 40 anzeigt. Das heißt, sein Blutdruck ist viel zu niedrig, denn ein Mensch in seinem Alter hat einen Wert von 140 zu 90, wenn er gesund ist. Ohne ein Wort rennt sie davon und kommt mit einer anderen Spritze zurück, vermutlich ein Gegenmittel, weil sie ihm zu viel von dem Beruhigungsmittel gespritzt hat.

»Du misst jetzt alle zehn Minuten seinen Blutdruck. Das ist deine einzige Aufgabe bis heute Abend, hast du das verstanden?« Ich nicke angsterfüllt. Ihr Gesicht leuchtet rot, und ich sehe Schweißperlen auf ihrer Stirn und ihrer Oberlippe glänzen. Sie muss völlig am Ende sein, zu groß ist die Verantwortung für 35 Patienten, von denen viele alt und immobil sind. Und nicht nur Herr Kaminsky wurde heute operiert. Eigentlich müssten wir zu allen, die heute operiert wurden, alle halbe Stunde hineinschauen und ihre Werte messen und ihre Verbände inspizieren, aber wir können froh sein, wenn wir das einmal pro Schicht schaffen. Es ist der helle Wahnsinn, der hier zum Alltag gehört, und es geht nur um eines, nämlich darum, dass jeder Patient in der eigenen Schicht überlebt.

Die Probleme mit den unruhigen Patienten hören nicht auf. Es sind vor allem ältere, die entweder an einer Demenzerkrankung leiden, oder wie Herr Kaminsky nach einer Operation kurzzeitig verwirrt sind. Am nächsten Morgen sieht Iris keinen anderen Ausweg, als den 95-jährigen Herrn Steinke an einem Mobilisationsstuhl festzubinden und ihn vor das Stationszimmer zu fahren. Auch er schreit und fuchtelt unkoordiniert mit den Armen vor seinem Gesicht herum. Ein Mobilisationsstuhl, kurz auch Mobstuhl genannt, ist eine Art großer Sessel mit Armlehnen auf Rädern. Auf die Armlehnen kann man bei Bedarf eine Tischplatte schnallen. Herr Steinke rüttelt wild an dieser, denn sie verhindert, dass er aufstehen kann.

Eine derartige Einschränkung der Bewegungsfreiheit fällt unter den Begriff der Fixierung, was ohne richterliche Erlaubnis maximal für 24 Stunden zulässig ist. Dazu zählt unter anderem: jegliches Festbinden der Arme oder Beine am Bett oder am Stuhl sowie das Befestigen eines Bettgitters. Das ist irritierend, denn gerade die Älteren schlafen nachts meist lieber mit einem hochgezogenen Bettgitter, weil sie sich damit sicherer fühlen – was mir einige auf Nachfrage versichern. Ganz offiziell aber habe ich damit ihre Freiheit eingeschränkt. Manche kann ich nicht fragen, weil sie es kognitiv nicht mehr verstehen. Bevor diese mir nachts aus dem Bett fallen und sich die Beine brechen, ziehe ich dieses Gitter lieber hoch, egal, was das Gesetz dazu sagt. Denn wenn jemand fällt, wird das Personal zur Rechenschaft gezogen. Wie soll das gehen, bei 35 Patienten auf eine Pflegekraft in der Nacht, wovon mehr als die Hälfte kaum seine Bewegungen koordinieren kann? Es kann nicht funktionieren.

Herr Steinke ist nicht der Einzige, den Iris und Elisabeth vor das Stationszimmer gefahren haben. Auf dem Gang sitzt eine Ansammlung bemitleidenswerter Greise, die wir in ihre Mobstühle gezwängt haben, und schnattert wild durcheinander. Allesamt bieten sie einen grotesken Anblick.

Auch auf dieser Station muss ich den benoteten Besuch eines Lehrers aus der Schule über mich ergehen lassen. Diese Besuche verursachen mir einen immensen Stress. Da ich erst im zweiten Einsatz bin, muss ich einen Patienten für drei Stunden betreuen. Ich versuche, für den morgigen Tag alles so penibel wie möglich vorzubereiten. Dabei ergeben sich ungeahnte Probleme, denn so ein Schulbesuch ist ein kafkaeskes Theater, das jedem gesunden Menschenverstand widerspricht. Ich finde es gut, dass man uns von Anfang an auf die Prüfungssituation vorbereitet. Aber dafür jedes Mal potemkinsche Dörfer aufbauen zu müssen, ist sinnlos. Es liegt sicher nicht an der Schule, sondern an den landes- und bundesweiten Vorschriften, die regeln, wie die Prüfungen abzulaufen haben und was sie beinhalten. In der Prüfung muss ich vieles auf eine Weise machen, wie ich es sonst nicht tue. Und das ist jedem sonnenklar, weil sonst keiner mehr mit seiner Arbeit fertig werden würde. Zu all den Dingen, die ich also morgen für diesen einen Gang anders machen muss, gehört auch, die Tropfgeschwindigkeit der Infusion zu berechnen, was ich sonst nur grob überschlage. Egal, wie ich den verfluchten Schlauch hinhänge, es tropft nie so, wie ich will, und ich weiß nicht, wie ich das morgen schaffen soll. Wenn es mehr Infusionspumpen gäbe oder wenigstens Leitungen mit Tropfenzähler, dann könnte ich die Infusionen auch im normalen Alltag in der Geschwindigkeit laufen lassen, wie es in der Packungsbeilage steht. Dazu müsste ich wiederum mehr darüber wissen, welches Präparat wie tropfen soll. Das ist den meisten aber ziemlich egal angesichts der riesigen Arbeitsmenge. Ich verbringe drei Stunden mit den Überlegungen, was ich am nächsten Tag alles anders machen muss und wie ich das anstellen soll.

Am nächsten Morgen dann desinfiziere ich mir so oft und lange die Hände, dass ich alle anderen Tätigkeiten irgendwie dazwischenquetschen muss. Dem Lehrer gegenüber spreche ich vom Pflegeempfänger anstatt vom Patienten, weil dies die aktuelle Nomenklatur der Schule ist. Ich bin mir sicher, in ein paar Jahren ist das Schnee von gestern, und es wird wieder neue merkwürdige Bezeichnungen geben. Weiterhin nehme ich beim Blutzuckermessen mehrere Zellstofftupfer, wo ich sonst nur einen einzigen verwende. Wobei mir tatsächlich diese Variante hygienisch einleuchtet, weshalb ich mir vornehme, das ab jetzt immer so zu tun. Ich löse das Pulver der Infusionen auf, kurz bevor ich sie verabreiche, wohingegen ich das sonst gleich morgens mache, damit sie alle fertig im Kühlschrank stehen. Es sind unzählige kleine Details, die man in der Aufregung einer Prüfungssituation leicht vergessen kann und die im Alltag ohnehin keinen Bestand haben. Iris sagt die gleichen Worte zu mir, die auch schon Sarah von der ersten Station zu mir gesagt hat:

»Ich zeige dir das jetzt so und so, aber in der Prüfung machst du das bitte so und so.« Für nahezu jede Tätigkeit gibt es eine normale Variante und eine Prüfungsvariante. In der Prüfung sterile Handschuhe, im Alltag nicht, weil zu teuer, zu viel Aufwand.

An einem der folgenden Tage muss ich eine komplette Schicht als Sitzwache bei einem jungen Mann verbringen. Man kann ihn nicht allein lassen, weil er versucht hat, sich das Leben zu nehmen. Sein Name ist Markus Konstantin. Jung ist relativ, aber hier, wo die meisten Patienten über 60 Jahre alt sind, ist man mit 35 Jahren eher jung. Er ist unruhig, will ständig etwas von mir, schreit herum und nestelt ohne Unterlass an seinen Verbänden. Herr Konstantin ist vom Balkon eines Hauses in der Innenstadt gesprungen, etwa zwölf Meter durch die Luft gefallen und auf knallharten Betonboden gekracht. Dass er überlebt hat, ist ein Wunder. Er ist einer jener Patienten, die man nicht vergisst. Die meisten verschwinden in einer großen Masse, im undefinierbaren Einheitsbrei des täglichen Elends. Aber solche wie er bleiben mir aufgrund seines Schicksals und seiner Persönlichkeit ewig im Gedächtnis.

Die Pflege dieses Menschen ist so aufwändig, dass in jeder Schicht extra jemand abgestellt wird, um in seinem Zimmer zu sitzen. Ich finde das gar nicht schlecht, denn so habe ich richtig Zeit, mich intensiv um einen einzigen Menschen zu kümmern, und muss nicht wie sonst durch die grauen Gänge hetzen von Infusion zu Infusion. Wenn er gerade nichts von mir will, sitze ich auf einem der weißen Klinikstühle am Fenster und versuche, mit ihm ein Gespräch zu führen. Oder aber wir schweigen einfach beide und sehen den Schneeflocken zu, wie sie durch die Luft langsam zu Boden schweben.

Herr Konstantin hat lange auf der Intensivstation gelegen, wo man um sein Leben gekämpft hat. Er hat so viele gebrochene Knochen, dass ich sie gar nicht alle aufzählen kann. Aus seinem Körper ragen überall Metallstäbe, aus den Armen, den Beinen, dem Becken, den Füßen. Sähe man sein Gesicht nicht, er könnte als Frankenstein durchgehen oder irgendeiner Horrorfabrik entsprungen sein. Er kann sich nicht mehr selbst bewegen, und egal, in welche Position ich ihn auch bette, schon nach fünf Minuten wird diese ihm unerträglich, und er verlangt, dass ich ihn umlagere. Dann ziehe ich ein Kissen unter der rechten Seite seines Beckens hervor, gehe um das Bett herum und schiebe es ihm unter die linke Seite. Das Kissen unter dem rechten Fuß passt ihm auch nicht mehr, es wandert auf den großen Ablagestapel auf der Fensterbank, wo sich die Lagerungskissen auftürmen. Bei jedem meiner Manöver schreit er vor Schmerzen. Er schwitzt immer sehr viel, dann wische ich ihm die Schweißtropfen mit einem kühlen nassen Waschlappen vom Gesicht und halte ihm ein Wasserglas mit einem Plastikstrohhalm hin, denn er kann es selbst nicht halten. Ich muss ihn füttern, weil seine Hände sich wegen der Metallstäbe nicht bewegen lassen. Seit Wochen hat er sich nicht mehr bewegt, ist nicht aufgestanden, hat nur gelegen. Wie sich der Körper in so einem Zustand anfühlen mag, möchte ich mir gar nicht vorstellen.

»Mama, Mama«, ruft er immer wieder, und dann: »Warum habt ihr mich nicht sterben lassen? Warum? Was ist das für eine scheiß Welt?«, so laut, dass man es sogar durch die geschlossene Zimmertür auf dem Gang hört. Er ruft oft nach seiner Mama, die ihn beinahe täglich besucht. Sie hat lange graue Haare und versucht, ihn immer zu beruhigen. Es gelingt ihr nur nicht. Sein Atem geht hechelnd und stoßweise, er krallt sich an ihrer Hand fest und sieht ihr flehentlich in die Augen. Dann wandert sein Blick zu mir und klagt mich ebenso an.

»Ihr habt mich nicht sterben lassen!«, ruft er und steigert sich immer mehr in seine Aufregung hinein. »Hilfe, Hilfe, ich habe Angst, helft mir, helft mir!«, folgt dann der abrupte Stimmungswechsel. Seine Gemütslage wechselt die Richtung wie ein Fähnchen im Wind. Mal ist er wütend und anklagend, dann wieder hat er solche Angst, dass er wie ein kleines Kind weinend im Bett liegt. Ich wechsle mehrmals pro Schicht die Windel, denn er kann nicht aufstehen und auf die Toilette gehen. Ich wechsle einem Mann die Windeln, der nur 13 Jahre älter ist als ich und der aussieht, als könnte er in einem anderen Leben ein männliches Model sein. In seinem jetzigen Leben scheint er davon nichts zu empfinden. Ich wage es nicht, ihm zu sagen, was ich über sein Aussehen denke, da er psychisch so instabil ist. Ich kann nicht einschätzen, wie er darauf reagieren würde. Im Nachhinein frage ich mich manchmal, ob diese Entscheidung nicht vielleicht zu rational gewesen ist. Hätte ich ihn damit nicht etwas aufmuntern können? Unter Umständen hätte ich sein Elend aber auch nur verschlimmert. Ich traue mich nicht, ihn nach den genaueren Umständen zu fragen. Aber ich muss auch noch die nächsten Tage bei ihm sitzen, und angesichts des Ernstes seiner Lage komme ich mir bald bescheuert vor, immer nur über das belanglose Wetter oder das Mittagessen zu sprechen. Ich weiß nicht, wie ich überhaupt mit ihm sprechen soll. Was sagt man zu einem Menschen, der vor Kurzem erst in den Tod springen wollte? Ich fange einfach an und hoffe inständig, nichts falsch zu machen.

»Sagen Sie, darf ich Sie etwas fragen?«, taste ich mich vorsichtig heran.

»Ja, klar, aber du darfst du zu mir sagen.«

Mit dieser Masche versucht er es jeden Tag, aber ich möchte das nicht. Ich brauche die Distanz des Siezens, um nicht zu sehr in seinen Sog zu geraten. Er duzt mich ungefragt, und ich ignoriere das, während er weiter meine Einwände konsequent überhört. »Warum haben Sie das getan? Was ist passiert, dass es Ihnen so schlecht geht?«

Hat mich in diesem Augenblick der Teufel geritten, solch eine Frage zu stellen? Aber schließlich meidet er das Thema nicht, sondern versucht immer wieder, in Ansätzen darüber zu sprechen, nur habe ich gesehen, dass einfach niemand darauf eingeht. Ich bin kein Psychiater, und es gibt sicher viele Gründe dafür, das Thema zu umgehen, aber wenn er doch signalisiert, darüber sprechen zu wollen und ich acht Stunden in diesem Zimmer bin, dann kann ich irgendwann nicht mehr ausweichen. Herr Konstantin merkt sehr genau, dass alle auf die Vermeidungsstrategie setzen, denn dumm ist er nicht. Er wirkt mir sogar ziemlich klug in dem, was er sagt. Er beginnt, mir von seiner Leidensgeschichte zu erzählen, und ich merke, wie froh er ist, dass ihm endlich jemand zuhört.

»Ich bin jetzt 35 Jahre alt. Seit ich 17 bin, habe ich Depressionen, Zwänge und werde von Verfolgungswahn geplagt. Immer habe ich Angst, vor allem und jedem. Ich war schon so oft in Therapie, dass sie mich inzwischen als austherapiert bezeichnen.« Dann schreit er plötzlich: »Diese Schweine! Diese Drecksäcke!« Ich weiß nicht so ganz, wen er jetzt meint, die Ärzte vielleicht? Für einen depressiven Menschen zeigt er jedenfalls viel Energie. »Ich wollte immer Rettungssanitäter werden, habe die Ausbildung zweimal angefangen und zweimal wieder abgebrochen. Habe es nicht geschafft wegen der Krankheit.« Dann schreit er mir ins Gesicht »Scheiße, Mann!«, und ich bekomme ein paar Tropfen seines Speichels ab. Mir kommen Zweifel, ob es eine gute Idee war, ihn zum Reden zu bringen, aber jetzt habe ich das Fass aufgemacht und kann es schlecht wieder schließen.

»Ich wollte immer Menschen helfen, so wie du das tust. Das war immer mein Traum. Ich bin 35 und habe keinen richtigen Beruf geschafft. Ich bin ein jämmerlicher Versager, ich hab nichts auf die Reihe gebracht.« Was soll ich dazu sagen? Er hat recht, so schlimm das klingt, aber das kann ich ihm nicht sagen. »Jetzt sagen Sie doch so etwas nicht. Mit solch einer Erkrankung hätte es jeder Mensch schwer in seinem Leben, da bin ich mir sicher«, versuche ich hilflos, eine passende Antwort zu finden.

»Lüg mich nicht an!«, schreit er. »Du bist genauso falsch wie all die anderen Schwestern und Ärzte. Heuchler seid ihr, alle, Drecksäcke! Ich sehe, was ihr über mich denkt, wenn ihr euch umdreht, ich sehe es, auch wenn ihr denkt, dass ich es nicht sehe.«

Ich versuche, das Gehörte nicht persönlich zu nehmen, aber es klappt nicht, da ich zu unerfahren bin mit solch einem schweren Kaliber. Seine Aussage trifft mich wie ein Pfeil direkt ins Herz, weil ich weiß, dass er gar nicht so unrecht hat. Iris ist inzwischen schon völlig genervt von ihm und froh, wenn ich hier drin bin. »Voll der Psycho«, sagt sie immer, »der ist nicht mehr zu retten.« Er hat recht, wenn er glaubt, dass ihn jeder aufgegeben hat. Ich aber habe diese Meinung nicht, auch wenn ich natürlich meine Zweifel hege. Ich trete ihm offen und ehrlich gegenüber, denn ich bin der Überzeugung, einem Lebensmüden kann man nur authentisch begegnen, alles andere wäre sinnlos und unwürdig. Und jetzt wirft er mich in den Topf mit allen anderen, obwohl ich gerade ernsthaftes Interesse an seiner Geschichte zeige und mit jedem meiner Worte versucht habe, seine Würde als Mensch zu wahren. All das halte ich aber tief in mir verborgen, denn auch seine Mutter schreit er so böse an, und die liebt ihn wirklich, was ich in jeder ihrer Gesten und in jedem ihrer Worte sehe. Er weiß einfach im Moment nicht, was er sagt und tut, und es ist ihm auch egal.

Ein einziges Mal kommt ein Psychiater zur Visite. Da sich Herr Konstantin wegen der vielen Knochenbrüche auf der Chirurgie befindet, muss der Psychiater dafür extra von der Psychiatrie kommen. Er stellt ihm einige Fragen, die in meinen Augen mehr als dümmlich wirken.

»Möchten Sie sich immer noch umbringen?«

»Klar, bloß kann ich nicht, weil ich aus diesem scheiß Bett hier nicht rauskann.«

»Können Sie mir versichern, dass Sie sich hier nichts antun werden?«

»Nein, kann ich nicht.«

Der junge Assistenzarzt ist sichtlich überfordert. Er kennt den Mann überhaupt nicht und soll jetzt dessen psychische Lage einschätzen. Ist die nicht offensichtlich? Er wollte sich umbringen, und an diesem Wunsch hat sich nichts geändert. Der Psychiater schaut irritiert, kritzelt hektisch etwas auf seinen Notizblock und verabschiedet sich. Er will Herrn Konstantin die Hand schütteln, merkt dann aber, dass diese unbeweglich ist, voller Metallstäbe steckt und noch immer orange gefärbt ist vom Jod. Auf halbem Weg zieht er seine Hand wieder zurück. Er nuschelt ein »Auf Wiedersehen« und macht sich schleunigst davon, während er mir mit einer Geste bedeutet, ihm nach draußen zu folgen. Er wirkt so, als ob er sein Urteil nur irgendwo pflichtgemäß abladen möchte, ohne darauf zu achten, wer die richtige Ansprechperson wäre. Er redet und redet, und mir bleibt nur in Erinnerung, wie er in typischem Psychiaterdeutsch sagt: »… kann sich nicht glaubhaft von suizidalen Gedanken distanzieren.« Innerlich bin ich empört. Ich schüttle ihm die Hand und weiß, er wird nie wiederkommen. Ich glaube, er ist froh darum. Und ich frage mich, welcher Sinn darin liegen soll, dass ein Psychiater einen kranken Menschen genau ein einziges Mal begutachtet und dieses Urteil dann auch noch maßgeblich ist.

»Meine Freundin hat mich verlassen«, fährt Herr Konstantin fort, als ich wieder im Zimmer bin, und eine Träne kullert ihm aus dem Augenwinkel. Sie läuft ihm die Wange herunter, er tut mir so Leid. »Weißt du, ich habe das nicht geplant oder so, das war einfach eine Kurzschluss-handlung. Den Balkon von dem Café kannte ich schon, und da bin ich einfach hoch, über die Brüstung geklettert und dachte, das war es jetzt. Ich bin gefallen, und dann war da nichts mehr, dann plötzlich viele Menschen, dann war wieder nichts mehr, und dann bin ich aufgewacht mit einem Schlauch im Mund, und überall hat es gepiept, und ich dach-te, das ist bestimmt nicht der Himmel.«

Ich bin froh, dass er noch lebt. Aber er möchte nicht mehr. In den Ta-gen, die ich Stunde um Stunde bei ihm verbringe, baue ich eine gewis-se Beziehung zu ihm auf. Das geht nicht anders, wenn man so viel Zeit mit jemandem verbringt und dabei seine intimsten Gedanken zu hören bekommt. Der ethisch höchst fragwürdige Gedanke, ob es nicht besser für ihn gewesen wäre zu sterben, verfolgt mich aber wie ein wildes Tier. Ich habe regelrecht ein schlechtes Gewissen deswegen, aber mein Kopf lässt sich von diesem Thema nicht abbringen. In anderen Ländern gibt es Sterbehilfe, zum Beispiel die Organisation Dignitas in der Schweiz. Aber auch die hat streng reglementierende Kriterien, und über Jahre andauernde Depressionen gehören da bisher eher nicht in das Register. Diese Krankheit treibt Tausende von Menschen jedes Jahr in den Tod, und die Wege, die sie dafür wählen, sind grausam. Der junge Mann hier hat in Kauf genommen, auf Betonboden zu zerschmettern, andere las-sen sich von Intercitys in Stücke fahren, und Feuerwehrmänner müssen ihre Reste von den Gleisen wischen. Wieder andere ersticken an Ta-bletten oder brechen sich das Genick, indem sie sich aufhängen. Meine Gedanken kreisen auch lange nach Feierabend noch um diese Fragen, und es fällt mir schwer, abzuschalten. Daheim liege ich auf meinem Bett und starre an die Decke, die Arme hinter dem Kopf verschränkt. Im Hintergrund läuft leise klassische Musik, um den Stimmen meiner schweren Gedanken etwas Schönheit entgegenzusetzen.

Das alles ist eine grausige Seite unserer Wirklichkeit, die sich aber je-derzeit in der Wohnung neben uns zeigen kann. Nur bei jedem Zehnten gelingt der Versuch des Suizids. Wir klammern diese Wirklichkeit aus unserem Bewusstsein aus. Vielleicht sind sogar eines Tages wir selbst betroffen? Ich bin nicht der Meinung, dass man depressiv erkrankten

Menschen zum Tod verhelfen sollte, denn sie haben viel eher ein Recht auf Hilfe und offenen Umgang mit dieser Krankheit. Haben wir sonst für alles Worte im Überfluss, sind wir hier erschreckend sprachlos. Wäre diese Krankheit nicht so stigmatisiert, würden sich mehr Menschen in Behandlung begeben, anstatt, zum Beispiel wie Robert Enke, das Gleis zu wählen. Die Tatsache, dass sich ein junger, bildschöner Mann zwölf Meter in die Tiefe stürzt, weil er nicht mehr weiterweiß, lässt mich fragen, was da schiefläuft. Ist es der Umgang in der Gesellschaft mit psychisch Kranken?

Nach drei Tagen hintereinander bei Herrn Konstantin im Zimmer habe ich frei und fahre in die Stadt. Das Café, von dessen Balkon er gesprungen ist, befindet sich nicht weit weg von meinem Ziel, und meine Füße laufen wie von selbst dorthin. Ich weiß nicht, ob ich das wirklich will, aber ich kann nicht anders. Den Kopf in den Nacken gelegt, schaue ich nach oben, und es kommt mir vor, als müsste ich bis in den Himmel blicken, um die Brüstung zu sehen. Und da ist er hinuntergesprungen? Ich scharre mit meinen Füßen über die Platten des Gehwegs und erschaudere. Sein Körper soll hier auf diesem Beton gefallen sein? Steinhart ist der Untergrund, das kann man doch nicht überleben. Eigentlich. Aber er hat es überlebt. Was hat das Leben noch mit ihm vor? Andere fallen aus dem zweiten Stock und sind tot. Ich stehe noch eine ganze Weile an der Stelle unter dem Balkon des Cafés und ringe um Fassung. Wie können all die Menschen um mich herum so ahnungslos ihrem geschäftigen Tagwerk nachgehen, ohne zu wissen, was sich hier vor Kurzem ereignet hat? Mir scheint, als müsse dieser Ort die Geschichte ausstrahlen wie Gammastrahlung, die jeden Einzelnen durchdringt.

Herrn Konstantins Schreie, seine flehenden und zugleich anklagenden Augen verfolgen mich noch lange. Nicht, weil das alles zu viel für mich gewesen wäre, sondern weil ich einfach über dieses Schicksal nachdenken muss und es mich tief berührt. Ob er noch lebt? Ich weiß es nicht, aber ich hoffe es. In den Stunden bei ihm am Bett hatte ich das Gefühl, etwas wirklich Sinnvolles zu tun. Da war das echte Leben, in all seiner Brutalität, und mein Tun war von einer Sinnhaftigkeit erfüllt, wie ich sie selten erlebt habe. Als ich das letzte Mal bei ihm war, hat er mir zum Abschied gesagt: »Ich habe das alles nicht so gemeint. Du hast mir wirklich zugehört, du warst nicht so falsch. Du warst echt. Dafür wollte ich dir Danke sagen.« Woher der plötzliche Sinneswandel kam, kann ich nicht sagen, aber er hat mich dann doch überrascht. »Gerne«, habe ich gesagt und »Auf Wiedersehen«, auch wenn ich weiß, dass es aller Wahrscheinlichkeit nach kein Wiedersehen geben wird.

Ambulante Sozialstation
Messiewohnung und die Frage nach der Toilette

Lateinisch: socialis = kameradschaftlich

Bei einer ambulanten Sozialstation arbeiten Pflegefachkräfte und fahren auf festgelegten Routen Patienten ab, die zu Hause wohnen und pflegebedürftig sind. Es gibt verschiedene Touren, einige für vormittags und einige für nachmittags und abends. Viele der Patienten sind alte Menschen, die sich ihre Kompressionsstrümpfe nicht mehr selbst anziehen oder sich nicht mehr selbst waschen können. Es gibt aber auch so skurrile Fälle wie eine Patientin, die besucht wird, um genau einmal am Tag einen Augentropfen in das rechte Auge zu bekommen. Mein Dienst startet, ohne dass ich weiß, wie mein Arbeitsablauf bei der Sozialstation sein wird. Im Büro der Sozialstation hieß es, dass es keinen Dienstplan gäbe.

»Komm am ersten Tag um Viertel vor sieben hierher. Du wirst dann bei Astrid mitfahren. Alles Weitere klären wir dann«, war die lapidare Antwort der Sekretärin. Nun beginnt dieser erste Tag, und ich bin überhaupt nicht begeistert davon, dass ich nicht weiß, wie ich in den nächsten Tagen und Wochen zu arbeiten habe. Wie soll ich da andere Termine oder Freizeitaktivitäten planen? Etwas verloren stehe ich bei Eiseskälte vor dem Eingang zum Büro der Sozialstation und hoffe, dass besagte Astrid bald auftaucht. Ich habe nicht einmal ihre Telefonnummer. Zehn Minuten später steigt eine Frau, die etwa Mitte 40 ist, aus einem Auto, dessen rostige Stellen zeigen, dass es schon bessere Tage gesehen hat. »Bist du die Schülerin, die ich heute mitnehmen muss?«, fragt sie mich unwirsch. »Wir haben heute Morgen 15 Patienten, das wird happig, und heute Abend fahren wir noch mal zehn an. Das ist viel Arbeit, komm, steig ein.« Das ist eine Begrüßung, die es in sich hat. Ob das ein Vorgeschmack auf die kommenden Wochen ist?

»Erst geht es zu ein paar alten Omas, denen wir ihre Kompressionsstrümpfe anziehen müssen, dann fahren wir zu Frau Czasnov. Die hat Brustkrebs, und wir müssen die Verbände an ihren Beinen wechseln«, erklärt Astrid mir. Angesichts ihres Tonfalls beschließe ich, für heute Morgen ihr einfach so wenig wie möglich Fragen zu stellen, um ihr nicht auf die Nerven zu gehen, und bei allem, was sie tut, genau aufzupassen.

Zum Glück weiß ich noch nicht, dass die Czasnovs zu den Adressen gehören werden, die ich am meisten fürchte. Die Wohnung befindet sich in einem Hochhaus in einer Gegend, in der kaputte gelbe Säcke vor den Häusern im Wind herumfliegen wie verdorrte Wüstenrosen im Sand und in der man im Dunkeln nicht allein sein möchte. Bis ich in das Zimmer gelange, in dem sie liegt, muss ich ein Meer aus alten Müllsäcken, stinkenden Tetra Paks und undefinierbarem Gerümpel durchwaten. Die Wände und die Decke der Wohnung sind mit dunklem Holz getäfelt. Es bedeckt jeden Quadratzentimeter und erstickt jede Erinnerung an Glück in mir. Das Holz umgibt mich wie ein düsterer Sarg, dessen Schwermut mit jedem Schritt in dieser Wohnung mehr von mir Besitz ergreift. Je näher ich dem Zimmer von Frau Czasnov komme, desto stärker nehme ich einen fauligen Geruch wahr. Er dringt aus jeder Kissenfaser und aus jedem Vorhang. Kommt er aus den Müllsäcken oder aus Frau Czasnovs Zimmer? Seit über zwei Jahren hat diese Frau weder das Bett noch ihre Wohnung verlassen. Durch den Türrahmen sehe ich sie in ihrem Spezialbett liegen, den Oberkörper mit Kissen hochgebockt, die entstellten Beine auf der Bettdecke, den Blick starr auf den flimmernden Fernseher gerichtet. Sie wiegt mindestens 200 Kilogramm, aus ihren Unterschenkeln wachsen riesige Geschwüre, die wie Blumenkohlröschen aussehen. Astrid erklärt mir, dies seien Knochenmetastasen des Brustkrebses. In dem Zimmer ist der faulige Geruch am schlimmsten, woraus ich schließe, dass er tatsächlich von ihren Beinen herrührt und nicht von den zahllosen gelben Säcken und alten Milchflaschen, die sich draußen stapeln.

Der Verbandswechsel an ihren Beinen ist aufwändig. Astrid entfernt den alten Verband, desinfiziert jede einzelne Stelle der Wucherungen mit Wunddesinfektionsmittel und legt zahlreiche netzförmige Honigauflagen auf beide Unterschenkel. Darauf wiederum kommen riesige Kompressen, um die ganze Flüssigkeit aufzusaugen, die im Laufe des Tages aus den Geschwüren herausläuft. Zum Schluss umwickelt sie alles mit großen Mullbinden, um das Arrangement zu fixieren. Allein kann sie das aber nicht an den Beinen anbringen, daher muss ich zusammen mit Herrn Czasnov ein Bein nach dem anderen in die Höhe wuchten, damit Astrid auch die Unterseite desinfizieren und verbinden kann. Auf der Kommode gegenüber dem Fußende des Bettes befindet sich ein kleiner Fernseher, das einzige Tor zur Welt, das Frau Czasnov geblieben ist. Sie ist grantig und unfreundlich und wendet sogar während des Verbandswechsels ihren Blick keine einzige Sekunde vom Bildschirm ab. Ich kann es ihr nicht verdenken. Seit zwei Jahren ist sie nur in diesem Bett, mit stinkenden und nässenden Geschwüren an den Beinen, von den Ärzten aufgegeben, in einem See aus Müll in einem dunklen Zimmer. Vollkommen bewegungsunfähig, der Freiheit beraubt, sich selbstständig auf die Seite drehen zu können, liegt sie immer auf dem Rücken, was dort zu offenen Stellen führt, die ebenfalls nässen und Schmerzen verursachen. Angesichts der Brustkrebserkrankung, die überall wuchert, ist das dann vermutlich auch egal.

Nachdem wir wieder auf der Straße stehen, sagt Astrid: »Der Tumor ist inoperabel. Sie hat von oben bis unten Metastasen, eine Chemotherapie würde sie nicht mehr überleben.« Wie lange wird oder besser gesagt muss sie noch so weiterleben? Ich fühle mich jeden weiteren Tag in dieser Wohnung wie in einem Albtraum, nur dass es kein Albtraum ist, sondern die bittere Realität für diese zwei Menschen. Und ich lerne all die kleinen Dinge, die sonst so selbstverständlich sind, wieder als Kostbarkeiten zu schätzen. Die Sonne, die mir draußen ins Gesicht scheint, ihre Wärme auf meiner Haut. Meine Freiheit, dass ich mit meinen eigenen Füßen dahin gehen kann, wo ich hingehen will. Meine Gliedmaßen, die alle ganz normal aussehen. Meine helle und aufgeräumte Wohnung. Meine Jugend. Meine Zukunft.

Im gleichen Hochhaus gibt es noch einen weiteren Patienten, der auf unserer täglichen Liste steht. Doch jetzt zeigt sich wieder die Absurdität der deutschen Bürokratie. Denn wir gehen nicht etwa zu diesem Mann, nachdem wir Frau Czasnovs Wohnung verlassen haben, sondern fahren jedes Mal erst noch in mehrere umliegende Dörfer, versorgen die dortigen Patienten auf der Route und kehren zwei Stunden später wieder zu diesem Hochhaus zurück. Bei dem Mann gibt es nur einen kleinen Verbandswechsel am Knöchel, da er dort eine offene Stelle hat, die Wundflüssigkeit absondert. Den Verband zu wechseln dauert keine zehn Minuten. »Warum müssen wir trotzdem immer erst zu all den anderen Patienten fahren, obwohl er nur ein Stockwerk weiter oben wohnt?«, frage ich Astrid nach ein paar Tagen. Und weniger Fahrerei hätten wir damit auch, würde ich gerne sagen, denke ich aber nur. Sie zuckt mit den Schultern und sagt: »Das hat etwas mit der Abrechnung zu tun. Was genau, kann ich dir aber nicht sagen.« Was für ein Irrsinn.

In besagten umliegenden Dörfern führt uns unsere Tour zu einem 70-jährigen Mann, dessen Fuß abstirbt. Das Haus ist ein krasser Gegensatz zur düsteren Wohnung der Czasnovs. Hier ist es hell und freundlich, und ich muss mich nicht durch Berge aus Müll und Gerümpel kämpfen. Die Stimme, mit der das Haus zu mir spricht, ist jedoch eine andere. Auch hier erfüllt ein Geruch von Verwesung jedes Zimmer, und er wird umso durchdringender, je näher wir dem Wohnzimmer kommen, in dem Herr Stimpfle liegt. Er möchte sich seinen rechten Fuß nicht amputieren lassen. »Er ist ein Teil von mir«, sagt er. »Ich kann keinen Teil von mir einfach absägen lassen.«

Die Konsequenz seines störrischen Verhaltens ist die letzte und endgültigste, die es im Leben geben kann. Er wird bald sterben. Die fauligen Stellen breiten sich bereits bis zur Ferse aus, und der ganze Fuß ist schwarz und schrumpelig. Er hat sich freiwillig dazu entschieden, an einer Blutvergiftung zu sterben, denn das ist es, worauf es hinausläuft. Wie seine Frau das verkraftet, ist mir ein Rätsel. Durch eine Amputation könnte er bei guter Gesundheit noch zehn oder sogar 20 Jahre leben. Warum verweigert er sich dieser Möglichkeit? Hier sehe ich, wozu der freie Wille des Menschen im Ernstfall fähig sein kann. Astrid und ich waschen Herrn Stimpfle gemeinsam und wechseln den Verband an seinem Fuß. Wenn der Geruch bis dahin schon kaum auszuhalten war, dann weiß ich jetzt, was wirklich schlimmer Verwesungsgeruch bedeutet. Mir wird speiübel, doch ich muss die Fassung wahren.

Als Nächstes fahren wir auf unserer heutigen morgendlichen Runde zu einer türkischen Patientin, die 21 Jahre alt ist und Leukämie hat. Die Mutter öffnet uns und lässt uns herein.

»Guten Morgen, Frau Can, wie geht es Azra?«, fragt Astrid.

»Nichts Neues«, erwidert Frau Can und wirkt resigniert. »Kotzt und heult eben.«

Das reicht der Mutter als Antwort, und sie verschwindet wieder in den ersten Stock. Mir fällt auf, dass sie auf Zehenspitzen geht und sich bemüht, keine Geräusche zu machen. Das Reihenhaus ist sehr sauber und aufgeräumt, daher ziehe ich die Schuhe im Windfang aus. Kein Staubkorn ist sichtbar. Ich fühle mich wie in einem physikalischen Reinraum. Welche Personen leben in diesem Haus? Es ist so steril und kahl, dass es nichts über seine Bewohner verrät. Oder die metallene Sterilität ist genau das, was es mir über sie erzählt. Im Wohnzimmer liegt ein grauer Hochflorteppich vor einer grauen Sofalandschaft. In der Mitte befindet sich ein gläserner Couchtisch, und das dominierende Element ist der riesige Flachbildfernseher, der über allem thront. Kein Bild an der Wand, keine Zimmerpflanze weit und breit, keine Gardine. Der Rollladen ist auf Halbmast. Ich darf nie mit in das Zimmer der Patientin, sondern muss immer im Wohnzimmer warten. Astrid steigt zu ihr die Wendeltreppe nach oben. »Sie will nicht, dass eine Auszubildende sie sieht«, erklärt sie mir. »Sie ist sehr eigen und möchte nur von Fachpersonal betreut werden.«

Immerhin darf ich die Infusionen und den Beutel mit der künstlichen Ernährung vorbereiten und alle Vitaminzusätze hineinspritzen, sodass Astrid nur mit den fertigen Flaschen nach oben zu gehen braucht. Ich höre gedämpfte Stimmen von oben, dann lautes Geschrei. Astrid kommt wieder herunter.

»Ihr ist schlecht, sie hat erbrochen, kannst du noch diese Infusion herrichten?«, fragt sie mich und deutet auf eine Infusionsflasche mit Kochsalz und eine Glasampulle mit der Aufschrift Vomex, einem Medikament gegen Übelkeit. »Kein Problem«, antworte ich und mache mich an die Arbeit. Auf der ersten Station musste ich genau das so oft herrichten, dass das jetzt ein Kinderspiel für mich ist.

»Weißt du, sie versteht sich nicht mit ihrer Mutter«, fährt Astrid fort. »Sie wohnen im gleichen Haus, aber Azra schreibt ihr immer über WhatsApp, wenn sie etwas braucht.«

»Aber die ist doch nur ein oder zwei Stockwerke weiter unten?«, entgegne ich entgeistert.

»Nicht so laut«, fährt sie mich an. »Azra will nie aus ihrem Bett aufstehen, und mit ihrer Mutter reden will sie auch nicht. Ob das schon immer so war, weiß ich nicht. Vielleicht hat sich ihr Wesen auch stark verändert, seit sie an Krebs er …« Sie beendet den Satz abrupt, als wir Schritte die Treppe herunterkommen hören. Es ist Azras Vater, der verschlafen im Pyjama vor uns steht.

»Haben wir Sie geweckt?«, fragt Astrid. »Entschuldigen Sie bitte, das wollten wir nicht.«

»Nein, ich kann nicht schlafen und wollte mir in der Küche etwas zum Trinken holen«, sagt Herr Can. Er arbeitet im Dauernachtdienst in einer Fabrik, daher sind die Rollläden überall so weit unten, und deswegen schleicht Frau Can immer auf Zehenspitzen durch das Haus. Es ist ein Geisterhaus, ich kann es nicht anders beschreiben. Immer im Halbdunkel, die Eltern kommunizieren per Handy mit ihrer Tochter, weil ihnen die echte Sprache abhandengekommen ist.

Einige Wochen später sind wir wieder bei Herrn Stimpfle, dessen Zustand sich rapide verschlechtert hat. Anfangs hat er noch mit uns gesprochen, aber in den vergangenen Tagen konnte er das schon nicht mehr und wirkte sehr abwesend. Wir klingeln wie gewohnt bei ihm, doch als Frau Stimpfle die Haustür öffnet, sehe ich sofort, dass etwas nicht stimmt. »Geh und warte im Auto auf mich«, sagt Astrid zu mir. In solch einer Situation will keiner eine Auszubildende als Klotz am Bein haben. Ich beobachte aus dem Auto heraus, was sich auf der Treppe vor dem Hauseingang abspielt. Frau Stimpfle bricht in Tränen aus, und Astrid nimmt sie in den Arm. Sie verschwinden im Haus, nach einer halben Stunde kommt Astrid wieder heraus. Sie bleibt vor der Fahrertür stehen und holt eine Schachtel Zigaretten aus ihrer Jackentasche. Sie zündet sich eine nach der anderen an, insgesamt drei Stück, ich warte. Aber sie sagt kein Wort zu mir, ich sehe sie nur durch den kalten Nebel unruhig auf und ab gehen und an der Zigarette ziehen. »Er wird noch heute sterben«, sagt sie endlich zu mir, als sie sich ins Auto setzt. Mehr sagt sie nicht und wischt sich ein paar Tränen aus dem Gesicht. Ich schweige, denn es gibt dazu nichts zu sagen. Mir ist kalt, doch spielt das jetzt noch eine Rolle angesichts der Tatsache, dass in dem Haus dort ein Mensch stirbt, den ich seit ein paar Wochen fast jeden Tag besuche? Astrid umklammert das Lenkrad so fest, dass ihre Fingerknöchel weiß und kantig hervortreten. Ich sehe, wie sie die Zähne zusammenbeißt. Schließlich ist unsere Tour für heute noch lange nicht fertig, und die anderen Patienten brauchen uns auch noch. Wir müssen die Trauer so lange in uns einschließen, bis die Tour geschafft ist, erst dann dürfen wir ihr einen Raum geben.

»Wir machen einen Umweg«, sagt Astrid und startet den Motor. »Ich weiß, wo der nächste Bäcker ist, und ich brauche jetzt einen Kaffee, und zwar einen richtig starken.«

Ich empfinde in meiner Rolle als Auszubildende diesen ganzen Einsatz als eine einzige Qual. Es ist sicher sinnvoll, dass wir auch in dieses Berufsfeld hineinschnuppern, aber nach meiner Meinung und auch nach der der anderen, wären vier Wochen völlig ausreichend. Denn nach zwei Wochen kenne ich jede Route, und es passiert nichts Neues mehr. Jeden Tag sehe ich die immer gleichen schuppigen Beine, auf die ich mit Mühe die Strümpfe ziehen muss, wobei ich mir beinahe das Handgelenk verstauche, weil die wenigsten Patienten anständige Anziehhilfen besitzen. Dabei ergießt sich jedes Mal ein Schuppenregen direkt auf meine Privatkleidung. Diese Kompressionsstrümpfe sind extrem schwer anzuziehen ohne Hilfsmittel, und Astrid schnauzt mich oft an, dass ich keine Kraft in den Armen hätte. Ich bin eine billige Arbeitskraft, die aber in den Abrechnungen als solche nicht erscheint. Bei mir ist noch alles rechtens, da ich niemals allein eine Tour fahre. Ein solches Verhalten ist schlicht verboten, jedoch durchaus gängige Praxis, wie ich von meinen Mitstreiterinnen Johanna und Anna-Lena höre. Anna-Lenas Pflegedienst setzt sie nach zwei Wochen immer an der gleichen Stelle aus, und sie muss dann drei Stunden alle Patienten abklappern, die in der Umgebung wohnen. Abgerechnet wird das dann aber, als sei eine voll ausgebildete Pflegekraft zu den Patienten gekommen. Das ist Urkundenfälschung, und fahrlässig ist es auch, weil wir immer noch im ersten Ausbildungsjahr sind.

»Warum lässt du dir das gefallen?«, frage ich Anna-Lena bei einem unserer Spaziergänge.

»Weißt du, ich will mir keine schlechte Note einhandeln, und schlechte Stimmung will ich auch nicht«, sagt sie hilflos.

»Mir ist das egal«, sage ich. »Ich habe es in diesem Einsatz ohnehin schon verschissen.«

Man merkt mir sicher mehr als einmal an, dass ich diesen Dienst schrecklich finde. Es ist nicht nur die Tatsache, dass ich medizinisch nichts lerne, sondern auch die Arbeitsbedingungen sind eine Katastrophe. Ich fange morgens um halb sieben in der Zentrale an und fahre dann bis um halb zwei durch die Gegend. In dieser Zeit arbeiten wir 15 Patienten und 50 Kilometer ab. Wo wir währenddessen auf die Toilette gehen können, fragt sich keiner. Es gibt zum Glück ein oder zwei Patienten, bei denen es so sauber erscheint, dass ich dort jeden Tag frage, ob ich ihre Toilette benutzen kann. Aber ansonsten ist es oft so schmutzig, dass es mich schon ekelt, wenn ich nur die Schuhe ausziehen muss und mit meinen Socken den Boden berühre.

Da wir aber um sieben erst losfahren und uns eine Pause abgezogen wird, die es in der Realität nicht gibt, komme ich netto nur auf sechs Arbeitsstunden, obwohl ich seit kurz nach sechs mit dem Bus unterwegs bin. Am Ende der Vormittagsroute setzt Astrid mich in einem unbekannten Kaff ab, von dort kann ich dann sehen, wie ich mit dem Bus nach Hause komme. Und als ob das noch nicht genug wäre, muss ich um 17 Uhr wieder am Büro der Sozialstation auftauchen, denn dann beginnt die abendliche Tour, die bis etwa halb neun geht. Dann darf ich den gleichen Leuten, denen ich morgens die Strümpfe mühsam angezogen habe, diese wieder herunterreißen. Und der Schuppenregen beginnt von vorne. Und wieder fahren wir fast 50 Kilometer. Und wieder ist das Tourende irgendwo im Nirgendwo, und bis ich daheim bin, ist es fast zehn Uhr. Ein Arbeitstag gefühlt von sechs Uhr morgens bis zehn Uhr abends, von dem aber als Nettoarbeitszeit nicht annähernd so viel zählt.

Die Schule verlangt von uns, dass wir auch hier 100 % arbeiten. In der Praxis arbeitet aber jede Pflegekraft bei einer Sozialstation maximal 70 Prozent, die meisten eher nur 50. Das führt dazu, dass ich viermal in der Woche, genauer gesagt dienstags, donnerstags, samstags und sonntags, eine geteilte Schicht habe wie die eben beschriebene. Dann habe ich montags frei und dann wieder geteilte Schichten bis freitags. Dann ein freies Wochenende, und dann geht der Wahnsinn von vorne los. Am Ende des Einsatzes fehlen mir etliche Stunden, die alle auf den Stundenprotokollen gefälscht werden. Hätte ich diese tatsächlich abgeleistet, dann wäre ich überhaupt nicht mehr nach Hause gekommen. Die Chefin unterschreibt mir die Blätter trotzdem. Jeder weiß, dass es kein Auszubildender in den Sozialstationen schafft, auf seine Stunden zu kommen, trotzdem rückt die Schule nicht davon ab.

Noch weitere Dinge sind sehr im Ungleichgewicht: Es gibt keine Dienstkleidung, sodass alle Ausscheidungen auf meiner eigenen Kleidung landen. Ich ziehe daher nur meine ältesten Sachen an und wasche diese am Ende jeder Woche im Kochwaschgang. Wir kommen in die meist völlig überheizten, schweißtreibenden Wohnungen. Nass geschwitzt geht es wieder nach draußen in das frostige Auto, das trotz der winterlichen Temperaturen keine Standheizung hat. Notgedrungen ziehe ich meine gute Daunenjacke über meinen ekelhaft besudelten Pullover, weil es draußen minus zehn Grad hat. Die Jacke kann ich leider nicht jede Woche in die Kochwäsche stecken, aber in jeder anderen würde ich frieren. Ich weiß außerdem nie, wann der Dienst anfängt und wann er aufhört. Jeden Abend muss ich die Kollegin, bei der ich am nächsten Tag mitfahren soll, anrufen. Diese sind aber oft nicht da oder wissen nicht, wer ich bin, und dann muss ich mit ihnen darüber diskutieren, wann und wohin ich am nächsten Morgen kommen soll. Die Liste der unsäglichen Bedingungen nimmt kein Ende. Oft müssen wir schwere, unbewegliche Menschen heben, zum Beispiel vom Bett auf den Rollstuhl oder vom Rollstuhl auf die Toilette oder von der Badewanne zurück in den Rollstuhl oder vom Rollstuhl zurück ins Bett. Das ist zu zweit schon die Hölle, aber allein ruiniert man sich dadurch in Kürze den Rücken. Ich finde das unzumutbar. Es gibt längst professionelle Aufstehhilfen, von denen hier aber noch keiner gehört hat. Mit Astrids Aussage, dass man in diesem Beruf eben immer heben muss, verkörpert sie für mich das Bild einer Pflege, die leiden, buckeln und schuften muss, dabei könnte es doch auch anders aussehen.

Warum wird diese Arbeit nicht besser bezahlt und wertgeschätzt? Die Menschen, die hier arbeiten, verdienen weniger Geld als die, die in einer Klinik arbeiten. Wo ist da der Sinn? Es ist eine andere Art von Arbeit, doch man muss ganz allein einschätzen, ob ein Patient noch zu Hause gut aufgehoben ist oder ob sich sein Zustand so verschlechtert hat, dass er in ein Krankenhaus muss. Wir sehen jeden Tag die gleichen Patienten und wissen bei einigen von ihnen, wie zum Beispiel bei Herrn Stimpfle, dass er sterben wird. Man verliert hier Menschen, zu denen man eine Beziehung aufgebaut hat. Auch müssten die Arbeitsbedingungen besser sein, die Autos müssten beheizbar sein, wenn es draußen Minustemperaturen hat, es müsste eine Möglichkeit geben, auf die Toilette zu gehen, es sollte Arbeitskleidung geben. Die Mitarbeiter dieser Sozialstation arbeiten oft in geteilten Schichten, und für viele Menschen sind ihre Besuche der einzige Lichtblick in einer endlosen Kette öder, einsamer Tage. Auf unseren Touren besuchen wir viele alte Menschen, die vereinsamt sind, die keinen mehr haben, der ihnen etwas bedeutet. Bei ihnen haben wir es besonders schwer, wieder aus der Wohnung zu kommen, weil sie uns Tee und Kuchen anbieten, weil sie manchmal zu weinen beginnen, wenn wir wieder gehen. Doch Gespräche und menschliche Wärme tauchen in der Abrechnung nicht auf. Die Zeitsätze sind so knapp bemessen, dass wir oft länger brauchen als vorgesehen. Menschen sind eben nicht so, wie eine Bürokratie sie sich denkt. Und für all das, was zumeist Frauen jeden Tag leisten, für all ihre geteilten Dienste, ihre Hunderte von Kilometern, die sie fahren, werden sie auch noch schlecht bezahlt. Wertschätzung von Arbeit sieht anders aus.

Psychiatrie
Der Mann in der Hecke und die Frau voller Bügeleisenabdrücke

Altgriechisch: ψυχή [psyché] = Seele, ἰατρός [iatrós] = Arzt

Als vierte Station muss ich acht Wochen lang in der Psychiatrie arbeiten. Dieses Einsatzgebiet wirkt nicht besonders einladend und schreckt mich eher ab, weil ich an Alkoholiker, randalierende Suchtkranke, depressive oder sich ritzende oder auch suizidgefährdete Menschen denke. In der Schule hatten wir bisher nur wenig Unterricht dazu, das Thema psychische Krankheiten steht noch aus. An meinem ersten Tag bekomme ich von meiner Bezugspflegekraft Josefa eine große Menge DIN-A4-Blätter in die Hand gedrückt, auf denen die wichtigsten Dinge zusammengefasst sind. Ich überfliege die Seiten und will mir damit eigentlich nur einen flüchtigen ersten Eindruck verschaffen. Ein paar Begriffe aber stechen mir unmittelbar ins Auge: Depression, Borderline, Wahnvorstellungen, Antidepressiva. Darunter stehen ein paar Regeln, wie ich mich im Notfall verhalten soll. Notfall? Das kann ja heiter werden.

Es liegen acht Wochen vor mir, in denen ich jeden Tag dort hingehe, wo man die sogenannten Verrückten der Gesellschaft einsperrt. Aber sind die wirklich alle so verrückt? Bei manchen glaube ich das sofort, wie zum Beispiel bei der 50-jährigen Frau Hopp, aber bei anderen kann ich auch nachvollziehen, warum sie so reagieren, wie sie es tun. Vielleicht stehen sie in ihrem Verhalten nur stellvertretend für manchen Irrsinn in der Gesellschaft? Ich lerne, dass die Arbeit hier ganz anders funktioniert als im Rest des Krankenhauses. Wir waschen niemanden, die Patienten müssen zu uns kommen, wenn sie etwas wollen, statt wir zu ihnen. Sie müssen sich morgens ihre Medikamente abholen, statt dass wir sie ihnen geben. Sie müssen den Frühstückstisch selbst decken und ihre Betten selbst beziehen. Einzig das morgendliche Aufstehen müssen wir begleiten, weil die meisten hier an Depressionen leiden und morgens partout nicht aufstehen wollen.

»Diese Aufgabe ist etwas für dich«, sagt Josefa zu mir. Ich darf morgens um sieben durch alle Zimmer marschieren und die Leute aus ihren kuschelig warmen Betten holen. Noch ist es Sommer, und draußen ist es warm und hell. Aber im Winter möchte ich nicht so unsanft geweckt werden. Ich versuche es mit leiser Stimme, fast ist es mir peinlich, diese Menschen wecken zu müssen.

»Guten Morgen, es ist gleich sieben Uhr«, flüstere ich in das Dunkel des ersten Zimmers hinein. »Um halb acht gibt es Frühstück.«

Keine Reaktion. Ich nähere mich dem Bett, das ich irgendwo an der Wand erahne.

»Möchten Sie nicht langsam aufstehen und sich anziehen?«

Keine Reaktion.

»Darf ich mal das Fenster aufmachen, es ist furchtbar heiß hier drin.«

Immer noch keine Reaktion. Ich weiß nicht, was ich noch tun soll, und möchte nicht unhöflich sein. Schließlich gehe ich zur Balkontür und reiße sie auf, damit wenigstens der stickige Mief entweichen kann. Herrlich frische Morgenluft strömt herein, ich fühle mich gleich besser. Der Mensch unter der Bettdecke nimmt davon keinerlei Notiz. Im nächsten Zimmer ergeht es mir nicht anders, bestenfalls ernte ich unwilliges Brummen, gefolgt von einem Herumdrehen auf die von mir abgewandte Seite.

»Ich kann die nicht wecken«, jammere ich, als ich zu Josefa und Svetlana, einer anderen Kollegin, zurück ins Stationszimmer komme. »Die reagieren überhaupt nicht, egal, was ich sage.« Ich ernte mitleidiges Grinsen.

»Pass mal auf, du machen so«, sagt Svetlana. »Komm mit, ich dir zeigen.«

Sie ist der russische Feldwebel hier und nicht allzu beliebt bei den Patienten aufgrund ihrer ruppigen Art. Aber nur ihre Schale ist hart, darunter hat sie einen weichen Kern, den ich nach und nach entdecke. Folgsam tappe ich ihr hinterher und ahne, was gleich passieren wird. Sie reißt die erste Tür auf, stürmt hinein und brüllt:

»Aufstehen, es jetzt sieben Uhr und wird nicht mehr geschlafen! Es hier stinkt!« Sie reißt dem Mann die Decke vom Kopf und das Fenster auf. So verfährt sie in jedem folgenden Zimmer. Kann man so mit Menschen umgehen, denen es schlecht geht, frage ich mich verwirrt. Bei unserem gemeinsamen Frühstück frage ich behutsam nach, damit nicht noch ich in den Genuss ihres lauten Sprachorgans komme.

»Svetlana, darf ich wirklich so die Leute anschreien? Manche von ihnen wollten sich doch umbringen, muss ich sie dann nicht eher in Watte packen?«

»Nein, nichts Watte packen«, entrüstet sie sich. »Du noch jung, du nicht wissen, wie solche ticken. Du müssen streng sein, sie sonst nicht hören, und sie gar nicht so schlecht drauf, wie immer tun.« Ich glaube, dass sie vielleicht schon zu lange hier arbeitet und daher abgestumpft ist. Aber mir ein wenig von ihrer Art abzuschauen schadet sicherlich nicht. Bald schaffe ich es sogar, mit einem lauten »Guten Morgen« die Tür aufzuschwingen und die Leute an der Schulter zu rütteln.

Welche Erkrankungen haben die Menschen hier genau? Und was macht sie so schlimm, sowohl für die Betroffenen als auch für die Außenstehenden? Warum werden sie stigmatisiert und ausgegrenzt aus der Gesellschaft, nur weil sie diese Erkrankungen haben? Gibt es eine Art geheimnisvollen Nebel, der sie umgibt? Sind die Betroffenen keine Menschen mehr, sondern Aliens? Angenommen, ich erzähle jemandem, dass ich Krebs habe, dann werde ich mitleidig angesehen, es wird verständnisvoll genickt, und ich kann alle Hilfe der Welt erwarten. Ebenso ist das bei einem gebrochenen Bein und bei einer Blinddarmentzündung. Nur wenn es um die Psyche geht, macht jeder innerlich sofort halt. Das erzählt keiner, weil es als etwas Beschämendes gilt. Über solche Dinge spricht man nicht. Dabei gehören besonders Depressionen zu uns allen wie der Kaffee am Morgen und der Herzinfarkt und die Grippe. Wenige

Familien gibt es, in denen es nicht wenigstens einen Betroffenen oder eine Betroffene gibt.

Heutzutage herrscht die Ansicht vor, dass es sich nicht um rein seelische Erkrankungen handelt. Die moderne Wissenschaft sieht die Ursachen der Depression in einem Ungleichgewicht von Serotonin und Dopamin. Das sind Botenstoffe, die Informationen im Nervensystem übertragen. Die Medikamentengruppe der Antidepressiva behandelt dieses Ungleichgewicht, indem sie in den Stoffwechsel des Gehirns eingreift. Das alles hat sicher seine fundierte Daseinsberechtigung und hilft vielen Patienten. Aber ich kann mich einfach nicht mit dem Gedanken anfreunden, dass man die Probleme, die all diese Menschen haben, auf rein biochemische Prozesse reduziert. Misshandlungen in der Kindheit, schwere Traumatisierungen oder eine maßlose Überforderung durch die leistungsorientierte Arbeitswelt sind Belastungen, die mehr sind als ausschließliche Biochemie. Als Hauptsymptome der Depression gelten Interessenverlust, Antriebsmangel, erhöhte Ermüdbarkeit und ein Gefühl der Gefühllosigkeit. Auch der 45-jährige Herr Mühlenbrink leidet unter dieser Erkrankung.

»Ich wünsche mir, endlich einmal wieder weinen zu können«, erzählt er mir bei einem Spaziergang. »In meinem Inneren fühle ich nichts als eine große Leere, als wäre ich innerlich tot. Ich sage Ihnen, jedes Gefühl ist besser als das, als dieses große dunkle Nichts.«

Das sind Worte, die ich nicht jeden Tag von einem wildfremden Menschen zu hören bekomme, und sie berühren mich. Die Patienten hier machen sich oft sehr tiefgründige Gedanken und sind weit entfernt von oberflächlichen Gesprächen. Hinzu kommen unzählige Begleitsymptome, die bei jedem unterschiedlich ausgeprägt sind. Die Betroffenen können sich nicht mehr konzentrieren, fühlen sich wertlos, und ein zukünftiges Leben erscheint ihnen vollkommen aussichtslos. Das ganze Leben ist einer erschreckenden Sinnentleerung unterworfen. Da sie vor dieser fliehen wollen, ist der beliebteste Aufenthaltsort das Bett. Dieses bietet den erhofften Schutz und Rückzug jedoch nicht, da sie nachts meist nicht schlafen können und die Gedanken ganz unvermeidlich um all die Aussichtslosigkeiten kreisen, über die sie nicht nachdenken wollen.

Und wer sind jetzt »sie«? Die wenigsten kommen in psychiatrische Behandlung, denn so viele Plätze gibt es nicht. Die meisten müssen diese Krankheiten zu Hause durchmachen, mit Psychopharmaka, wenn sie Glück haben. Wenn sie Pech haben, bleibt ihre Erkrankung unerkannt oder sie wird fehldiagnostiziert, weil der Hausarzt die Appetitlosigkeit, die ständigen Kopfschmerzen und Schlafstörungen als Einbildungen psychosomatischer Natur abtut. Dabei brauchen die Betroffenen dringend Hilfe. Hier in der Psychiatrie liegt der Fokus vor allem auf der medikamentösen Therapie mit Antidepressiva, um aus dem akuten Zustand herauszukommen. Diese muss man sehr regelmäßig einnehmen, damit sie im Blut einen sogenannten Spiegel aufbauen können. Das heißt, es muss eine gewisse Konzentration des Wirkstoffs im Blut nachweisbar sein. Das eigentlich Fatale aber ist, dass manche dieser Medikamente in den ersten Wochen nur den Antrieb steigern, nicht jedoch die Stimmung aufhellen. Daher besteht während dieser Wochen eine besonders hohe Suizidgefahr. Der Depressive hat nun endlich die Kraft, das zu tun, was ihm schon lange vorschwebt. Daher sollte man nicht leichtfertig mit diesen Medikamenten umgehen. Wenn ich in der Zeitung lese, dass Psychopharmaka heute fast schon als Modedroge gehandelt werden, kann ich nur fassungslos den Kopf schütteln. Allein durch die Nebenwirkungen wird klar, dass man diese Medikamente nur nimmt, wenn man unbedingt muss.

Depressionen sind auf dieser Station der häufigste Aufnahmegrund, etwa zwanzig von fünfundzwanzig Patienten leiden darunter. Herr Mühlenbrink ist Stammgast hier. Normalerweise ist er Nichtraucher, aber in einer Krankheitsphase raucht er wie ein Schlot. Er sieht abgemagert aus, weil er kaum mehr etwas isst. Er rasiert sich nicht mehr, er vernachlässigt einfach alles an sich. Er wäscht sich nicht mehr, er bewegt sich nicht mehr. Wir können ihn fünfmal hintereinander morgens wecken und laut anschreien, wir können ihm die Decke wegreißen und seine Beine aus dem Bett hieven, all das nützt nichts. Er steht nicht auf, er kommt nicht zum Frühstück, bei der Visite zieht er sich die Decke über den Kopf. Und dieser Mann ist promovierter Ingenieur, der in einer Firma eine leitende Position innehat. Hier jedoch verhält er sich wie ein Kind. Es kommt noch schlimmer. Nicht einmal seine Ausscheidungen will er kontrollieren. Als Svetlana irgendwann die Fassung verliert, steht er mitten im Zimmer, wie ein taubstummer Baum, und macht im Stehen auf den Fußboden. Natürlich macht er keine Anstalten, sich zu bewegen oder auf ihr Geschrei zu reagieren. Ich helfe ihr, die Sauerei wegzuwischen.

»Ich diese Mann nicht trauen über den Weg. Er jetzt Windel bekommt, mir egal, dass erwachsene Mann, er nicht anders wollen.«

Sie setzt ihre Ankündigung in die Tat um und verpasst ihm eine riesige Windel für inkontinente Menschen. Nur dass Herr Mühlenbrink weder inkontinent noch alt ist. In einer Krankheitsphase macht er Rückschritte in der Entwicklung, denn er hat nicht nur eine Depression, sondern eine sogenannte bipolare Störung. Das bedeutet, dass sein Gemütszustand immer zwischen zwei Extremen hin und her schwankt. Entweder ist er manisch oder er ist depressiv. Ein Dazwischen gibt es nicht. Keine Normalität, keine langweilige neutrale Mitte, die ihm und seiner Familie die dringend benötigte Verschnaufpause ermöglichen würde. Hat ihn die Manie im Griff, dann schläft er nachts nicht mehr als fünf Stunden, arbeitet für zwei Menschen auf einmal, gibt Unsummen an Geld aus und fühlt sich wie der tollste Mensch auf der ganzen Welt. Als könnte er Bäume ausreißen, als könnte ihm nichts und niemand in die Quere kommen. Das Fatale an diesem Zustand ist, dass er ihn nicht als solchen erkennt. Für ihn ist er dann Normalität, und er fühlt sich gesund und besser denn je. Dass derartige manische Phasen jedoch niemals ohne ihre bittere Kehrseite auftreten, das sieht er nicht oder will es nicht sehen. Bis der unweigerliche Punkt kommt, an dem alles umkippt. Und aus dem Macher, dem Alleskönner, dem Unbesiegbaren wird das Häufchen Elend, das hier vor mir steht. Für diese Erkrankung erhält Herr Mühlenbrink nicht nur Antidepressiva, sondern dazu das Medikament Lithium. Bis heute kann man nicht genau sagen, wie es wirkt, man kann nur sagen, dass es wirkt. Auch hier ist der Spiegel im Blut extrem wichtig. Nimmt man zu wenig, wirkt es nicht. Nimmt man zu viel, kann es schnell zu einer Vergiftung kommen. Man muss die tägliche Trinkmenge genau kontrollieren, da diese sich ebenfalls auf den

Spiegel im Blut auswirkt. Und dies alles erkläre man einem manischen oder einem depressiven Patienten. Der Maniker wird im nächsten unbeobachteten Moment die gesamte Tablettenschachtel über der Toilette auskippen, der Depressive wird es als sinnlos erachten, sie überhaupt nur eines Blickes zu würdigen.

»Seine Familie sehr unter ständig wechselnde Extreme leiden«, erzählt Svetlana mir. »Doch seine Frau immer noch zu ihm halten. Das müssen tolle Frau sein und müssen ihn wirklich gernhaben. Wie sonst das mitmachen?« Sie rümpft die Nase. »Ich niemals das würde tun, ich schon längst gegangen an ihre Stelle.«

Am nächsten Nachmittag klopfe ich an Herrn Mühlenbrinks Zimmertür.

»Herr Mühlenbrink, es gibt Kuchen!«, rufe ich ins Zimmer. Ich bekomme keine Antwort, was ich nicht anders erwartet habe. Ich öffne vorsichtig seine Zimmertür und rechne damit, ihn unter der Bettdecke liegend vorzufinden. Doch die Decke ist aufgeschlagen, Herrn Mühlenbrink kann ich nirgends entdecken. Ich öffne die Badezimmertür, aber auch dort ist er nicht. »Der geht doch sonst keinen Schritt freiwillig hinaus«, denke ich beunruhigt und laufe zurück zum Stationszimmer.

»Herr Mühlenbrink ist weg«, sage ich zu Jens. »Er ist nicht im Zimmer, ich habe überall nachgesehen.«

»Hast du auch im Aufenthaltsraum geschaut?«, fragt Jens.

»Ja, auf dem Weg hierher, aber da ist er auch nicht.«

»Ach du Scheiße«, antwortet er. »Svetlana, wann hast du ihn das letzte Mal gesehen?«

»Gute Frage, ich das nicht genau wissen. Er nicht bei Mittagessen gewesen, und ich denken, er bleiben in seine Bett, und ich keine Lust, ihn da rausholen.«

Ich weiß ehrlich gesagt auch nicht, wann ich ihn das letzte Mal zu Gesicht bekommen habe, und wische mir den Schweiß von der Stirn. Die stickige Hitze ist erdrückend. Ich spüre, wie mir einzelne Schweißtropfen entlang der Wirbelsäule den Rücken hinabrinnen. Durch das geöffnete Fenster sehe ich dunkelgraue Wolken, die ein nahendes Gewitter ankündigen. »Du gehst nach draußen und suchst die Umgebung ab«, sagt Jens zu mir. Seine Stimme hat nichts mehr von ihrer sonstigen Heiterkeit, sondern ist ernst. »Wir müssen hierbleiben und uns um die anderen Patienten kümmern. Wenn einer fragt, sag nicht, wen du suchst, verstanden? Erfinde einfach irgendeine Ausrede.« Ich mache mich sofort auf den Weg.

Um Himmels willen, was, wenn …, denke ich. Denn in unmittelbarer Nähe verläuft die Bahnlinie, auf der mindestens alle zehn Minuten ein Güterzug oder ein ICE entlangrauscht. Dieser Ort ist als Standort für eine Psychiatrie denkbar ungünstig. Meiner Meinung nach dürften weder eine Bahnlinie noch hohe Brücken in der Nähe sein. Ich kann den Gedanken nicht zu Ende denken. Seit wann nimmt Herr Mühlenbrink die Antidepressiva? Ich überschlage im Kopf die Zeit, die er hier ist, und komme auf ungefähr sechs Wochen. Das ist genau der Zeitpunkt, an dem die Energie wiederkommt, aber die Stimmung immer noch im Keller ist. Ich ziehe meine Kreise und renne wie eine Irre durch die Straßen. »Herr Mühlenbrink!«, rufe ich lauthals immer wieder. »Herr Mühlenbrink, wo sind Sie? Bitte kommen Sie zurück! Antworten Sie doch!«

Vielleicht ist er nur in die Stadt gelaufen und irrt haltlos durch die Straßen. Immerhin könnte ihm dort nicht viel passieren. Mein Herumgerenne wird immer zielloser und ich immer panischer. Das mag nicht sonderlich professionell sein. Aber ich bin am Anfang vom zweiten Ausbildungsjahr, und es geht hier um einen Menschen, der sich vielleicht in dieser Sekunde vor einen Zug stürzt. Sosehr er mich auch genervt hat mit seiner rigoros zur Schau gestellten Ablehnung, seinem in meinen Augen demonstrativen Ihr-könnt-mich-alle-mal-Verhalten, sosehr habe ich jetzt Angst um sein Leben. Er hat eine Frau und zwei Kinder. Nachdem ich eine halbe Stunde durch alle umliegenden Straßen gelaufen bin, kehre ich um. Es hat keinen Sinn mehr, und vielleicht hat ihn inzwischen jemand gefunden. Zurück im Stationszimmer muss ich die gerade aufkeimende Hoffnung jedoch begraben. Keiner hat ihn bisher gefunden, weder tot noch lebendig.

Situationen wie diese sind hier an der Tagesordnung. Wir sind keine geschlossene Station, sondern eine offene. Herr Mühlenbrink war zwar vorher auf der Geschlossenen, aber nachdem es ihm besser ging, kam er zu uns. Und da er ein erwachsener Mensch ist, kann er kommen und gehen, wie er will, sofern er keine Therapietermine hat und um acht Uhr abends wieder da ist. Er weiß, dass er sich bei uns abmelden soll, wenn er die Station verlässt, aber das tut er natürlich nicht, wie die meisten der Patienten.

»Was machen wir denn jetzt?«, frage ich, von einem Fuß auf den anderen tretend. Ich kann unmöglich stillstehen.

»Wir müssen die Polizei alarmieren«, antwortet Jens. Er nimmt das schwarze Telefon von seinem Hosenbund und wählt.

»Ja, hier Genzow, Jens Genzow, von der Station 4 der Psychiatrischen Klinik. Ein Patient ist uns abgängig. Er heißt Mühlenbrink. Wir gehen von akuter suizidaler Absicht aus.«

Es folgt eine kurze Pause.

»Mühlenbrink, Jürgen Mühlenbrink, 45 Jahre.«

Wieder eine Pause, in der Jens ungeduldig auf und ab geht.

»Ja, seit etwa zwei Stunden.«

Er runzelt die Stirn.

»Warum? Hören Sie, wir sind nicht die Geschlossene, dafür kann ich keine Verantwortung übernehmen. Nein, das wissen wir nicht.«

Er legt auf, und die düstere Stimmung wird noch düsterer. Ich sehe, wie er seine Zähne zusammenpresst. »Als ob ich für alles auf der Welt verantwortlich wäre«, brummt er. »Kann ich hier vielleicht irgendeine scheiß Tür abschließen, oder was? Wenn die Ärzte meinen, dass sie Plätze auf der Geschlossenen brauchen und er schon bei uns liegen kann, dann sollen verdammt noch mal sie die Verantwortung dafür tragen. Ich kann es nicht mehr hören.«

Jens ist einer meiner Lieblingspfleger. Er ist diplomierter Physiker und arbeitet trotzdem hier. »Warum machst du das eigentlich?«, frage ich ihn. »Warum wolltest du nicht mehr als Physiker arbeiten?«

»Das Physikerdasein hat mich irgendwie nicht mit Sinn erfüllt«, sagt er. »Und dann habe ich beschlossen, eine Ausbildung zum Krankenpfleger zu machen. Es ist nie zu spät, habe ich mir gesagt, und die Arbeit als Physiker an den Nagel gehängt. So einfach geht das. Hätte mir das

vor ein paar Jahren jemand prophezeit, ich hätte gesagt, der spinnt.«
Mein Gesichtsausdruck muss noch immer die Ungläubigkeit in Person
sein, denn er lacht und klopft mir auf die Schulter. »Ich bin hier sehr zufrieden und vermisse nichts, das kannst du mir glauben, da ändert auch
so ein Tag wie heute nichts dran.«

Ist das nicht verrückt? Da studiert ein Mensch jahrelang, und dann
arbeitet er dort, wo eine dreijährige Ausbildung reicht. Die Arbeit muss
ihm etwas zurückgeben, und das kann das doch recht bescheidene Gehalt nicht erklären. Für Jens ist es nicht einfach nur Krankenpflege, er
sieht in seiner Arbeit einen Sinn. Und zudem kann er jedem Arzt Paroli
bieten, da er selbst studierter Naturwissenschaftler ist.

Ich kann jetzt nicht weiter hier sitzen und einfach abwarten. »Ich
gehe noch mal raus«, sage ich, und Jens nickt. Sein Blick sagt mir, dass
er versteht, was in mir vorgeht. Solche brenzligen Situationen gehören
hier zum Alltag. Daher finde ich es eine Unverschämtheit, dass auf vielen anderen Stationen über die Kollegen, die hier arbeiten, verächtlich
die Nase gerümpft wird. »Die sitzen doch immer nur im Stationszimmer
und trinken Kaffee«, habe ich schon auf der Chirurgie gehört. »Ein bisschen Antidepressiva hier, ein wenig Depressionsgruppe da. So würde
ich auch gerne auf meine Rente warten.«

In der Psychiatrie muss man sich auf die Menschen einlassen, muss
sich jedes einzelne verkorkste Leben anhören und jede seelische Qual
der Patienten mit ansehen. Das ist nicht weniger anstrengend als z. B.
eine chirurgische Arbeit, sondern nur anders. Außenstehende sehen
das aber eher nicht. Über den Psychologen sagt auch keiner, dass er faul
ist, nur weil er niemanden zu waschen hat. Mit Jens, Svetlana und Josefa treffe ich endlich Kollegen, für die Arbeit nicht gleichbedeutend ist
mit körperlichem Abrackern. Für diesen Blickwinkel war in den Köp-
fen mancher Pflegekräfte, die ich bisher kennengelernt habe, kein Platz.
Ich kann mich noch gut an Astrids Worte erinnern: »Du musst immer
heben«, hat sie gesagt. In ihren Augen muss eine »gute Krankenschwes-
ter« Rückenschmerzen haben, sonst hat sie nichts geleistet und ist faul.

Schließlich finde ich Herrn Mühlenbrink an einem Ort, wo ihn keiner vermutet hätte. In meiner Unruhe gehe ich vor dem Haupteingang

der Klinik auf und ab. Nicht weit davon entfernt ist eine Hecke am Straßenrand. Sie ist so hoch, dass sie in ihrem Inneren Hohlräume hat, durch die man laufen kann, wenn man sich bückt. Rein zufällig fällt mein Blick dorthin, und da sehe ich ihn. Er steht *in* dieser Hecke. Weder vor der Hecke noch dahinter noch daneben, sondern *in* der Hecke. Und da diese ziemlich dicht gewachsen ist, hat ihn stundenlang keiner gesehen. Er stand dort wohl die ganze Zeit, während wir ihn gesucht haben, und hat durch das Heckengestrüpp hindurch die Hauswand angestarrt.

»Herr Mühlenbrink, Ihr Zustand macht uns große Sorgen«, sagt Enrique, der Stationsarzt zu ihm, nachdem ich ihn nach oben in sein Zimmer gebracht habe. »Wie lange wollen Sie sich noch wie ein Kind verhalten?«

Herr Mühlenbrink reagiert nicht, sondern blickt starr auf den Fußboden.

»So wird das hier nichts mit Ihnen. Ich muss Ihnen leider mitteilen, dass wir Sie zu Ihrer Sicherheit für die nächsten Tage wieder auf die Geschlossene verlegen werden«, sagt Enrique und beendet damit die einseitige Unterhaltung.

Am nächsten Tag muss ich auf eben dieser geschlossenen Station aushelfen und als Sitzwache bei einem Patienten einspringen. Bevor ich in sein Zimmer darf, erhalte ich von Marc, dem zuständigen Kollegen, eine kurze Zusammenfassung der derzeitigen Situation:

»Die Polizei hat ihn heute Nacht zwangseingewiesen. Der war voll auf Drogen, wollte sich von einem Hochhaus stürzen, weil er Stress mit der Freundin hatte. Freiwillig ist der nicht mitgekommen, daher mussten wir ihn fixieren.«

Fragend sehe ich Marc an.

»Er ist fünfpunktfixiert, aber warte einfach ab, du wirst es gleich selbst sehen. Er hat nämlich die ganze Nacht randaliert, die Nachtschicht war tierisch genervt. Und er hat es tatsächlich geschafft, sich mitsamt seinem Bett zur Seite hin umzukippen. Ein Wunder, dass er sich dabei nicht verletzt hat, aber deswegen brauchen wir dich jetzt als

Sitzwache. Ach ja, und er heißt Marcel, das habe ich ganz vergessen. Pass auf, der Kerl ist nicht ohne.«

Den letzten Satz hätte Marc sich auch sparen können. Jetzt habe ich noch mehr Angst. Wie soll ausgerechnet ich so jemanden bewachen? Die Rechtslage sieht vor, dass man denjenigen beaufsichtigen muss, damit nichts passiert, denn er könnte sich zum Beispiel mit den Fixationsgurten in seiner Aufregung strangulieren. Außerdem braucht er jemanden, der ihm die Urinflasche anlegt, denn mit festgebunden Händen kann man das schlecht selbst machen. Zu meiner Beruhigung ist in eine Wand des Überwachungszimmers ein kleines Fenster eingelassen, durch das ich schon mal einen ersten Blick auf den jungen Mann werfen kann. Doch ich stehe in einem ungünstigen Winkel, sodass ich nur seine festgebundenen Füße sehen kann. Die Kollegen können mich also auch durch das Fenster sehen, womit ich mich nicht mehr ganz so allein mit der Situation fühle. »Keine Panik, es gibt immer ein erstes Mal«, sagt Marc salopp und öffnet die Tür.

Außer dem Bett, einem morsch aussehenden Stuhl und einer Kamera in einer der oberen Zimmerecken gibt es in diesem Raum nichts. Ich sehe Marcel auf einem kahlen Krankenhausbett liegen. Er kann nur seinen Kopf anheben, ansonsten kann er sich überhaupt nicht bewegen. Seine Handgelenke sind mit weißen Gurten an das hochgezogene Bettgitter gefesselt, ebenso seine Fußgelenke. Um seinen flachen Bauch spannt sich ein breiter Gurt, dessen Enden ebenfalls an dem Bettgitter befestigt sind. Sein Anblick erschüttert mich. Er sieht aus wie ein hingestrecktes Opfer, das auf seine Hinrichtung wartet, entblößt und jeder menschlichen Würde beraubt. Die Würde des Menschen ist unantastbar, geht es mir durch den Kopf, während ich langsam auf ihn zugehe. Aber nicht hier.

Marcel ist in meinem Alter. Kaum habe ich ihn begrüßt und mich vorgestellt, schwafelt er mir ohne Ende die Ohren voll. Er spricht wie ein geborener Redner, und ich kann nur gebannt zuhören, während ich den Stuhl neben das Bett rücke und mich setze. »Präsident Bush hat von Anfang an über Nine-Eleven Bescheid gewusst«, schreit er, obwohl ich keinen halben Meter von ihm entfernt sitze. »Alles gefaked. Den Bin

Laden haben sie vorher ausgeflogen, nur um ihn danach angeblich zu suchen. Sie verarschen uns seit Jahren, und die Welt sieht zu. Unsere Politiker sind Arschkriecher ...«

Ich bin hin- und hergerissen zwischen Empathie und der Gewissheit, dass er reichlich durchgeknallt ist. Dennoch ist er ein Meister der Manipulation, dem ich gerade in die Falle zu tappen drohe, denn zwischen seinen Hassreden auf die Weltpolitik wirkt er vollkommen normal und wechselt über in einen lammfrommen Tonfall. »Warum bin ich hier?«, hält er mir vor. »Ich tue doch niemandem etwas, und ich bin hier gegen meinen Willen eingesperrt. Wie würdest du dich fühlen, wenn sie das mit dir machen würden?«

Er zeigt die gleiche Distanzlosigkeit wie Herr Konstantin, bei dem ich auf der Chirurgie als Sitzwache einspringen musste. Es scheint psychisch kranke Menschen zu kennzeichnen, dass sie zwischenmenschliche Grenzen überschreiten. Trotzdem trifft er mit seinen Worten einen wunden Punkt in mir, denn ich frage mich tatsächlich, wie es wäre, so fixiert zu werden. Vor meinem geistigen Auge läuft ein Film ab: Ich stelle mir vor, dass ich mich umbringen möchte, dass die Polizei meinen Plänen ein jähes Ende setzt und mich in die Klapsmühle einsperrt. Ich werde als psychisch irre gebrandmarkt, man kettet mich an ein Bett in einem ansonsten leeren Zimmer und überwacht mich permanent ... Ich kann nachvollziehen, dass Marcel sich so aufregt. Aber die Polizei kann ich auch verstehen, die ihn hierhergebracht hat, und Marc und seine Kollegen kann ich auch verstehen, wenn sie ihn festbinden, weil sie sich schützen müssen vor Marcels Aggressivität. Marcel, die Polizisten sowie Marc und seine Kollegen haben alle aus ihrer Sicht nachvollziehbare Gründe, auf ihre Weise zu handeln.

»Lasst mich raus«, brüllt Marcel immer wieder und rüttelt dabei wild an den Gurten um seine Gelenke. Dabei wackelt das ganze Bett, und ich kann mir lebhaft vorstellen, wie er es heute Nacht zu Fall gebracht hat. Mich überläuft es heiß und kalt. Lässt sich das nicht anders lösen? In einem Raum, der am Boden und an den Wänden mit Matten ausgekleidet ist, könnte er sich austoben ohne die Gefahr, sich zu verletzen. Doch so einen Raum gibt es hier nicht. Das Thema Fixierung hat mir schon auf der Chirurgie Unbehagen bereitet. Wie viele bindet man vielleicht zu Unrecht an, und keiner weiß davon? Ich würde mich an mein Bett gekettet nur noch mehr in meine Aggressionen hineinsteigern. Deeskalierend wirkt diese Maßnahme jedenfalls nicht, weder auf den Betroffenen noch auf die Kollegen, die ihn festbinden müssen. Niemals könnte ich hier arbeiten, wo es an der Tagesordnung ist, Menschen an ihren Betten festzubinden. Ich hoffe, dass man in 100 Jahren darauf zurückblicken wird wie heute auf den Aderlass im Mittelalter.

Heute kommt eine Patientin, die nicht unter Depressionen leidet. Ihre Arme sind voller Narben, sie ist so alt wie ich, heißt Jacqueline und macht gerade eine Ausbildung zur Heilerziehungspflegerin. Wegen ihrer Erkrankung muss sie diese jedoch unterbrechen, und es ist im Moment ohnehin fraglich, ob sie sie beenden kann. Selbst bei 30° C trägt sie immer Sweatshirts, damit niemand all die Schnittwunden und Bügeleisenmale zu Gesicht bekommt, die nicht nur ihre Arme bedecken.

»Ihr ganzer Körper ist von den Dreiecken einer Bügeleisenspitze übersät«, sagt Jens leise zu mir, damit Jacqueline es nicht hört. Ich weiß, dass es viele junge Menschen gibt, die sich ritzen, aber dass man sich freiwillig mit dem Bügeleisen verbrennt, das ist hart. Vielleicht macht sie das aber gar nicht freiwillig, denn das selbstverletzende Verhalten ist Teil ihrer Erkrankung.

»Sie hat auch schon Glasscherben geschluckt«, fährt Jens fort, nachdem ich sie in ihr Zimmer gebracht habe. »Was sie hat, ist echt übel. Sie ist eine Borderlinerin.«

»Wenn noch mal macht, du ihr dann geben ganz viel Sauerkraut«, mischt sich Svetlana ein. »Wofür denn Sauerkraut?«, frage ich sie irritiert. »Etwa für die Bügeleisenabdrücke?« »Nein, natürlich nicht. Sauerkraut sich wickeln um Glasscherben, und dann sie können durch Magen und Darm hindurch ohne Schaden anrichten. Wir immer davon haben Vorrat da.«

Zu Hause lese ich nach, was genau Borderline ist, denn bisher habe ich nur eine recht grobe Vorstellung davon. Offiziell heißt das Ganze: »emotional-instabile Persönlichkeitsstörung vom Borderline-Typus. Es handelt sich um Menschen mit einer Neigung zu impulsivem Verhalten und zu gewalttätigen und selbstverletzenden Handlungen«, beginne ich zu lesen. »Es bestehen ein Gefühl der Leere und eine Neigung zu intensiven, aber schnell wieder abgebrochenen Beziehungen. Das Selbstbild ist gestört. Es treten häufig emotionale Krisen auf, die mit Suizidalität einhergehen. Das selbstverletzende Verhalten dient dem Abbau innerer Spannungen. Allgemein spricht man von einer Persönlichkeitsstörung, wenn das innere Erfahrungsmuster von der Norm abweicht, was auf fünf Prozent der Bevölkerung zutrifft. Früher einmal nannte man das Charakterneurosen oder Psychopathien.«

Ich bin heilfroh, keine solche Diagnose mit mir herumschleppen zu müssen. Ich stelle mir vor, ich müsste mich jeden Tag mit meinem Bügeleisen verbrennen, um meine inneren Spannungen auszuhalten. Ich habe Mitleid mit Jacqueline und Achtung vor dem, was sie aushalten muss.

Diese Erkrankung macht vor keiner gesellschaftlichen Schicht halt, ebenso wenig wie die Depression. Deswegen ist es eine irrige Meinung zu glauben, dass wir die paar Verrückten einfach wegsperren könnten, damit draußen nur noch »Normale« herumlaufen. Und was heißt schon »normal«? Denn auch unter den sogenannten Normalen sind viele, die im Verborgenen an einem psychischen Problem leiden. Ich finde es sehr schlimm, dass diejenigen, die zur Behandlung in die Klinik kommen, sich so ausgegrenzt und stigmatisiert fühlen müssen, nur weil die Gesellschaft nicht bereit ist, sich mit diesem Thema auseinanderzusetzen. Die Fakten sprechen doch für sich, da die Hauptursache für Krankschreibungen nicht nur die übliche Erkältung ist, sondern auch Depressionen und Burn-out. Es spricht nur keiner darüber.

Neben Depressionen oder Borderlinestörungen behandelt man in der Psychiatrie auch körperliche Störungen, für die man keine erkennbare Ursache findet. Man nennt sie psychosomatische Erkrankungen, was sich von den griechischen Begriffen Psyche, Seele, und Soma, Körper, ableitet. Bei diesen Patienten sind die Ursachen für ihre diversen körperlichen Beschwerden also in ihrem seelischen Befinden zu suchen. Eine dieser Patientinnen auf unserer Station klagt täglich über Schmerzen, die sie seit Jahren hat und gegen die selbst Morphium nicht hilft. Trotzdem kommt sie jeden Morgen und verlangt nach immer neuen Schmerzmitteln, die ihr auf Dauer aber nur den Magen und die Niere ruinieren, statt ihre Schmerzen zu lindern.

»Bei Frau Danai hat sich ein Schmerzgedächtnis entwickelt«, erklärt mir Jens. »Wenn dir immer etwas wehtut, dann ist der Schmerz irgendwann nur noch im Gehirn und wird selbst Gegenstand der Erkrankung. Er verselbstständigt sich. Das sind sehr schwierige Patienten, und ich muss dir ehrlich sagen, ihre Aussichten auf Heilung stehen nicht gut.« Dazu hat Frau Danai auch noch Depressionen, denn es ist wie mit der Henne und dem Ei. Wenn mich ständig etwas schmerzt, dann kann das niedergeschlagen und hoffnungslos machen. Bin ich dann in dieser Gemütsverfassung, konzentriere ich mich noch mehr auf alles, was schiefläuft, und jedes kleine Wehwehchen wird riesengroß. Heute Morgen geht es Frau Danai so schlecht, dass sie im Rollstuhl sitzen muss. Und das, obwohl sie eigentlich laufen kann. Es ist halb acht, und sie sollte bei den anderen am Frühstückstisch sitzen. Stattdessen kommt sie in ihrem Rollstuhl vor das Stationszimmer gefahren und rührt sich nicht von der Stelle. Sie sieht aus, als hätte man sie wie ein Stück Knete auf die Sitzfläche gequetscht, da diese für ihre korpulente Figur viel zu klein ist.

»Ich solche Schmerzen«, jammert sie und hebt ihre Arme theatralisch in die Luft. Bevor ich etwas sagen kann, packt Jens mich am Arm und zieht mich in den angrenzenden Pausenraum. »Lass dich nicht täuschen«, sagt er, nachdem er die Tür geschlossen hat. »Sie schaut wie das Leiden Christi, aber das macht sie mit Absicht. Sie leidet demonstrativ. Wer wirklich leidet, der hat es nicht nötig, das so vor allen zur Schau zu stellen. Der verkriecht sich und will niemanden sehen. Wenn du auf sie eingehst, lieferst du ihr genau die Bühne, die sie haben will.« »Und was soll ich jetzt machen?«, frage ich. »Die lässt sich doch von mir nichts sagen.« »Gib ihr auf gar keinen Fall Schmerzmittel, egal, was sie zu dir sagt. Damit hilfst du ihr nicht. So hart das jetzt für dich klingt, aber sie kommt sonst nicht davon los. Es ist ihre einzige Chance.«

Jens hat meinen Arm immer noch gepackt. Ich schüttle ihn, und er lässt mich erschrocken los.

»Entschuldige«, murmelt er, »mir war nur wichtig, dass du das begreifst.«

»Ich versuche es«, sage ich, weiß aber, dass es mir schwerfallen wird. Der manipulativen Kraft dieser Patientin fühle ich mich schutzlos ausgeliefert, weil sie genau merkt, dass ich Mitgefühl habe und noch nicht so abgebrüht bin wie die Kollegen, die hier seit Jahren arbeiten. Ich öffne die Tür und sehe, dass Frau Danai noch immer auf dem Gang steht.

»Bitte, ich solche Schmerzen, bitte, ich nicht mehr können«, jammert sie los, sobald sie mich sieht.

»Frau Danai, Sie wissen, dass Schmerzmittel Ihnen nicht helfen, bitte fahren Sie jetzt zum Frühstück«, sage ich zu ihr, um einen sachlichen Tonfall bemüht. Hinter meiner Fassade sieht es jedoch nicht sehr sachlich aus.

»Aber ich nicht können, Schmerzen, aaah«, ruft sie und wird dabei immer lauter.

»Frau Danai, bitte!«

Sie vergräbt ihr Gesicht in den Händen, und ich sehe, dass sie zittern. Ich weiß nicht, was ich tun soll, und muss mir eingestehen, dass ich mit der Situation überfordert bin.

»Jens«, sage ich, »kommst du mal bitte.«

»Guten Morgen, Frau Danai«, sagt Jens, während er mich fragend ansieht.

»Ich kann nicht, ich weiß nicht, kannst du«, stammle ich und hoffe, dass er versteht, was ich ihm sagen will. Er nickt und bedeutet mir, mich auf den Stuhl in die Ecke zu setzen. Dann beginnt er, mit Frau Danai zu reden. Ruhig und dennoch bestimmt, keine Widerrede duldend. Ich sehe ihm zu und bin dankbar, dass er mir zeigt, wie man mit so einem Menschen sprechen kann. Er hätte mich auch auflaufen lassen können. Nach dem Frühstück darf ich Frau Danai in die Ergotherapie begleiten. »Geh mit und sieh dir an, was die dort machen«, sagt Jens. »Es sind nicht nur die Medikamente, die den Menschen helfen können.«

Die Ergotherapie befindet sich in einem großen Raum, der einer Werkstatt gleicht. Hier können die Patienten töpfern, seidene Schals bemalen, Holz feilen oder Specksteine schleifen. Vielen gefällt das sehr, ich kann mich dem ebenfalls nicht entziehen. Auch als gesunder Mensch könnte ich mich stundenlang in die Arbeit an einem Specksteinherz vertiefen. Und in diesen Stunden verstehe ich, warum die Vertiefung in eine handwerkliche Aufgabe dabei helfen kann, von Gedankenkreisen loszukommen, denn während ich dort sitze, vergesse ich alles um mich herum.

Zwei Wochen später soll Frau Danai eine EKT bekommen. EKT ist die Abkürzung für Elektrokrampftherapie und bedeutet, dass man künstlich einen epileptischen Anfall auslöst. Das wiederholt man mehrere Wochen lang insgesamt 15 Mal. Damit in diesem Fall Frau Danai die Prozedur nicht mitbekommt, muss sie kurzzeitig narkotisiert werden. Eine Narkotisierung kann nur im OP stattfinden, und da sich dieser nicht im Gebäude der Psychiatrie befindet, heißt das, dass man sie dreimal pro Woche mit dem Taxi dorthin kutschiert, zusammen mit Enrique und dem Oberarzt. Ich darf ausnahmsweise mitfahren.

»Warum macht man das so selten?«, frage ich Enrique. Frau Danai ist bereits zur Vorbereitung im OP, daher kann ich ihn endlich fragen, ohne dass sie etwas davon mithören kann.

»Weil das eine Therapiemöglichkeit für die ganz hoffnungslosen Fälle ist«, antwortet er. »Stell dir mal vor, würdest du dir freiwillig das Hirn wegbrutzeln lassen? Da muss man schon echt arm dran sein.«

Frau Danai ist aber entgegen seiner Meinung ganz erpicht darauf und kann es kaum erwarten, dass die Elektroden erneut an ihren Schläfen angesetzt werden. In den frühen Zeiten der Psychiatrie nannte man das Elektroschocks, und ich dachte immer, das sei längst überholt. Immerhin bekommen es die Menschen heute durch die Narkose nicht mehr mit. Die Sache selbst dauert nicht länger als zwei Minuten. Nachdem Enrique ein Protokoll der Gehirnströme ausgedruckt hat, fragt der Oberarzt ihn gelangweilt: »Und, hat sie genug gekrampft?« Enrique lässt den Blick prüfend über die gezackten Linien auf dem Papierstreifen gleiten und nickt. Frau Danai ist inzwischen wieder aufgewacht und hustet. Ich wische ihr mit einem grauen Zellstofftuch den

Speichel vom Kinn, der ihr während der Narkose aus den Mundwinkeln gelaufen ist.

An meinem letzten Arbeitstag überreicht mir Josefa meine abschließende Beurteilung, mit der ich zur Abwechslung sehr zufrieden bin. Aber nicht das berührt mich, sondern der kleine Text, den sie hinten auf das Blatt geschrieben hat. In dem sagt sie zu mir, dass ich so bleiben soll, wie ich bin, und dass ich gut so bin, wie ich bin. Das muss wohl eine Antwort sein auf die unangenehmen Erlebnisse auf der Sozialstation, von denen ich ihr erzählt habe. Ich spüre, wie gut es mir tut, von einem Menschen so angenommen zu werden, wie ich bin. Darunter hat sie eine Blume gemalt und einen Schokoladenmarienkäfer von Lindt geklebt. Sie nimmt mich sogar in den Arm. Ich will nicht gehen, aber ich muss. Der Abschied fällt mir schwer. Sehr schwer. Während ich meinen riesigen Rucksack durch sommerliche Hitze zum Bahnhof schleppe, fange ich an zu weinen. Es ist nicht das erste Mal, dass mir das nach dem Abschied von einer Station passiert, aber es ist das erste Mal ohne die bisherige Erleichterung. Ich bin traurig, dass meine Zeit hier vorbei ist, denn die Kollegen sind mir ans Herz gewachsen. Diese Station gleicht einer Verschnaufpause, die erste in dieser Ausbildung. Es waren acht Wochen, in denen ich mich akzeptiert und wertgeschätzt gefühlt habe, in denen ich viel gelernt habe und in denen ich jeden einzelnen Tag gerne zur Arbeit gegangen bin.

Gynäkologie
Eine ins Klo gespülte Fehlgeburt

Altgriechisch: γυνή [gynē̂] = Frau

Was mich wohl hier erwartet? Ich denke an Brustkrebs, Abtreibungen und Eierstockkrebs, als ich die Gänge zum Spätdienst betrete. Keine schönen Gedanken für einen ersten Tag. Der Boden besteht aus dem typisch grauen Linoleumbelag, der die Gänge lang und eintönig werden lässt. Das Gebäude ist mehrere Jahrzehnte alt und strahlt eine gewisse Geschichte aus, jeder Raum hat schon viele kranke Menschen gesehen. Wenn sie sprechen könnten, die Räume, denke ich, was könnten sie alles erzählen.

Die Stationen sind verwinkelt angeordnet. Bisher war ich ein simples Muster gewohnt, wie auf dem Reißbrett entworfen, schnurgerade graue Gänge, eine Station glich der anderen. In diesem Teil der Klinik aber sieht jede Station anders aus, jede hat einen anderen Grundriss. Das macht sie mir sympathischer, denn dadurch fühlt sich die Umgebung nicht ganz so nüchtern an. An der Ecke hinter dem Aufzug steht eine Palme als Hydrokulturpflanze in einem großen blau-weißen Mosaiktopf. Von dort ist es nicht mehr weit bis zum Stationszimmer. Die Tür steht offen. Ich klopfe trotzdem an, stelle mich vor und sage, dass ich heute meinen ersten Tag hier habe. Dabei sinkt mir das Herz in die Hose. Es ist bisher jedes Mal das Gleiche. Ich hasse dieses Vorstellenmüssen wie die Pest, denn dabei fühle ich mich wie auf dem Präsentierteller und kann nur hoffen, dass nette Kolleginnen Dienst haben, die nicht genervt von mir sind.

Eine von ihnen sieht kurz von der Patientenakte auf, über die sie sich gebeugt hat, und sagt: »Da drüben ist der Pausenraum. Setz dich einfach hin, es findet gleich die Übergabe statt.« Sie runzelt die Stirn. »Warte, ich schaue kurz nach, mit wem du heute mitläufst.« Sie steht auf, und gemeinsam gehen wir in den Übergaberaum. »Aber damit du es gleich weißt: Bei uns gibt es keine feste Bezugsperson«, sagt sie selbstgefällig, »das ist aus dienstplantechnischen Gründen nicht möglich.« Sie fährt mit dem Zeigefinger der rechten Hand über die gelben und weißen Spalten des riesigen Dienstplans, der an der Wand hängt. »Du läufst heute mit Carmen mit«, kommt die Info.

Meine Stimmung sinkt angesichts ihrer Aussage um einige Grad, und mir schwant, welchen Stand man hier als Auszubildende oder Auszubildender hat. Im Prinzip ist es so gedacht, dass jede und jeder Auszubildende auf jeder Station eine feste Bezugsperson hat, die das Anfangs-, Zwischen- und Endgespräch führt. Am besten sollten beide mindestens die erste Woche gemeinsam Dienst haben, damit sich die Bezugsperson ein eingehendes Bild vom Wissensstand der Schülerin oder des Schülers verschaffen kann. So muss auch alles Wichtige nur einmal erklärt werden. Wenn ich die ersten Tage mit dem gleichen Menschen zusammenarbeite, erleichtert es mir den Einstieg immens. Soweit die Theorie. In der Praxis funktioniert das leider oft nicht, aber man kann sagen, dass sich die meisten Stationen doch sehr darum bemühen. So eine Aussage wie hier hatte ich bisher noch nicht gehört. Das ist ein starkes Stück, um nicht zu sagen, eine Unverschämtheit. Sie sind schlichtweg zu faul, um sich die Mühe zu machen, die Schüler anständig zu planen.

Die ersten Arbeitstage verlaufen wie erwartet chaotisch. Ich laufe mit Carmen mit, die man als eine Pflegekraft vom alten Schlag bezeichnen kann. Ihre Kommentare lassen unschwer auf ihre verstaubten Ansichten schließen, aus denen sie im Übrigen auch keinen Hehl macht. »Ihr werdet heute alle viel zu seicht behandelt«, sagt sie. »Wir hatten damals vierzehn Nächte am Stück, und das ging auch. Und nach dem Frühdienst noch Berufsschule. Da hat dann auch keiner gefragt, ob wir das schaffen oder nicht.«

Ich sage nichts, denke mir aber meinen Teil. Immer wieder diese Spezies, die nach der Maxime lebt, wer am längsten schuften kann, ohne umzukippen. Und die nicht kapieren will, dass damit die wenigen, die diesen Beruf noch erlernen möchten, vergrault werden. Wie oft habe ich das jetzt schon gedacht und aufgeschrieben? Es ist ermüdend, es zu berichten. Aber es ist auch ebenso ermüdend, es immer wieder zu erleben. Die Kolleginnen, die sich mit »Schwester soundso« vorstellen, die sich den Rücken verheben, weil sie sagen, er sei ohnehin kaputt, da solle man sich selbst auch schon mal drauf gefasst machen, für die eine Teilzeitstelle niemals infrage käme, weil das nicht ihrem Ideal von Arbeit und Leistung entspräche, für die ein anständiger Mensch gefälligst Vollzeit zu arbeiten habe, um dem Staat nicht auf der Tasche zu liegen und genügend Sozialabgaben zu leisten. Egal, wie kaputt man ist, man hat sich zum Dienst zu schleppen, auch mit Fieber, ohne Wenn und Aber, ohne Rücksicht auf Verluste. Wem das zu viel ist, der gilt als Versager, als berufsuntauglich, als Weichei und komplette Null.

Der Krebs verschont auch diese Station nicht, allen voran der Brustkrebs. Diese Diagnose zu bekommen muss fürchterlich sein. Denn die größte Gefahr besteht in der Metastasierung. Wenn die Krebszellen über die Lymphbahnen in die Lymphknoten der Achsel gestreut haben, dann ist die Erkrankung bereits fortgeschritten. Wenn die Krebszellen bereits über das Blut gestreut haben, dann befinden sich auch in diversen Organen wie Leber oder Lunge oder im Skelett Metastasen. Ich kann alle Hauptsymptome im Schlaf aufsagen. Seit ich auf dieser Station bin, taste ich regelmäßig selbst meine Brüste ab mit dem Augenmerk auf einen einseitigen, tastbaren, nicht verschiebbaren und druckunempfindlichen Knoten. Ich taste sie ab im Liegen, im Sitzen, im Stehen, mit und ohne Spiegel. Ich suche nach verdächtigen Veränderungen, nach farblichen Schattierungen.

Dieses Phänomen berichten viele. Man fürchtet sich immer genau vor jenen Krankheiten, die es auf der Station gibt, auf der man gerade arbeitet. Manche Ängste verschwinden, andere bleiben. Krebs gehört zu den letzteren, denn zu oft höre ich in den Medien, dass wieder ein Prominenter daran leidet oder gestorben ist. Manchmal komme ich mir neurotisch vor, aber vielleicht wird man so, wenn man tagein, tagaus mit kranken Menschen zu tun hat und all das Leid ständig präsent ist. Vielleicht bin ich auch zu empathisch. Es ist oftmals ein schwieriger Balanceakt zwischen dem so dringend gebrauchten Mitgefühl und der andererseits notwendigen Distanz, um nicht selbst vor die Hunde zu gehen. Es fühlt sich manchmal an wie auf einem Gipfelgrat, wo man ständig aufpassen muss, dass man weder zur einen noch zur anderen Seite hin abrutscht.

Da wir das Lymphsystem in der Schule noch nicht hatten und mich der Wissensdurst auch hier quält, lese ich mir das Wissen zu Hause an. Das Lymphsystem ist ein eher unbekanntes System im Körper, und ich muss sagen, davon habe ich bisher wenig gehört. Es handelt sich neben den Venen und Arterien um ein drittes Gefäßsystem im Körper, das dem Abtransport von Flüssigkeiten dient. Aber warum ist dieses Wissen für die Station so wichtig? Weil es vor allem nach einer Brustoperation von großer Bedeutung ist. Vorsorglich werden bei Brustkrebs oft die Lymphknoten der Achselregion mit entfernt, und dann funktioniert der Abfluss der Lymphflüssigkeit des betroffenen Arms nicht mehr richtig. Die verbliebenen Lymphknoten können nur einen Teil kompensieren. Wird der Arm zum Beispiel durch Sonneneinstrahlung erwärmt oder kommt es zu einer Verletzung, dann dehnen sich die Gefäße aus, der Abfluss ist jedoch nicht mehr möglich. Im Arm entsteht eine Flüssigkeitsansammlung, ein sogenanntes Lymphödem, das leider oft irreparabel ist. Der Arm ist geschwollen, und später kommen auch noch Schmerzen hinzu. Die betroffenen Frauen müssen dann dauerhaft zur manuellen Lymphdrainage gehen, die nur von erfahrenen Physiotherapeuten durchgeführt werden kann. Der Alltag der Betroffenen ändert sich dadurch völlig. Man kann keine enge Kleidung mehr tragen, der Arm darf nicht zu lange herunterhängen und muss zwischendurch immer wieder hochgelagert werden. Schwungvolle Bewegungen und Wärme sind tabu. Das heißt, keine direkte Sonneneinstrahlung mehr, keine Sauna mehr. Und die Angst vor einem erneuten Auftreten des Krebses ist weiterhin ein ständiger Begleiter. Manche Frauen müssen auch speziell angepasste Kompressionsstrümpfe für den Arm tragen, die fürchterlich eng sind. Zudem muss jede Frau darauf achten, dass sie keine Fehlhaltung entwickelt, denn durch das fehlende Gewicht bei zum Beispiel einer Brustamputation neigt man automatisch dazu, das Gewicht unbewusst zur anderen Seite hin auszugleichen. Auch für die Arbeit gibt es Konsequenzen, denn der Schulter-Arm-Bereich darf auf keinen Fall mehr allzu hohen Belastungen ausgesetzt sein. Die Frauen können sich einen Grad der Behinderung von 50 Prozent für fünf Jahre anerkennen lassen, was dennoch nicht alle Probleme löst.

Ein anderer Aspekt ist die Frage, wie ich mich als Frau fühle, wenn mir eine oder beide Brüste abgenommen werden müssen. Bin ich dann noch eine richtige Frau? Oder nur eine halbe? Oder eine Dreiviertel-Frau? Bin ich noch attraktiv? Und wie sieht es mit dem Sex aus? Auch wenn erst die existenziellen Fragen wie die Überlebenschancen im Vordergrund stehen, so kommen die weiteren Fragen früher oder später hinzu. Und sie sind von langlebigerer Natur und begleiten jede einzelne Frau über Jahre hinweg. Man fühlt sich nicht mehr so, wie man eigentlich aussehen möchte, man kann sich nicht mehr so anziehen oder präsentieren, wie man es gerne hätte, man kann den Körper als solchen, wie er ist, vielleicht nur schwerlich akzeptieren und lieben.

Ich erlebe das auch auf dieser Station. Bei der 35-jährigen Frau Magin soll ich die Drainage einige Tage nach der OP aus der amputierten Brust ziehen. Die Drainage befördert das Sekret, das nach der Operation austritt, aus der Wunde. Es verschwindet nahezu der ganze Schlauch in der Wunde, das heißt für mich, dass ich etwa 20 Zentimeter Schlauch herausziehen muss. Sie sitzt am Bettrand und lässt ihren Kopf hängen. Ihre Beine berühren nicht den Boden, sondern baumeln hin und her. Ihre Fingerknöchel treten weiß hervor, so sehr klammert sie sich an der zusammengeknüllten Bettdecke fest.

»Frau Magin«, sage ich, »ich muss das jetzt tun, der Schlauch muss einfach raus.«

Sie nickt nur, sagt jedoch nichts. Ihre Anspannung ist mit Händen greifbar. Ich merke, dass ich sie nicht beruhigen kann, daher will ich sie nicht länger warten lassen. »Auf drei«, sage ich, »dann atmen Sie langsam aus. Es wird schnell gehen.« Ich zähle auf drei, dann ziehe ich den Schlauch vorsichtig heraus. Es soll mit einem Ruck gemacht werden, was ich aber nicht über mich bringe, denn ich denke mir, dass der Schmerz dann noch schlimmer ist. Sie beißt die Zähne zusammen und zieht hörbar die Luft ein. Ich drücke eine sterile Kompresse auf das Loch, das der Schlauch hinterlassen hat. »Atmen Sie tief ein und aus«, sage ich betont langsam und halte mit meiner freien Hand ihre Schulter fest. Nach einer Minute werfe ich die Kompresse in den Müll und klebe ein Pflaster auf die Austrittsstelle. Nachdem ich den alten Schlauch und meine Handschuhe entsorgt habe, hole ich mir einen Stuhl und setze mich ihr gegenüber hin, in der Hoffnung, dass ich beruhigender wirke, wenn ich ihr auf Augenhöhe gegenübersitze, anstatt vor ihr zu stehen.

»Sie haben es geschafft«, sage ich. Aber sie sieht mir nicht in die Augen, sondern starrt nur an mir vorbei aus dem Fenster. Jedes Weinen, jedes Schreien wäre mir jetzt lieber als diese blicklose Leere. Ich halte ihr einen Spiegel hin, den es zu diesem Zweck extra auf der Station gibt. Die Frauen sollen sich ihr verändertes Äußeres ansehen, damit sie die Situation besser bewältigen können. Frau Magin reagiert auch darauf nicht, bis ich aufgebe und beschließe, dass es besser ist, sie jetzt für einen Moment mit sich allein zu lassen. Ihr Verhalten ändert sich aber auch in den nächsten Tagen nicht. Nie will sie in den Spiegel schauen, bei jedem Verbandswechsel schaut sie aus dem Fenster, auf Fragen antwortet sie nicht. Sie will ihren veränderten Körper nicht sehen. Sie verdrängt die Tatsache, dass ihr jetzt eine Brust fehlt, weil sie sonst zusammenbrechen würde. Es gibt zum Glück diverse Arten von Brustprothesen, die man in den BH einsetzen kann, damit zumindest für die Außenstehenden der Schein gewahrt bleibt. Das hört sich lächerlich an, ist es aber nicht. Denn es verhindert ein ständiges Angestarrtwerden, ein Angesprochenwerden und das Gefühl, in den Augen anderer Menschen asymmetrisch und falsch auszusehen. Das Gefühl der Asymmetrie und Selbstablehnung aber bleibt, und es ist ein langer Weg, sich neu zu akzeptieren.

Der Brustkrebs steht beispielhaft dafür, welche gravierenden Auswirkungen diese Erkrankung auf das Leben der Betroffenen hat. Zu den bisher beschriebenen Therapien kommen vor und nach der Operation Bestrahlung und Chemotherapie. All die Schrecklichkeiten neben Übelkeit, Haarausfall, Müdigkeit und Infektanfälligkeit bleiben auch hier nicht aus. All die nervenaufreibenden Diagnostiken vorher und nachher bleiben dieselben. Es ist und bleibt auch hier der Wettlauf mit dem Leben. Das wird mir auf dieser Station noch einmal besonders bewusst.

Vergeblich bemühe ich mich, jemanden zu finden, der mit mir die von der Schule vorgeschriebenen Gespräche führt. Aber sie vertrösten mich immer wieder. Carmen erbarmt sich schließlich widerwillig und füllt mir meine Bögen aus. Ich muss aufschreiben, was ich bisher gelernt habe, was ich hier lernen will, was meine Ziele sind, meine Stärken, meine Schwächen und was die Station von mir erwartet. Wie ich aber etwas lernen soll, wenn mich einige auf den abendlichen Rundgängen nicht mitnehmen, ist mir schleierhaft. Die Realität sieht aber so aus: Mehrere Abende in Folge lässt mich Carmen im Stationszimmer sitzen. Auf meine Frage, warum sie mich nicht mitnehmen kann, antwortet sie lapidar: »Dafür habe ich keine Zeit.« Schlicht und einfach. Ich verstehe nicht, warum sie so ablehnend reagiert. Zum Kotzewegwischen bin ich schließlich auch gut genug. Sie könnte mich doch wenigstens als stille Zuschauerin mitnehmen, oder ist da ein Fehler in meiner Logik? Damit wäre ich schon zufrieden. Ganz zu schweigen davon, selbst am Patienten tätig werden zu dürfen. Wie zum Teufel soll ich sonst etwas lernen? In eineinhalb Jahren ist das Examen, und ich fühle mich noch immer Lichtjahre davon entfernt. Den Wunsch, hier etwas zu lernen, begrabe ich bald. Anfangs lerne ich schlichtweg nichts. Tagsüber muss ich Patienten in ihren Betten zum OP fahren und von dort wieder abholen. Dass ich im Aufzug vollgekotzt werde, ist dabei keine Seltenheit, denn die Frauen leiden nach den Operationen oft unter Übelkeit. Das Hin- und Herfahren von Betten klingt einfach, ist es aber nicht. Denn es ist ein ellenlanger Weg durch zahlreiche Gänge, mehrere Aufzüge und um mindestens acht Kurven im 90-Grad-Winkel. Ich ecke mit den Betten trotz größter Bemühungen immer wieder an den Wänden an, und dann scheppert es kräftig. Zum Glück haben die meisten Patientinnen Verständnis dafür und sind mir nicht böse.

Die Krankenhausbetten kann man auf zwei Arten lenken: Wenn der Kipphebel unter dem Bett schräg steht, lässt sich das Bett lenken. Dabei sind die hinteren Rollen fixiert, und man kann das Bett leicht navigieren. Das ist aber nur bei langen und geraden Gängen angebracht, und wenn man dann ordentlich Schwung bekommt, sollte einem besser keiner in die Quere kommen. Bei jeder Kurve und Tür aber muss man den Hebel mit dem Fuß in die waagrechte Stellung kippen, sodass wieder alle vier Räder beweglich sind. Dann aber ist das Bett nicht mehr zu lenken. So wechsle ich bei jeder Ecke und jeder Aufzugtür die Hebeleinstellung. Bei etwa sechs OP-Hin- und Herfahrten ist das ein kräftezehrendes Unterfangen. Ich bekomme zudem immer den schlechteren Platz und muss das Bett von vorne ziehen, während die examinierten Kolleginnen es von hinten anschieben, was bei mir unweigerlich bald zu bohrenden Rückenschmerzen führt.

Man kann an dieser Stelle mit Recht fragen: Warum diese Ausführungen? Warum nicht einfach erzählen, dass es auf dieser Station diese und jene Krankheiten gibt mit diesen und jenen Medikamenten? Es sind vor allem diese kleinen Details, die den Alltag in der Krankenpflegeausbildung beherrschen. Es sind jene immer wiederkehrenden und nicht zu hinterfragenden Rollenzuweisungen, die den Alltag so mühsam machen und die Auszubildende in das letzte Glied der Kette einordnen, immer mit der Haltung: Damals war es schließlich auch nicht besser, warum soll sich daran etwas ändern. Anscheinend können viele nur das weitergeben, was sie selbst erfahren haben. Meiner Meinung nach sollten Verhaltensweisen und solche Art der Zuschreibungen spürbare Konsequenzen nach sich ziehen, die Station sollte für Schüler gesperrt werden. Ohne Konsequenzen, die ins Mark treffen, wird sich auch in Zukunft nichts ändern. Keine der ewigen Reflexionen in der Schule wird nur einen Deut im Klinikalltag verbessern, denn was kümmert es die Station, was ich Wochen später in der Schule referiere? Es kümmert sie leider einen Dreck. Aber ohne Azubis würden sie erst merken, wie viel wir ihnen helfen. Dann müssten sie ihre Betten nämlich allein durch die verwaisten neonbeleuchteten Gänge schieben. Und das ist nur ein Beispiel.

Es ist 19 Uhr. Eine Patientenglocke klingelt, und ich gehe in Richtung des Zimmers. Als ich die Tür öffne, sehe ich eine hilflos weinende Frau.

Sie sitzt auf dem Bett und schnieft. Behutsam schließe ich die Zimmertür und gehe zu ihr hin.

»Frau Suljic, was ist los?«, frage ich sie.

Sie kann mir nicht antworten, stattdessen zieht sie laut vernehmlich den Schleim hoch, der ihr bereits als milchig-weißer Faden aus der Nase hängt. Dann höre ich ein »ahhhh«, und sie stützt ihre Ellbogen auf die entblößten Oberschenkel. Sie trägt nur ein T-Shirt. Wie soll ich herausfinden, was sie hat? Soll ich eine Kollegin zu Hilfe holen? Ich beschließe, es erst einmal selbst zu versuchen, und verlasse mich auf meine empathischen Fähigkeiten. Denn auf eine maulende Pflegekraft, die sich wieder keine Zeit nehmen will, kann ich im Moment verzichten. Ich gehe vor ihr in die Hocke und ergreife ihre Hände.

»Frau Suljic, ich bin da, Sie sind nicht allein. Sie können reden, ich kann aber auch einfach nur da sein.«

Nach einer Weile stummen Leidens und Schniefens zieht sie plötzlich ihr Handy aus der Tasche. Sie tippt und wischt ein paar Mal über den Bildschirm, dann verzieht sich ihr Gesicht, und sie reicht mir das Handy. Ich sehe eine Toilettenschüssel, in der sich viel Blut und irgendetwas Undefinierbares befindet. Fragend sehe ich zu ihr auf.

»Das war meine Kind«, sagt sie. »Und Schwester sagen, ich müssen ins Klo spülen.«

Sie spricht nur gebrochen Deutsch, doch ihre Aussage verstehe ich auch so. Ich bin entsetzt. Das kann doch nicht sein. Sie muss verwirrt sein, sie weiß nicht, was sie da sagt. Sie zeigt mir immer wieder dieses Bild, aber ich will es nicht mehr sehen. Auf unserer Station kommen Fehlgeburten und Abtreibungen eigentlich nicht vor, weil diese Frauen auf die Nachbarstation gelegt werden. Oder kommt die Frau vielleicht von einer anderen Klinik hierher? Was sie mir da gerade anvertraut hat, ist so unfassbar, dass ich völlig ratlos bin. Wie soll ausgerechnet ich ihr jetzt helfen? Ich brauche einen Psychologen, einen Krisenmanager, irgendjemanden, der für solche Situationen ausgebildet ist. Es ist aber keiner da. Im Moment bin ich allein, und nur meine Kollegin wäre da, die ich aber lieber nicht holen möchte. Ich versuche, einfach für sie da zu sein, mehr kann ich im Augenblick nicht tun. Natürlich sage ich, das sei ja furchtbar, und so etwas könne man doch nicht machen. Doch letztlich sind es hohle Worte, die ihr Leid nicht auffangen können. Sie ist gefangen in ihrem Elend, und ich muss hilflos zusehen.

Es gibt Situationen, die ich nicht lösen kann. Sie sind wie böse Gedanken, die sich Jahre später immer wieder ungebeten in die Erinnerungen schleichen. Manchmal wünsche ich mir mehr psychologische Ausbildung für meine Arbeit. Doch es gilt lediglich die Maxime »Learning by doing«.

Am nächsten Tag komme ich ein paar Minuten zu früh zum Spätdienst und setze mich deshalb in den Pausenraum. Es gibt hier die Vereinbarung, dass jede Woche jemand anderes an der Reihe ist und morgens vor dem Frühdienst frisches Gemüse für das Frühstück und Gebäck für den Nachmittag mitbringt. Das finde ich klasse, und da ich noch ein paar Minuten Zeit habe, durchsuche ich die entsprechende Tüte im Regal, in der Hoffnung, etwas Leckeres zu finden. Dabei fällt mir ein kariertes Heft ins Auge, das im Fach daneben liegt. Ich kann nicht sagen, was genau mich anzieht, aber ich folge dem Drang und klappe es neugierig auf.

Nur die übliche Liste mit den privaten Telefonnummern, denke ich, während mein Blick über Seiten mit Handy- und Festnetznummern schweift. Solche Listen gibt es überall. Denn manchmal rufen die Stationen in ihrer Not auch Schüler an und fragen, ob sie einspringen können. Oder aber man erscheint nicht zum Dienst, und dann haben die Kolleginnen zumindest eine Möglichkeit, um nachzuforschen, wo man bleibt. Ich will das Heft schon wieder zuklappen, als mir eine merkwürdige Spalte hinter den Telefonnummern auffällt. Sie ist gefüllt mit Plus- und Minuszeichen. Mir verschlägt es die Sprache. Hinter der Spalte mit dem Namen und der Nummer befindet sich eine weitere, jeweils mit einem oder zwei Minus- oder Pluszeichen. Und diese bezieht sich auf den jeweiligen Schüler. Einerseits wird mir von Anfang an verklausuliert gesagt, dass sich hier keiner so richtig um mich kümmern will, andererseits aber wird jeder Schüler fein säuberlich und klammheimlich bewertet. Ich nehme an, zur Kontrolle, falls sie oder er sich später hier bewerben möchte. Ich kann es nicht fassen. Hinter meiner Nummer ist das Bewertungsfeld noch leer, da ich noch nicht lange genug hier bin. Und wenn sie mir fünf Minuszeichen verpassen würden, es wäre mir auch egal, denn mit diesem Heft bekommt die Station einen schalen Beigeschmack für mich, der nicht mehr verschwindet. Er schmeckt nach Unaufrichtigkeit und Falschheit.

Auf der Gynäkologie muss ich mich ebenso wie auf der Psychiatrie mit Themen auseinandersetzen, die gesellschaftlich tabuisiert sind. Eine Mitschülerin, die auf der Nachbarstation eingesetzt ist, erzählt mir von den Abtreibungen. Das sei ein großer Konflikt, sagt sie, denn die Frauen, die abtreiben, würde man anders behandeln als die, die ihr Kind unfreiwillig verloren haben. Mitleid und Wärme für Letztere, kühle Reserviertheit für Erstere. Ich hoffe nur, dass man sie wenigstens nicht in die gleichen Zimmer legt. Es sind schwierige ethische Fragen, die hier verhandelt werden. Denn wenn eine Frau abtreibt, wird sie das nicht ohne Grund tun. Und soll man diesen Menschen deswegen anders behandeln? Andererseits kann ich es auch nachvollziehen. In dieser Frage gibt es kein Dazwischen, nur ein Entweder-oder.

Auch was das Begräbnis des Fötus angeht, gibt es Unterschiede. Wer abtreibt, bekommt keines. Wer eine Fehlgeburt hat, kann sein Kind beerdigen, aber nur, wenn es mindestens 500 Gramm wog. Bei weniger Gewicht kommt es zu den Organabfällen der Klinik, zusammen mit amputierten Beinen und entfernten Eierstöcken. Die Klinik kommt dann der sogenannten Beseitigungspflicht nach. Wo fängt der Mensch an, wo hört die Ethik auf? Ich würde auch 450 Gramm beerdigen wollen, oder 250 Gramm, oder sogar mit dem Auge nicht sichtbare Zellhaufen. Wenn man 400 Gramm wiegende Frühchen mit aller Kraft am Leben erhält und dafür viele Tausend Euro kassiert, warum dürfen dann 450 Gramm wiegende Fehlgeburten nicht in Würde bestattet werden? Das wäre weit weniger teuer.

So viele Fragen und keine Antworten. Vielleicht sollte ich aufhören zu fragen. Aber das kann ich nicht. Diese Fehlgeburten dürfen nicht einmal als solche benannt werden, nur weil sie zu wenig wiegen. Wie nennt man »es« dann, das ein Mensch hätte werden können? Abgegangener Zellhaufen mit dem Potenzial zum Menschsein? Die deutsche Bürokratie würde sicherlich noch abnormere Formulierungen finden. In manchen Bundesländern müssen sogar 1000 Gramm auf die Waage gebracht werden. Ihre Seelen möchten doch bestimmt auch einen Platz auf dem Sternenkinderfriedhof haben. Dieser Streit um Totgeburt, Fehlgeburt und Frühgeburt ist ein fürchterlicher bürokratischer Kleinkrieg. Die Eltern müssen teilweise einen Rechtsanwalt beauftragen, und das in ihrer traurigen und verzweifelten Lage. Warum tut der Gesetzgeber nichts? In der Schule lerne ich Inhalte des Personenstandsgesetzes und würde diese am liebsten in der nächsten Toilettenschüssel versenken. Für mich ist das alles unter ethischen und menschlichen Gesichtspunkten einfach unwürdig.

Hierzu passt auch die Debatte um den Paragrafen 219a des Strafgesetzbuches. Alle Medien berichteten groß darüber, dass die Ärztin Kristina Hänel angeklagt wurde, auf ihrer Internetseite Informationen zum Schwangerschaftsabbruch zu liefern. Inzwischen steht dort zu lesen, dass man eine Broschüre per E-Mail anfordern kann. Der besagte Paragraf 219a sieht ein Werbeverbot vor. Laut Gesetz dürfte Frau Hänel nicht einmal darauf hinweisen, dass sie Schwangerschaftsabbrüche durchführt. Nun ist Frau Hänel vorbestraft, weil sie ihrem ärztlichen Berufsethos nachgekommen ist, sich bestmöglich um die Patientinnen zu kümmern. Wo ist da das Recht noch gerecht? Ius ist nicht gleich Iustitia, das wussten schon die Römer. Frau Hänel hat Tausende von Unterschriften gesammelt und zieht nun bis vor das Bundesverfassungsgericht. Die weniger konservativen Parteien wollten diesen Paragrafen abschaffen, tatsächlich aber sind nur minimale Änderungen entstanden. Diese Debatte ist wieder einmal ein treffendes Beispiel für den verklemmten Umgang mit tabuisierten Themen in unserer Gesellschaft. Ob es nun Abtreibungen sind oder Selbstmörder oder Depressionen, all das gibt es, und zwar zuhauf, doch keiner will es sehen. Jeweils 100.000 Abtreibungen und Suizidversuche gibt es pro Jahr in Deutschland. Der Kabarettist Sebastian Pufpaff hat dazu in einer seiner Sendungen ein treffendes Statement abgegeben, das ich hier sinngemäß wiedergebe: Vielleicht vergewaltigen wir eine Frau gerade seelisch, die gerade erst physisch vergewaltigt wurde, indem wir ihr Informationen vorenthalten.

Was maßen wir uns an, ihre Entscheidungen zu beurteilen, und vor allem, was maßen sich all die Männer an? Sie sind doch die Allerletzten, die etwas dazu sagen sollten. Sie haben keinen Funken Ahnung, wie es sich anfühlt, erdreisten sich aber, in aller Öffentlichkeit und im vollen Bewusstsein ihres scheinbaren Rechthabens über das Schicksal Tausender Frauen zu entscheiden. Das sind die eigentlich Anzuklagenden, und nicht die Ärztin, die ihrem beruflichen Ethos nachkommt. Bis zu dieser Debatte wusste ich nicht, dass Ärztinnen weder informieren dürfen, noch dass sie überhaupt angeben dürfen, »es« zu tun, ohne sich strafbar zu machen. Es ist scheinheilig, die Erläuterungen als Werbung zu kriminalisieren. Eine Frau, die sich für eine Abtreibung entscheidet, sollte auch wissen, wie diese abläuft und welche körperlichen und psychischen Folgen diese haben kann. Das Thema Gynäkologie entpuppt sich als vielschichtiger, als ich erwartet hatte. Zur Gynäkologie gehört auch das Gegenstück zum Paragrafen 219a, denn es werden nicht nur Kinder verloren, sondern auch gewünscht. Wenn es auf natürlichem Weg nicht klappt, muss man (nach-)helfen. Es handelt sich hierbei um die sogenannten Kinderwunschtherapien, wie zum Beispiel die sogenannte ICSI. Diese Abkürzung steht für intrazytoplasmatische Spermieninjektion. Das bedeutet, dass man der Frau Eizellen entnimmt und in diese künstlich Spermien injiziert. Man pflanzt danach meist mehrere Eizellen in den Mutterleib ein, da diese oft abgestoßen werden. Wenn jedoch alle Zellen vom Körper angenommen werden, gibt es Zwillinge oder Drillinge. Ich sehe auf dem Plan für die Aufnahmen, dass eine Patientin für eine ICSI kommen soll.

»Nicht schon wieder«, sagt Carmen genervt. Sie ist nicht gut zu sprechen auf diese Frauen, weil sie im eigentlichen Sinn nicht krank sind. Sie sind nur krank vor Sehnsucht nach einem eigenen Kind, und wenn alle Versuche und Hormontherapien nicht gefruchtet haben, dann landen sie hier. Meist kommen sie um sieben Uhr morgens zusammen mit ihrem Mann. Die Eizellen wurden der Frau einige Tage vorher entnommen und in einer Petrischale mit dem Samen des Mannes befruchtet.

Dann lässt man sie heranreifen und setzt sie der Frau im OP ein. Ein Blick in ein mit Peinlichkeit besetztes Thema, denn eine ICSI ist für alle Beteiligten immer gepaart mit dem Wissen, »es« nicht allein, ohne medizinischen Eingriff, geschafft zu haben. Auch hier ist der Motor und die treibende Kraft die Verzweiflung.

Ebenfalls zur Gynäkologie gehörend ist die sogenannte Geschlechtsangleichung. Auf die Station kommt ein männlicher Patient zur Operation. Er bekommt Brüste. Ich werde erstmals in meinem Leben mit dem Thema Transgender konfrontiert. Er sieht zwar noch aus wie ein Er, aber aus Respekt spreche ich ab jetzt von ihr. Sie heißt Hannah und ist 20 Jahre alt, wirkt sehr muskulös und lässt sich für mich weder als eine Sie noch als ein Er einordnen, sondern eher wie ein Wesen irgendwo dazwischen, sozusagen »divers«.

»Wie soll ich den, äh, sie denn ansprechen?«, frage ich Carmen.

»Ich würde ihn einfach fragen, wie er denn angesprochen werden möchte«, antwortet sie mir.

Eigentlich gar nicht so verkehrt, denke ich und frage mich, warum ich auf diese einfache Antwort nicht selbst gekommen bin. Ich gehe zu ihr und stelle tatsächlich diese Frage. Sie antwortet total lässig: »Hey, ich bin einfach nur die Hannah, und du kannst Du zu mir sagen.«

Ich bin völlig baff. In meiner Vorstellung sah ich mich schon in einer komplizierten Konversation gefangen, in der ich von einem Fettnäpfchen ins nächste trete, und jetzt ist dieser Mensch so gelassen. Mein Problem ist nicht das Thema, sondern der Umgang damit, und ich möchte Hannah auf keinen Fall mit einer unbedachten Äußerung verletzen. Es fängt schon bei dem Begriff an. Manche möchten nicht als transsexuell bezeichnet werden, weil sie sagen, es geht nicht darum, mit wem sie Sex haben, sondern es geht um ihre Identität. Daher bezeichnen sie sich lieber als transident oder als transgender. Dann gibt es aber auch noch die Intersexualität, bei der man sich beiden Geschlechtern oder auch gar keinem zugehörig fühlt.

Bei der Übergabe geht es einigen Kolleginnen nicht anders. Mal ist von ihm die Rede, dann von ihr, dann von dem, der eine Frau wird, dann von dem Transgendertypen, dann von dem oder der Verrückten, dann von ihr wisst schon wem. Hannah hat es bestimmt nicht einfach gehabt in den letzten Jahren. Damit man sich einer Geschlechtsangleichung unterziehen kann, muss der Wunsch schon drei Jahre vorhanden sein, und man muss diverse Beratungsgespräche über sich ergehen lassen. Ebenfalls gehört ein Jahr Psychotherapie dazu, bei mancher Klinik auch eineinhalb Jahre, um sich operieren lassen zu dürfen, und sechs Monate vor der Operation muss die Hormongabe begonnen haben. Die Diagnose Transsexualität muss als »Störung« von zwei unabhängigen Ärzten gestellt werden, dann muss die Person riesige Fragebögen für den medizinischen Dienst der Krankenkassen ausfüllen, mit dessen Beantwortung man sein Innerstes nach außen kehrt. Ganz zu schweigen von der Ratlosigkeit oder auch dem Entsetzen der Eltern und Freunde, bis hin zur gänzlichen Ablehnung und dem Unverständnis der Umwelt. Da sind Mobbing, Beschimpfungen und Anpöbeleien an der Tagesordnung, weil viele Menschen eine Andersartigkeit, die in keine Normschublade passt, nicht ertragen können. Betroffene berichten davon, dass sie mit »es« angesprochen werden, dass man ihnen an die Brust fasst und sie ständig fragt, ob sie nun ein Junge oder ein Mädchen seien.

»Nachher kommt noch meine Freundin und bringt mir ein paar persönliche Sachen mit«, sagt Hannah. Damit wäre eine meiner weiteren Fragen geklärt. Als Mann hatte er eine Freundin, wird jetzt zur sie, und die Freundin bleibt. Ist die Freundin jetzt lesbisch oder bisexuell? Oder liebt sie einfach das Wesen dieses Menschen unabhängig von dessen Geschlecht? Es bleibt kompliziert. Hannah hat ein Einzelzimmer, weil wir nicht wissen, ob andere Frauen sich nicht darüber aufregen würden, dass sie mit einem (noch) Mann zusammen im gleichen Zimmer liegen. Und geht Hannah dann auf ein Frauen- oder Männerklo? Ich kann gar nicht ermessen, was eine solche Entscheidung für einen Menschen bedeutet. Wie viel er mit sich ringen muss, wie viele schlaflose Nächte, wie viele Selbstzweifel, wie viel Abscheu vor sich selbst in der Phase der inneren Ablehnung man aushalten muss, bis man zu sich selbst gefunden hat. Ich habe großen Respekt davor, dass jemand sich dafür entscheidet und die Angleichung vollzieht.

Da der Einsatz auf der Gynäkologie nur vier Wochen dauert, geht er recht schnell vorbei. Die letzten zwei Tage sind meine ersten Nachtwachen in der Ausbildung. Ich muss um 21 Uhr abends da sein und habe Dienst bis 6.30 Uhr am nächsten Morgen. Mir graut davor. Ich bin absolut kein Nachtmensch und gehe gerne mit den Hühnern ins Bett. Wie also das schaffen? Dass das nach meinem Examen mein täglich Brot sein wird, und das jeden Monat aufs Neue, darüber mache ich mir im Moment lieber keine Gedanken.

In der Schule haben wir ein Faltblatt zu dem Thema bekommen, wie man am gesündesten mit Nachtschichten umgeht. Da ist Folgendes zu lesen: Den Tag vorher verbringt man am besten ruhig, schläft lange aus und versucht, am Nachmittag ein Nickerchen zu halten. Vor Dienstbeginn isst man eine Kleinigkeit, das Mittagessen verlegt man auf Mitternacht, und um drei Uhr morgens isst man noch eine kleine Zwischenmahlzeit. Für Durchhänger gibt es Schwarztee und Cola, wobei Schwarztee langsamer und länger wirkt. Ab drei Uhr morgens trinkt man keine koffeinhaltigen Getränke mehr. Wenn man nach Hause kommt, lüftet man sofort das Zimmer und dunkelt dann alles ab, damit man nicht zwischendurch wach wird. Zuletzt nimmt man ein kleines Frühstück ein und führt sein übliches Schlafritual durch. Ich versuche, mich an all das zu halten, um es irgendwie zu überleben. So schlafe ich verboten lang für meine Verhältnisse, gehe nach dem Frühstück spazieren und dümple den ganzen Tag zu Hause vor mich hin. Um acht Uhr abends mache ich mich auf den Weg zur Bushaltestelle. Für einen Morgenmenschen ist es ein komisches Gefühl, abends zur Arbeit zu gehen.

Mit unserem ersten Rundgang sind wir bis Mitternacht gut beschäftigt. Wir verteilen Infusionen, holen Tee, helfen beim Toilettengang und lösen dieses und jenes kleine Problem. Nach der Essenspause beginnt Carmen, die Medikamente für den nächsten Tag herzurichten. Mich schickt sie währenddessen Schränke auffüllen und ausmisten. Ab zwei Uhr sind wir dann endgültig mit allem fertig und wandern auf die Nachbarstation. Jetzt folgen nur noch ein Rundgang, bei dem man kurz in die Zimmer schaut, ob die Patienten noch am Leben sind (hebt sich die Bettdecke gleichmäßig?) und alles in Ordnung ist, sowie eine morgendliche Runde um halb fünf. Je nach knarzender Tür geht das leider nicht immer ganz geräuschlos, und das grelle Licht auf dem Gang tut sein Übriges. Aber wir müssen schließlich etwas sehen. Meine Mitschülerin hat glücklicherweise gerade heute auch Nachtdienst, und so habe ich jemanden zum Unterhalten. Wir machen das Radio an und legen uns auf die Bank im Pausenraum, jede einen zusammengeknautschten Berg aus Kissen unter dem Kopf. Tagsüber wäre ein solches Verhalten undenkbar, aber nachts sind alle irgendwie anders drauf. Die Kolleginnen sind viel lockerer. Wenn die Arbeit getan ist, dann heißt es, sich hinzusetzen und auszuruhen, denn immerhin arbeiten wir nachts, wo normale Menschen ihren wohlverdienten Schlaf haben. Erstaunlicherweise fühle ich mich eher aufgedreht als müde. Auf dem Heimweg kurz vor sieben Uhr morgens laufe ich hüpfend durch den Regen und habe das Gefühl, ich könnte Bäume ausreißen. Im Wohnheim angekommen und schließlich im Schlafanzug, verschwindet diese merkwürdige Euphorie jedoch schlagartig und macht einer bleiernen Müdigkeit Platz, wie ich sie noch nie zuvor erlebt habe. Als hätte ich eine ganze Packung Schlaftabletten auf einmal genommen. Ich falle ins Bett, kann aber vor lauter Überdrehtheit nicht sofort einschlafen. Also schalte ich ein Hörbuch ein. Dieses lullt mich ein, sodass ich um halb neun endlich einschlafen kann. Mehrmals wache ich auf, da die Jalousien der Dachfenster tagsüber den Raum nicht richtig verdunkeln. Was für ein Mist. Immer wenn ich aufwache, schaue ich auf den Wecker und sehe, dass ungefähr eine Stunde vergangen ist. Ab zwei Uhr ist es mir dann unmöglich, mich weiter herumzuwälzen, ich stehe auf. Es ist ein fremdartiges Gefühl, nachmittags um halb drei zu frühstücken. Mein ganzer Tag fühlt sich völlig verdreht an, und ich habe überhaupt kein Zeitgefühl mehr. Ich frühstücke ganz in Ruhe und dehne es großzügig aus. In diesem Moment kann ich mir nie und nimmer vorstellen, dass das mal die Regel werden soll, Monat für Monat. Für mich ist das eine Ausnahmesituation, die es jetzt zu bewältigen gilt. Aber dauerhaft fühle ich mich dem nicht gewachsen. Ich habe Mitschülerinnen, die können es kaum erwarten, Nachtdienste zu machen – je nach Biorhythmus, den man nicht einfach abschalten oder umerziehen kann. Darüber habe ich mir vor der Ausbildung keine Gedanken gemacht. Weder über Schichtdienste noch über Nachtdienste und was diese langfristig für die Gesundheit und das Sozialleben bedeuten. In keinem Verein kann ich regelmäßig erscheinen, und wenn Nächte auf dem Plan stehen, fällt für mich alles andere sowieso flach. Es gibt aber auch Kollegen, die diesbezüglich hart mit sich sind. Sie kommen heim, schlafen drei Stunden und leben dann einen ganz normalen Tag. Sie begründen das so: »Dann habe ich noch was vom Tag, wenn ich nicht so lange schlafe.«

Ich kann mir beim besten Willen nicht vorstellen, dass so ein Verhalten auf Dauer keine Spuren hinterlässt. Und viele Nächte im Monat müsste man wenigstens am Gehalt merken. Ich merke davon nichts, jedenfalls nicht so, wie man es verdientermaßen merken müsste. Für die paar Kröten verzichte ich liebend gerne auf Nächte und schlafe lieber. In der Industrie würde kein Arbeiter dafür auch nur einen Finger krumm machen, da bin ich mir sicher. Die IG Metall würde einen Generalstreik anordnen. Aber die Pflege ist mal wieder lieb und hilfsbereit, und man kann seine Patienten doch nicht allein lassen …

Ich muss in der Ausbildung insgesamt zwischen 80 und 120 Stunden Nachtarbeit zusammenbringen, was in etwa zehn Nächten entspricht. Das machen manche übergeschnappten, nachtbegeisterten Kolleginnen in einem Monat. Wären nicht vielleicht auch andere Modelle denkbar? Die Lerchen erhalten Frühschichten, die Eulen Spät- und Nachtschichten? So bliebe jeder langfristig gesünder, weil er nicht gegen seinen Biorhythmus arbeiten müsste. Gesünderes Personal würde sich auf die Qualität der Pflege auswirken, würde weniger krankheitsbedingte Ausfälle und somit auch ökonomische Verluste für die Klinik bedeuten. Die Realität sieht leider anders aus. Jeder muss alle Schichten kreuz und quer durcheinander arbeiten. Jeder Arbeitsmediziner weiß, dass das ein großes Problem ist und viele Menschen krank macht.

Am Morgen nach der letzten Nacht erhalte ich meinen Beurteilungsbogen. Die Note fällt mittelmäßig aus, aber da Carmen ohnehin immer

so harsch war, habe ich das nicht anders erwartet. Nie hat sie mich mitgenommen, selten haben die anderen mich mitgenommen, meist habe
ich Betten geschoben oder wurde angekotzt, aber natürlich kann sie
mich in allen Einzelheiten perfekt und zutreffend bewerten. Ich verlasse die Gynäkologie und freue mich auf die Notaufnahme der Pädiatrie,
die über Weihnachten auf mich wartet.

Pädiatrie
Tuberkulose und Brandwunden auch an Weihnachten

Altgriechisch: παῖς [pais] = Kind

Schon beim Betreten der Kinderklinik ist alles anders als bei den anderen Stationen. Zwar merkt man auch hier, dass es sich um eine Klinik handelt, aber die Räumlichkeiten wirken viel freundlicher. Statt der gewohnt verbauten Nüchternheit schauen mich hier bunte Fische durch die Scheiben eines Aquariums mit großen Glubschaugen an. An den Wänden hängen überall bunte Bilder und Weihnachtssterne. Eine Modelleisenbahn kurvt munter tutend durch die Eingangshalle und bereitet den kleinen Patienten große Freude. An meinem ersten Tag auf der Notaufnahme merke ich, dass sich die Arbeit hier von einer normalen Station unterscheidet. Die Kinder und Jugendlichen bleiben maximal drei Tage, die meisten verlegen wir schon vorher auf eine andere Station oder schicken sie wieder nach Hause. Die Patientenzimmer haben verschiedene Namen. So heißt eines zum Beispiel Pippi-Langstrumpf-Zimmer, ein anderes Pinocchio-Zimmer. Dazu ziert dann das passende Bild die Tür. An einem Ende des Ganges befindet sich eine Tee- und Kaffeeecke für die Eltern nebst einer Spielecke für die Kleinen. Bilderbücher, Rasseln und Holzklötze liegen wahllos verstreut auf dem Fußboden.

Am Eingang zum Stationszimmer streckt mir eine junge Kollegin ihre rechte Hand entgegen und sagt: »Hi, ich bin Sarina. Schön, dass du da bist.« Ihre Augen blicken mich freundlich an. Mir fällt ein Stein vom Herzen. Endlich jemand, der mir offenherzig gegenübertritt und bei dem ich nicht sofort das Gefühl bekomme, überflüssig oder gar störend zu sein. Im Stationszimmer hängen aus buntem Kartonpapier ausgeschnittene Lokomotiven, und auf jeder kann ich den Namen einer Kollegin und das Datum ihres Geburtstages lesen. Sie sind alle zu einem Zug verbunden, der sich unter der Zimmerdecke entlangschlängelt. Mein Blick schweift zur Tafel mit den Patientennamen, in der Hoffnung, herauszufinden, welche Erkrankungen hier möglicherweise vorkommen. Wieder ein Unterschied zu den Erwachsenen. Da steht nur Leonie, 11 Jahre, GE, oder Lukas, 1 Monat, Bili. Ich bin Nachnamen gewohnt, Herr oder Frau sowieso. Trotz dieses angenehmen Empfangs überkommt mich kurz ein Gefühl der Hilflosigkeit, weil ich noch nie mit kranken Kindern zu tun hatte, die vermutlich viel quengeln und schreien.

»Du gehst einfach erst mal mit mir mit«, fährt Sarina fort, »und dann schauen wir, wie alles klappt.«

Auch die anderen Kolleginnen grüßen mich freundlich. Ich freue mich, dass es endlich einmal Menschen gibt, die nicht wie ein Rudel Wölfe über mich als Neuling herfallen, sondern die mich respektierend aufnehmen. Positiv gestimmt gehe ich in den nächsten Tagen zur Arbeit. Auch das Anfangsgespräch findet ohne Probleme statt, ohne dass ich darum betteln musste oder ständig auf den nächsten Tag vertröstet werde. Es geht also auch anders.

Hier wechseln sich Stunden der Ruhe mit chaotischer Hektik ab. Man weiß nie, was als Nächstes kommt. Ist es ein wirklicher Notfall oder nur wieder ein Elternteil, das keine Lust hat, bis Montag zu warten und dann zum niedergelassenen Kinderarzt zu gehen? Der Wartebereich ist meist chronisch überfüllt, aber warum sollte es hier anders zugehen als in sämtlichen anderen deutschen Notaufnahmen? Auch hier müssen wir die Kinder nach Dringlichkeit behandeln und nicht etwa, wie manche Eltern glauben, nach dem Zeitpunkt der Ankunft. Die Arbeit ist so organisiert, dass eine Pflegekraft immer direkt in der Notaufnahme und die andere auf dem Aufnahmeteil der Station Dienst hat, wo die Kinder liegen, die besser dableiben sollten zur weiteren diagnostischen Abklärung. Ich merke, dass es eine Arbeit ist, bei der ich nie einen längerfristigen Kontakt zu den Patienten aufbauen kann, denn spätestens nach drei Tagen wechseln die Patienten die Station. Das kann auch seine Vorteile haben, aber ich merke, dass ich mich leichter damit tue, eine Beziehung aufzubauen. Auch hier kursieren etliche Abkürzungen, von denen ich bisher noch nichts gehört habe, daher frage ich Sarina nach deren Bedeutung. Das stört sie überhaupt nicht, sondern sie ermuntert mich sogar dazu, und sagt: »Ich finde es super, dass du so viele Fragen stellst. Das zeigt mir, dass du wirklich etwas wissen willst und nicht einfach nur deine Zeit hier absitzt.«

Als Erstes beschäftige ich mich mit all den Abkürzungen, die auf der großen Belegungstafel im Stationszimmer stehen, also zum Beispiel »GE«.

»Eine GE, das ist eine Gastroenteritis«, antwortet sie. »Das heißt, das Kind hat unklare Bauchschmerzen, die aber meist harmlos sind, du weißt schon, manchmal auch mit Durchfall oder Erbrechen.«

»Und deswegen muss man in die Notaufnahme?«, hake ich zweifelnd nach.

»Nun, nicht unbedingt, aber weißt du, meiner Meinung nach sind viele Eltern heute unfähig, mit ganz normalen Erkrankungen umzugehen. Sie kommen wegen jedem Furz in die Notaufnahme, statt selbst vernünftig zu handeln.«

Wenn ich an meine Kindheit zurückdenke, dann war ich nie mit meiner Mutter in irgendeiner Notaufnahme. Und ich war mehr oder minder ständig krank. Mal ganz davon abgesehen, dass es an dem Ort, wo wir gewohnt haben, weit und breit ohnehin keine Notaufnahme gegeben hat.

»Du musst auf jeden Fall darauf achten, dass du dir immer sorgfältig die Hände desinfizierst«, sagt Sarina. »Ich war letztes Jahr sieben Mal krank, weil ich entweder die Scheißerei hatte oder die Kotzerei oder die tausendste Erkältung.«

Ich nehme ihren Rat beim Wort und desinfiziere meine Hände, was das Zeug hält. Viele Kinder haben ganz banale Erkrankungen, zum Beispiel die eben genannten Bauchschmerzen oder Fieber oder eine Erkältung. Bei all den Banalitäten besteht aber die Gefahr, dass man die wirklich ernsten Fälle auch übersehen kann. Daher muss den Aufnahmedienst immer eine erfahrene Kollegin machen, denn sie sieht das Kind als eine der Ersten und muss entscheiden, ob der Arzt sofort kommen soll oder ob das Kind noch warten kann. Man muss eine ganze Weile hier arbeiten, um das zu wissen, und dennoch bleiben Ängste und Zweifel auch nach Jahren noch bestehen. Denn die wirklich brenzligen Fälle gibt es natürlich auch.

»Pass auf«, sagt Sarina, »gerade um die Weihnachtszeit kommen viele mit Verbrennungen und Verbrühungen. Dann ist die Wärmflasche ausgelaufen, oder es war die heiße Herdplatte, die umgekippte Inhalierschüssel oder der Backofen.«

Sie behält recht. Ich sehe Füße und Arme, die feuerrot leuchten. Man muss wissen, dass Verbrennung nicht gleich Verbrennung ist. Es gibt verschiedene Abstufungen, abhängig vom Schweregrad. Grad 1 ist nur eine schmerzhafte Rötung ohne Blasenbildung, die einem Sonnenbrand ähnelt. Hierbei ist nur die oberste Hautschicht betroffen. Bei Grad 2 bilden sich dann bereits Brandblasen, die Schmerzen sind stärker. Der Schaden reicht hier bis in untere Hautschichten. Am schlimmsten ist eine Verbrennung 3. Grades, die durch alle Hautschichten hindurch auch Muskeln, Sehnen und Knochen betreffen kann. Die Haut ist irreparabel zerstört, die Fläche ist weiß und nicht mehr rot und tut auch nicht mehr weh. Die meisten Verbrennungen, die ich hier sehe, sind Verbrühungen mit Wasser. Leichtere Fälle versorgen wir mit kühlender Verbrennungssalbe, verbinden die betroffene Stelle und schicken die Familien dann wieder nach Hause. Extreme Fälle können wir hier nicht versorgen, sondern müssen sie in ein spezielles Verbrennungszentrum verlegen.

Heute bringt eine Mutter ihren siebenjährigen Jungen, der wie am Spieß schreit, weil er so starke Schmerzen hat. Er heißt Lukas. Ich helfe Sarina dabei, ihn auf die weiße Untersuchungsliege zu betten. Als sie ihn behutsam entkleidet, offenbart sich ein furchtbarer Anblick. Seine Oberschenkel, sein Bauch und seine Genitalien sind feuerrot, teilweise schält sich schon die Haut und hängt in Fetzen herunter wie verkohlte Ascheschnipsel.

»Wie ist das denn passiert?«, fragt Sarina Frau Zöller, die Mutter des Jungen. Sie bemüht sich um einen ruhigen Tonfall, aber ihre Stimme bebt.

»Er ist doch so erkältet«, sagt Frau Zöller kläglich. »Da habe ich ihm eine Schüssel zum Inhalieren auf den Tisch gestellt. Und dann hat er sich zu sehr auf den Rand gelehnt, und dann ist die Schüssel einfach umgekippt.« Ihre Augen glitzern, und ich sehe, dass sie gerade am liebsten im Boden versinken würde. »Das Wasser hat ja erst kurz vorher gekocht«, fährt sie fort.

»Inhalieren, ein Siebenjähriger?«, entgegnet Sarina entgeistert. Sie kann ihre Fassungslosigkeit nicht mehr verbergen. »Ja, können Sie denn nicht aufpassen?«

»Aber das habe ich ja«, versucht Frau Zöller, sich zu rechtfertigen. Doch es klingt eher wie die lahme Ausrede eines Menschen, der sich schuldig fühlt. »Ich weiß ehrlich gesagt auch nicht, wie das passieren konnte.«

»Hol sofort Dr. Weigert«, sagt Sarina zu mir. »Der muss sich das ansehen, jetzt gleich.«

Herr Weigert fackelt nicht lange: »Lukas muss auf die Chirurgie verlegt werden«, erklärt er Frau Zöller. »Das muss operiert werden. Vielleicht braucht er auch eine Hauttransplantation, aber das sollen dann die Chirurgen entscheiden.« Er schüttelt ihr die Hand und sagt dabei: »Ich werde alles Nötige veranlassen.« Dann, an Lukas gewandt: »Kopf hoch, Kleiner, das wird schon wieder.« Und dann rauscht er wieder aus dem Zimmer. Ich erstarre innerlich. Wie kann er in Gegenwart des Kindes von einer Hauttransplantation sprechen? Das muss er der Mutter doch unter vier Augen mitteilen. Aber gesagt ist gesagt, und Lukas' Augen blicken geweitet und angsterfüllt auf uns. Jetzt sagt er nichts mehr, nicht einmal mehr »Aua«. Und Sarina und ich haben das Nachsehen, denn wir müssen uns jetzt um ihn kümmern, bis er verlegt wird, und nicht Herr Weigert, der sich einfach aus dem Staub gemacht hat. Dieser Arzt ist menschlich gesehen eine Katastrophe – und das auf der Kinderstation!

Eine Stunde später sehe ich Sarina heulend über den Gang laufen. Sie rennt ins Stationszimmer, knallt die Tür zu und schreit los: »Dieser

Arsch! Ich kann mit dem einfach nicht! Beschimpft hat er mich, lächerlich gemacht vor den Augen der Patienten, soll er seine Drecksarbeit doch selbst machen!«

Das geht die nächsten Tage so weiter, und eigentlich sehe ich sie meinen gesamten Einsatz hauptsächlich wutschnaubend in Richtung Aufnahme laufen. Meist ertönt dann ein lautes »Krach«, wenn sie geräuschvoll eine Tür hinter sich zuknallen lässt. Sie arbeitet gerne hier, aber sie muss ein hohes Maß an Frustration aushalten, weil sie immer mit einem Arzt zusammenarbeiten muss, der die Patienten und sie wie Dreck behandelt.

Am nächsten Abend habe ich Nachtdienst. Ein Mädchen im Teenageralter ist mit unspezifischen Krämpfen angekündigt. Ihr Name ist Theresa. Nur dass sie offensichtlich keine wirklichen Krämpfe hat, sondern eher eine Form von hysterischem Anfall. Sie ist 15 Jahre alt, die zwei Polizisten erklären uns Folgendes: »Passanten haben sie völlig besoffen am Bahnhof vorgefunden. Ihr wisst ja, die Notaufnahme bei den Erwachsenen hat keine Lust auf betrunkene Jugendliche. Daher bringen wir sie jetzt mal zu euch. Wenn sie wieder nüchtern ist und merkt, dass sie schon wieder in der Kinderklinik gelandet ist, ist ihr das hoffentlich so peinlich, dass es ihr eine Lehre ist.«

Sie lallt währenddessen unverständliches Zeugs vor sich hin, von dem sich nur vereinzelte Worte erahnen lassen: »Wasn das hier? Wso in Kinnerklink? Is doch alles ok.« Dann plötzlich schreit sie mich an: »Laaaas mich, du Fotze!«

Mit vereinten Kräften bringen wir sie dazu, sich auf die weiße Liege im Untersuchungszimmer zu legen. »Theresa, du musst dich beruhigen«, versucht es Sarina, doch ihre Bemühungen sind vergeblich. Sie schlägt um sich, auch ich bekomme einen Hieb ins Gesicht. Einer der Polizisten setzt die Eltern am Telefon über den Zustand und Aufenthaltsort ihrer Tochter in Kenntnis. Das passt dieser wiederum gar nicht, und es ertönt erneut großes Geschrei. Der Alkoholtest ergibt, dass sie über zwei Promille hat, und dabei kann sie noch laufen und sich, wenn auch nur lallend, verständigen. Daran wird deutlich, welches Ausmaß ihr wöchentlicher Alkoholkonsum haben muss. Zwei Promille sind reichlich in dem Alter.

»Freitags und samstags bekommen wir oft ein paar betrunkene Jugendliche«, erklärt mir Sarina. »Die Notaufnahme bei den Erwachsenen nimmt die nicht, daher bringen die Polizisten sie oft zu uns. Die hier, die kennen wir schon. Die hat angeblich immer irgendwelche Krampfanfälle, dabei ist sie einfach nur sternhagelvoll.« Theresa tut mir Leid, auch wenn alle ziemlich genervt von ihr sind, da sie ein altbekannter Gast ist. Ich habe die zahlreichen roten Striche gesehen, mit denen ihr Unterarm übersät ist. Sie verlaufen parallel in kurzen Abständen nebeneinander. Was mag in ihr vorgehen, dass sie sich selbst derartig brandmarkt? Diese Narben werden niemals weggehen. Es sind Male, die sie für immer zeichnen.

»Wir haben auch oft Kinder und Jugendliche, die misshandelt wurden«, sagt Sarina. »Weißt du, man sieht es den Kindern nicht auf den ersten Blick an. Man muss schon genau hinschauen und darauf achten, was die Eltern einem auftischen. Da sind die kleinen Ungereimtheiten, die mich stutzig werden lassen. Zum Beispiel, wenn ein Dreijähriger angeblich die Treppe hinuntergefallen ist, er aber dicke Veilchen hat und mit Blutergüssen übersät ist. Und wenn der dann noch alle paar Wochen auftaucht …«

Ich frage mich, ob vielleicht auch Theresa misshandelt wurde oder wird. Warum muss sie sich selbst tief in die Arme schneiden? Warum trinkt sie sich wöchentlich in einen nahezu komatösen Zustand? Wenn ich versuche, mich in sie hineinzuversetzen, dann habe ich die Idee, dass sie vielleicht irgendetwas betäuben will, sich aber gleichzeitig auch wieder spüren will in ihrer Betäubung. Ich frage mich, wer sie noch als Mensch sieht. Die Eltern sind genervt, die Polizisten, meine Kolleginnen, die Lehrer vermutlich nicht anders. Aber was steckt hinter dieser Fassade aus Aufbegehren und Selbstzerstörung? Vielleicht ein empfindsamer Mensch, der seinen Platz in der Welt im Moment verloren hat? Manchmal kann ich nicht meinen Dienst nach Vorschrift machen, sondern denke viel über solche Fragen nach. Und dann denke ich, dass ich das auf Dauer nicht machen kann, weil ich zu sehr mit manchen Menschen mitfühle, weil ich ihr Leid nicht immer vor mir abschirmen kann. Gleichzeitig möchte ich empathisch bleiben und nicht nur abgestumpft einen Dienst verrichten. Ein Dilemma.

Tags drauf habe ich Frühdienst und soll den Blutzucker bei zwei Jungen messen. Diese Jungen sind allerdings gar keine Jungen mehr, sondern 17-jährige syrische Flüchtlinge mit starkem Husten. Sie sind mit dem Linienbus von der Bundeswehrkaserne gekommen, in der sie vorübergehend untergebracht sind. Fakt ist: Sie sind hier wegen des Verdachts auf offene Tuberkulose. Offene Tbc! Ich dachte, diese Krankheit sei ausgerottet. Aber durch die unhygienischen Verhältnisse, denen viele Menschen auf der Flucht ausgesetzt sind, kann sich diese Erkrankung wieder ausbreiten. Ich muss jetzt in dieses Zimmer und habe Angst. Von oben bis unten muss ich mich in gelbe Schutzkittel einmummen, ziehe zwei Paar Handschuhe an und einen sogenannten FFP3-Mundschutz, der die Luft filtert, die eingeatmet wird. Die normalen grünen Mundschutze filtern nur die Luft, die ausgeatmet wird, und schützen somit nur die Außenwelt, nicht aber einen selbst. Der Mundschutz sitzt wie eine weiße Halbkugel vor meinem Gesicht und hat ein Plastikventil, das die Luft durchlässt. Ich fühle mich wie in einem terroristischen Geheimlabor für biochemische Waffen. Dann passiere ich das Schleusenzimmer und verrichte das Blutzuckermessen in Sekundenschnelle, so schnell wie noch nie vorher, denn ich will nichts wie raus hier. Innerlich denke ich empört, dass diese Jungen mit dem LINIENBUS hierhergeschickt wurden? Mit einem ganz gewöhnlichen Linienbus, den sie unter Umständen vollgehustet haben? Unglaublich. Wer hat sie mit dieser Verdachtsdiagnose einfach so fahren lassen?

An diesem Tag weiß ich noch nicht, dass Tuberkulose auf der nächsten Station mein täglich Brot sein wird und dass ich meine Angst davor dort verlieren werde. Jetzt aber stürze ich schnell aus dem Zimmer und ziehe meinen Schutzkittel so penibel aus, wie ich nur kann. Bloß nicht die Außenseite berühren, ihn so zusammenfalten, dass die Innenseite nach außen zeigt. Dann ab in die Tonne, Handschuhe so abstreifen, dass beim ersten Handschuh die Innenseite nicht berührt wird und beim zweiten die erste Hand nicht die Außenseite des Handschuhs berührt. Dann Hände desinfizieren, und zwar so gründlich, dass die Alkoholmenge mir eigentlich Löcher in die Hände fräsen müsste. Abwarten, damit das Desinfektionsmittel an den Händen einwirken kann. Dann erst den Mundschutz am Halteriemen anfassen, abstreifen, ab in die Tonne. Wieder Hände desinfizieren. Ich bin schweißgebadet. Dieses Erlebnis muss ich in den nächsten Tagen meinen Eltern und meinen Freunden erzählen, und zwar pausenlos und immer wieder: »Wahnsinn, die hatten offene Tbc!« Ich kann es nicht fassen.

Tbc heißt Tuberkulose, auch als Schwindsucht bekannt. In unseren Breiten war sie früher eine der gefürchtetsten Infektionskrankheiten, in den Entwicklungsländern ist sie das bis heute. Eine Milliarde Menschen sind damit infiziert, 1,5 Millionen sterben jährlich. Das sind beeindruckende Zahlen. Ich wälze die Internetseite des Robert Koch-Instituts und hoffe, Hinweise darauf zu finden, wie hoch die Ansteckungswahrscheinlichkeit ist. Dieses Thema beschäftigt mich über Tage und Wochen. Tuberkulose ist ein Thema, das im Lehrplan nicht vorgesehen ist. Was interessiert mich der Lehrplan, da sie leibhaftig vor mir sitzt? Also ist mal wieder lesen angesagt. Ich arbeite mich Stück für Stück vorwärts, fasse alles in der üblichen Vorgehensweise zusammen, damit das Wissen abrufbar bleibt und nicht gleich wieder verpufft. Ursachen, Symptome, Diagnostik, Therapie, und was ich bei Pflegemaßnahmen beachten muss. Ich erfahre: Tuberkulose ist eine meldepflichtige Erkrankung, das heißt, jeder Fall einer Infektion muss nach dem Bundesseuchengesetz dem Gesundheitsamt mitgeteilt werden. Es gibt anonym meldepflichtige Krankheiten und andere, bei denen man auch den Namen des Erkrankten mitteilen muss. Die Erkrankung durchläuft mehrere Stadien. In der Phase der akuten Infektion lässt sich noch kein organischer Befund feststellen. Die Symptome sind unspezifischer Natur und äußern sich als Fieber, Husten oder Schwächegefühl. Dann folgt eine weitere Phase, in der sich die auslösenden Mykobakterien in der Lunge abkapseln und langfristig sogenannte Kavernen bilden, das heißt krankhafte Hohlräume. Während ich dies aus meinen Büchern herausschreibe, wird mir ganz anders. Und so etwas Fürchterliches haben eine Milliarde Menschen? Unvorstellbar. Im weiteren Verlauf der Krankheit kommt es zu einer Entzündung des Lungenfells, wobei die anfänglichen Symptome weiter bestehen bleiben. Am Ende reaktivieren sich die abgekapselten Bakterien, und dann wird es richtig ernst. Denn entweder ist die Tbc dann offen oder geschlossen. Offen heißt, dass die Bakterien auch im Urin, im Magensaft, im Blut der Menstruation und im schleimigen Auswurf aus der Lunge zu finden sind. Geschlossene Tbc heißt, dass die Bakterien sich nicht in all den genannten Ausscheidungen ausbreiten. Für mich konkret heißt es, all das ist ansteckend! Ich markiere es mit neongelbem Textmarker und mache überall rote Ausrufezeichen hin. INFEKTIÖS!!! Warum lernen wir nicht so etwas statt der sich immer wiederholenden und anödenden Theorie über Pflege und Organisation, Management und Qualitätszirkel? Ich will lernen, wie ich hier überlebe!

Zu meiner letzten Nachtschicht bringe ich Glühwein, Grissini und Spekulatius mit. Selbstverständlich ist der Glühwein alkoholfrei, aber es ist Weihnachten, zumindest ab 24 Uhr. Und da habe ich spontan beschlossen, dass ich es gerne etwas gemütlicher hätte, zumal es mein letzter Dienst hier ist. Ganz nebenbei möchte ich die Kolleginnen dafür entschädigen, dass ich in der vorherigen Nacht Kartoffeln mit Rosenkohl dabeihatte, mit dessen Geruch ich den gesamten Gang verpestet habe. Da die eine Kollegin schon etwas älter ist und nachts fast nichts mehr essen kann, ohne Bauchschmerzen zu bekommen, ist ihr von dem Kohlgeruch schlecht geworden.

»Na, heute kein Rosenkohl?«, fragt sie belustigt.

»Nein, Glühwein!«, rufe ich beschwingt und halte den Früchtepunsch im weihnachtlich roten Tetra Pak in die Höhe. Um Mitternacht wärme ich für jede von uns eine Tasse davon in der Mikrowelle auf, der Geruch von Nelke, Zimt und Früchtepunsch weht über die Station. Dann machen wir es uns gemütlich und genießen die Stille, die die Nacht mit sich bringt. Es bleibt ruhig bis um zwei Uhr, als ein Notfall kommt. Sarina und die ältere Kollegin nehmen den Notarzt mit dem Patienten in Empfang.

»Kannst du so lange hierbleiben?«, bittet Sarina mich. »Wir sind bestimmt nicht lange weg. Wenn etwas ist, weißt du ja, wo wir sind.«

»Klar, kein Problem«, antworte ich. »Ich gehe einfach die Runden, und wenn mir etwas auffällig erscheint, werde ich sofort zu euch kommen.«

Tatsache ist aber, wenn dieser Fall eintritt, muss ich ihnen hinterherlaufen, und in dieser Zeit wird dann gar niemand mehr auf der Station sein. Dass sie mich allein lassen, und wenn auch nur für kurze Zeit, darf eigentlich gar nicht sein, und dennoch ist es so. Ich überlege, was ich alles tun muss, denn plötzlich auf mich allein gestellt, macht sich eine leichte Unsicherheit breit. Ich absolviere meinen Rundgang und trage bei jedem Kind akribisch ein: Wie weit sind die Infusionen durchgelaufen, hat es geschlafen, was hat der Monitor angezeigt, war etwas auffällig? Das alles mit rotem Kugelschreiber, denn nachts schreibt man immer mit Rot, im Frühdienst mit Blau und im Spätdienst mit schwarzem Kugelschreiber. Die Raten der Infusionen müssen alle äußerst exakt berechnet werden und auf den Milliliter genau stimmen. Daher läuft hier auch keine Infusion »frei«, so wie das bei Erwachsenen der Fall ist, sondern alles wird über elektronische Infusionspumpen verabreicht. Ich finde das viel besser, denn so bekommt jedes Kind genau die Dosis, die seinem Körpergewicht entspricht. Ein Erwachsener mit 50 Kilogramm und einer mit 120 Kilo Gewicht bekommen dagegen oft die gleiche Dosis.

Nach einer Stunde kommt Sarina herbeigehastet:

»Ist alles in Ordnung bei dir? Gab es irgendwas? Kann ich dich noch einen Moment allein lassen? Ich muss mich noch um den Notfall kümmern!«

»Alles in Ordnung hier«, nicke ich, »ich mache das schon.«

In Wahrheit ist mir mulmig zumute. Denn zwischendrin gibt einer der Monitore im Zimmer eines Babys immer wieder Alarm. Aber es ist Weihnachten, der Urlaub winkt, und ich bin bester Laune, daher lasse ich das mit mir machen. Unter anderen Umständen hätte ich meine Klappe aufgemacht, aber heute denke ich einfach, ich schaffe das. Im Nachhinein kann ich froh sein, dass nichts Gravierendes passiert ist, denn sonst wäre sicher nicht nur die Kollegin dran gewesen, sondern auch ich, weil ich die Situation hingenommen habe. Es ist manchmal schwierig: Wann soll man etwas sagen, und wann ist es besser, den Ärger oder die Unsicherheit zu schlucken, damit man bei den Kollegen nicht vollends unten durch ist?

Und schon ist dieser Kurzeinsatz vorbei. Zu Hause gönne ich mir ein paar freie Tage, bevor es ans Lernen geht. Denn in den drei Wochen nach dem Weihnachtsurlaub findet neben dem normalen Unterricht auch das Zwischenexamen statt. Hierbei handelt es sich um die schriftliche Zwischenprüfung, sozusagen ein Probedurchlauf für das echte Examen, das dann ein Jahr später sein wird. Wir werden den ersten und zweiten Prüfungstag simulieren. Diese Prüfungen sind für alle Beteiligten eine Frustrationsquelle sondergleichen. Die Prüfungsanforderungen stehen in keinem Verhältnis zu den Anforderungen, die die Schule sonst an uns stellt. In nur zwei Stunden fülle ich sechzehn (!) DIN-A4-Seiten aus und habe immer noch das Gefühl, nicht alles zu Papier gebracht zu haben, was ich hätte sagen können. Das ist das größte Manko an dieser Prüfung, dass man viel zu wenig Zeit hat. Von den Lehrern kann uns keiner erklären, warum das Regierungspräsidium oder der Gesetzgeber diese widersinnige Zeitbeschränkung erlassen haben. Was soll man in zwei Stunden bitte schaffen? Die Prüfung hat vier Teile, mit den Buchstaben A bis D gekennzeichnet, und für jeden nehme ich mir maximal 30 Minuten Zeit. Durchlesen am Ende? Fehlanzeige. Nachdenken? Fehlanzeige. Die Hände schmerzen, ich bin völlig frustriert, den anderen geht es ebenso. Jedem. Jedes Jahr. Ich finde, in einer vernünftigen Prüfung sollte einem die Zeit zugestanden werden, die es braucht, um all das Wissen zu Papier zu bringen, das man im Kopf hat. So jedoch scheitern schon viele daran, dass sie sich die Zeit nicht einteilen können oder schönschreiben wollen, und so nur zwei von vier Teilen schaffen zu bearbeiten. Schließlich fallen sie durch. Auch an dieser Stelle wäre eine Revision des Prüfungsverfahrens sehr angemessen.

Infektiologie
Typhus, schwarze Mülleimer und der Sohn des Stammeshäuptlings

Lateinisch: inficere = vergiften

»Kein Zutritt für Schwangere und Kinder unter 14 Jahren«, steht auf der durchsichtigen Schwingtür aus Glas, die sich nur durch Betätigen eines Schalters an der Wand öffnet. Diese Station ist die letzte, auf der ich nur vier Wochen verbringen werde, auf allen nachfolgenden werden es dann wieder acht Wochen sein. Das hat sowohl Vor- als auch Nachteile. Wenn es mir nicht gefällt, dann bin ich froh, dass ein Ende in Sicht ist, wenn es aber interessant ist und ich gut behandelt werde, so wie zum Beispiel in der Psychiatrie oder bei den Kindern, dann vergeht die Zeit viel zu schnell.

Die Abteilung für Infektionserkrankungen gehört zu den Stationen, die ich unbedingt sehen wollte während der Ausbildung, da dieses Fachgebiet spannend und irgendwie auch geheimnisvoll klang. Isolierte Zimmer, Typhus und Denguefieber bekomme ich nicht alle Tage zu sehen. Daher freue ich mich sehr auf diesen Einsatz. Die Station hat nur 14 Patientenzimmer, sieben auf der rechten Seite des Ganges und sieben auf der linken. Jedem Zimmer ist eine sogenannte Schleuse vorgeschaltet. Das ist ein kleiner Raum, in dem die blauen Stoffmäntel an einen Haken gehängt werden und in dem man seinen Teewagen parken kann. Zur Erklärung der Begriffe Mäntel und Teewagen: Man kann nicht einfach in die Isolationszimmer spazieren, sondern muss sich vorher eine entsprechende Schutzkleidung überziehen. Diese besteht aus großen dunkelblauen Stoffmänteln, die fast bis auf den Fußboden fallen, was sich im Nachtdienst als sehr gemütlich erweist. Der Teewagen ist das Arbeitsinstrument. Er ist silbern und hat zwei Ablageflächen, eine obere und eine untere. Darauf nehme ich alles mit, was ich bei meinen Rundgängen benötige: Infusionen, Bettwäsche zum Wechseln, Teekannen, Wasserflaschen, Handschuhe, Verbände, Tabletten und die Patientenakten. Tatsächlich verwendet man diese Teewagen fast in der gesamten Klinik, weil sie praktischer sind als die großen Verbandswagen, die kaum durch die Tür passen. Leider sind sie nicht ergonomisch. Um auf ihnen zu dokumentieren, muss man sich immer nach vorne beugen. Das kann man umgehen, indem man erst am Ende der Schicht alles im Stationszimmer dokumentiert, aber wir lernen in der Schule, dass es wichtig ist, zeitnah zu dokumentieren, damit nichts verloren geht und man am Ende nicht in Zeitnot gerät. Ich habe für mich beschlossen, dass ich dem zustimme, aber dafür stehe ich dann mit krummem Rücken vor dem silbernen Wagen und tänzele abwechselnd von einem Bein auf das andere, in der Hoffnung, eine halbwegs bequeme Position zu finden. Der Rücken tut trotzdem irgendwann weh.

Die häufigste Erkrankung, die wir hier behandeln, ist die offene und auch die geschlossene Tuberkulose. Nahezu alle daran erkrankten Patienten sind Flüchtlinge aus Syrien, Afghanistan, Afrika oder Osteuropa. Hier bekomme ich eine Ahnung davon, welches Ausmaß diese ganze Flüchtlingskatastrophe eigentlich hat. So schlimm die Erlebnisse dieser Menschen auch gewesen sein müssen, paradoxerweise sind sie vom pflegerischen Aufwand her die einfachsten Patienten, denn sie sind hier wegen ihrer Tuberkulose und nicht wegen ihrer seelischen Traumatisierungen. Um die kümmert sich hier keiner. Die Patienten erhalten täglich Medikamente gegen die Tuberkelbakterien und müssen in regelmäßigen Abständen eine Schleimprobe abgeben, um im Labor etwaige Erreger nachzuweisen. Solange dies der Fall ist, müssen sie in ihren Zimmern isoliert bleiben und dürfen diese nicht verlassen. Der Aufenthalt mit dieser Erkrankung dauert normalerweise mehrere Wochen bis Monate. Die Patienten müssen die Medikamente über einen sehr langen Zeitraum regelmäßig einnehmen, da sich sonst schnell Resistenzen bilden können.

Zu Beginn fühle mich mal wieder wie in einem Hieroglyphenkurs für Anfänger. Verzweifelt versuche ich, mich beim Herrichten der Medikamente daran zu erinnern, ob ich diese Namen schon irgendwo gehört habe. Isoniazid? Pyrazinamid? Aber ich komme zu keinem Ergebnis. Man kann mir meine Ratlosigkeit wohl vom Gesicht ablesen, denn meine Bezugspflegekraft Fatma stellt sich neben mich und sagt: »Das sind ganz spezielle Medikamente, die nur bei Tuberkulose zum Einsatz kommen. Die kannst du noch gar nicht kennen.«

»Na, ein Glück«, seufze ich erleichtert. »Denn ich habe mich schon gefragt, was zur Hölle das eigentlich alles ist.«

»Es sind insgesamt vier Medikamente«, fährt sie fort. »Wir verabreichen sie als Kombination vier Monate lang. Dann müssen die Patienten zwei davon noch einmal zwei Monate lang nehmen. Und diese Tabletten haben es ganz schön in sich, was die Nebenwirkungen betrifft. Du kannst zum Beispiel Sehstörungen davon bekommen, oder deine Niere und deine Leber können geschädigt werden. Sei froh, solange du so etwas nicht hast.«

Ich nicke und bin in diesem Moment tatsächlich sehr dankbar, dass ich gesund bin.

Es ist Wahnsinn, was die Kollegen hier leisten, und ich glaube, man muss schon aus einem besonderen Holz geschnitzt sein, dass man hier arbeiten kann. Ich zolle ihnen dafür großen Respekt, auch wenn wir charakterlich nicht besonders gut miteinander auskommen. Sogar die Praxisanleiterin von der Schule, die einen Tag zusammen mit mir arbeitet, gesteht mir am Ende des Tages: »Hier könnte ich nicht arbeiten. Jedes Mal, wenn ich hier einen Tag war, muss ich daheim sofort duschen, weil ich mich schmutzig und eklig fühle.« Während sie dies sagt, schüttelt sie sich, und ich sehe, dass sie eine Gänsehaut bekommt.

Fatma gehört zu den wenigen hier, mit denen ich gut auskomme, aber bei weiteren drei Kolleginnen ist Hopfen und Malz verloren – wir kommen nicht gut miteinander aus. Vielleicht ist es die Tatsache, dass ich offen sage, ich könne wegen Rückenproblemen keine Patienten heben und bräuchte dabei Hilfe. Denn mindestens zwei der besagten drei haben selbst Rückenprobleme. Ich mutmaße, dass sie sich selbst auch gerne Hilfe holen oder lieber einer anderen Arbeit nachgehen würden, dies aber nicht machen. Und dann bin ich ihnen mit meiner Wunschäußerung natürlich ein Dorn im Auge. Der Rücken ist ein leidiges Thema, das sich bei mir seit der dritten Station konsequent bemerkbar macht. Das stundenlange Stehen, das Waschen, Lagern und Bewegen der Patienten, von denen zunehmend mehr übergewichtig sind, und vermutlich auch der ständige Stress sitzen mir im Kreuz. Ich mache Übungen, die mir meine Physiotherapeutin gezeigt hat, schwimme ohne Ende, dehne mich, rolle mich über all meine Blackrolls, aber der Rücken schweigt nicht.

Wir haben eine alte Frau mit Herpes zoster, die nicht mehr allein vom Bett aufstehen kann. Wenn sie auf die Toilette muss, dann klingelt sie, und dann muss ich sie auf den Klostuhl setzen, eine von mir gefürchtete Tätigkeit. Ich kann es noch so kinästhetisch versuchen, mir das Bett auf ergonomische Höhe fahren, sie hängt an mir wie ein Sack Kartoffeln. Sie hat null Spannkraft, und die Beine knicken ihr förmlich ein. Nach drei Tagen kann ich mich nicht mehr bewegen und bitte darum, dass ich mir zukünftig Hilfe holen kann. Fatma sagt, das wäre in Ordnung, und sagt dies auch den anderen Kolleginnen. Aber natürlich kommt das nicht gut an. Immer wieder muss ich mir anhören, dass ich nach der Ausbildung doch auch Patienten »heben« müsse und dann oft ganz allein auf der Station sei. Doch es gibt ja zum Beispiel Patientenlifter. Mein Kinästhetiklehrer würde jetzt sagen, dass das aber nicht die Mobilität des Patienten fördere. Ich muss aber ganz ehrlich gestehen, meine Gesundheit ist mir auch wichtig, und wenn ich irgendwann einmal einen kaputten Rücken habe, wird sich keiner dafür bei mir bedanken, und die Berufsunfähigkeitsversicherung wird auch nicht zahlen, denn bei Rücken wird nicht gezahlt, weil, Achtung, man hätte ja rückengerecht arbeiten können! Noch kann ich den Welpenschutz in dieser Hinsicht voll ausnutzen. Für mich steht aber fest, dass ich niemals irgendwo arbeiten möchte, wo dieses Heben zum Alltag gehört. Und ich finde, das sollte auch niemand anderem zugemutet werden. Kein Mensch hat es verdient, dass ihn die Arbeit kaputt macht. Und solange das in unserem Land in der Pflege der Fall ist, wird der Personalmangel weiter wachsen, weil sich immer mehr Menschen sagen, nicht mit mir. Wenn das in der allerletzten Konsequenz dann auch für mich heißt, dass ich mich beruflich umorientieren muss, dann ist das so. Ich sehe nicht jeden Tag kranke Menschen und richte mich dann selbst zugrunde, wo doch die Botschaft der Kranken meist lautet: »Achte auf dich, pass gut auf dich auf, mach es nicht wie wir!« Mein Hilfegesuch ist keine Arbeitsverweigerung, ich will lediglich, dass mir jemand hilft.

Dass man seine Ablehnung noch radikaler zum Ausdruck bringen kann, zeigt mir eine andere Schülerin, die zur selben Zeit auf dieser Station eingesetzt ist. Sie kommt aus der Kinderkrankenpflege und ist ziemlich enttäuscht, dass sie auf einer Station für Erwachsene eingesetzt ist. Zumindest entnehme ich das ihren Äußerungen. Sie weigert sich dann auch schlussendlich, alten Menschen die Windel zu wechseln. Windel darf man zwar nicht sagen, sondern es muss »Vorlage« heißen, es sind und bleiben aber trotzdem Windeln, nur eben in der Größe für Erwachsene. »Ich habe mich nicht für die Kinderkrankenpflege entschieden, damit ich jetzt alten Omas und Opas den Hintern abwische«, sagt sie genervt. Ich bin also nicht die Einzige, die irgendetwas nicht machen will. Und ich habe wenigstens eine orthopädische Begründung, lehne es also nicht gänzlich ab, sondern möchte lediglich, dass ich es nicht allein machen muss.

Mein Rätselraten bezüglich der fehlenden Sympathie und Ablehnung durch besagte drei Kolleginnen geht indes weiter. Könnte die Ursache sein, dass ich einmal gesagt habe, dass ich nach der Ausbildung vielleicht noch studieren will? Sind sie deswegen eifersüchtig? Oder es gibt schlicht und einfach keinen rationalen Grund, es ist einfach die Chemie, die nicht stimmt? Antipathie auf den ersten Blick? Natürlich merke ich das von Anfang an, versuche aber dennoch, die Fassung zu wahren und freundlich zu bleiben. Das ist nicht leicht, wenn einen der Stationsleiter am ersten Tag mit der Aussage begrüßt: »Ach, die schon wieder. Die fand ich ja damals schon furchtbar.« Mit »damals« ist die

Zeit vor etwas mehr als einem Jahr gemeint, als er der stellvertretende Stationsleiter auf der chirurgischen Station war. Er war scheinbar nicht zufrieden, dauerhaft die zweite Geige zu spielen, und als der Posten hier frei wurde, hat er gewechselt. Eigentlich ist er in Ordnung und bestimmt ein guter Chef und Motivator, aber so eine Aussage geht trotzdem nicht. Abgesehen von dieser Aussage lässt er mich aber in Ruhe, die drei Kolleginnen jedoch nicht. Durch sie wird der Einsatz für mich zu einem einzigen Spießrutenlaufen, von dem ich Albträume bekomme. Schon morgens vor Dienstbeginn ist mir schlecht, wenn ich weiß, dass eine von ihnen da ist. Ich zähle die Tage bis zum Ende. Noch 15, noch 14, ein Tag frei, Gott sei Dank, noch 13 … Dann verbrühe ich mir aus Versehen daheim mit kochendem Wasser die ganze rechte Hand, weil der Deckel auf der Thermoskanne nicht richtig saß, und muss zwei Tage zu Hause bleiben. Wie schön, dass mir das passiert ist! Diese Reaktion zeigt, wie schlimm die Tage für mich auf dieser Station zunehmend werden. Irgendwann rede ich gar nicht mehr mit diesen dreien, mache nur noch Dienst nach Vorschrift und gehe ihnen, wenn möglich, aus dem Weg.

An einem Sonntagnachmittag spitzt sich die Situation trotz allem zu. Es beginnt damit, dass mir Edith, eine von den dreien, am Anfang der Schicht sämtliche dummen Arbeiten aufbrummt. Das heißt, in allen 14 Zimmern Blutdruck, Puls und Temperatur messen. Aus allen 14 Zimmern die schwarzen Mülleimer made by Ikea herausräumen, diese den Gang nach vorne zur Abfallsammelstelle bringen und neue leere Eimer hineintragen. Es muss in jedem Zimmer ein solcher Eimer stehen, da sie die Abwurfbehälter für jeglichen Müll sind, sicher verschließbar und von außen nach Verschluss auch noch desinfizierbar. Zusätzlich soll ich in jedem Zimmer überprüfen, ob noch genug Wasserflaschen darin sind und bei Bedarf neue hineintragen.

Ich bin kurz vor dem dritten Ausbildungsjahr, und so es ist sicher nicht zielführend, mich 14-mal hintereinander Blutdruck messen zu lassen, denn dabei lerne ich nichts. Und beim Hin- und Herrennen mit den Mülltonnen lerne ich erst recht nichts. Das machen sonst oft FSJler oder Praktikanten, somit degradiert mich Edith. Eigentlich ist sogar Blutdruck und Puls messen die Aufgabe von Schülern und ausgebildeten Fachkräften, damit pathologische Werte frühzeitig erkannt werden. Aber die Sache mit den schwarzen Mülleimern ist der Gipfel. Wenn diese voll sind, können sie wirklich schwer sein. Hinzu kommt, dass ich mich gefühlte tausendmal umziehen muss. Und die zwei Hyänen sitzen währenddessen im Stationszimmer, tuscheln und trinken Kaffee. Ich hätte mich weigern oder einfach gehen und am Montag die Schule informieren sollen. Aber in dieser Situation will ich durchhalten, um jeden Preis, ich will nicht, dass sie mich kleinkriegen. Diese Aufgaben beschäftigen mich stundenlang, und ich bin immer noch nicht fertig, als die zwei sich zur abendlichen Pause im Pausenraum niederlassen und mir die Tür vor der Nase zuknallen. Auf die Idee, mir zu sagen, dass jetzt Zeit für die Pause sei, kommen sie natürlich nicht. Denn es ist offensichtlich, dass sie mich loswerden wollen. Ich stelle die letzte schwarze Plastiktonne wutschnaubend ab und renne auf die Toilette, weil mir die Tränen kommen. Was habe ich ihnen denn getan? Nichts! Ich habe mir bisher auch keinen fachlichen Fauxpas geleistet. Ich bin einfach das geeignete Instrument, an dem sie den Frust, der sich jahrelang in ihnen aufgestaut hat, auslassen können. Ich übe, tief ein- und auszuatmen, haue mit meiner rechten Faust in dumpfer Ohnmacht gegen die Wand und gehe hinaus, in den erneuten Kampf. Die Knöchel meiner Hand schmerzen von dem Schlag gegen die Wand, und ich sehe eine kleine Schramme. Es ist mir egal. Ich laufe zum Pausenraum und wage es tatsächlich, die Tür zu öffnen, um mich mit meinem mitgebrachten Essen dazuzusetzen.

»Bist du schon fertig?«, will Edith wissen.

»Nein, aber ihr macht ja Pause, da kann ich auch Pause machen.«

Aus dem Augenwinkel sehe ich, wie sie sich anschauen mit jenem wissenden Blick, der den dritten am Platz ausschließt und den Zweierbund besiegelt. Wir haben die Macht, du bist dumm, du bist blöd. »Nein«, denke ich. »Ihr seid dumm, ihr seid blöd, weil ihr euch so verhaltet. Und ihr seid wirklich arm dran, und eigentlich müsste ich Mitleid mit euch haben. Aber das habe ich nicht.« Und ich merke einen der seltenen Momente, wo echter Hass in mir aufsteigt. Was haben die beiden den ganzen Nachmittag gemacht? Im Stationszimmer gesessen und drei Infusionen ausgeteilt. Und mich gefragt, warum ich so lange brauche. Ich bin hin- und hergerissen zwischen dem Wunsch zu flüchten und dem Anspruch, die Situation zu bewältigen. Ich will sie auch nicht darauf ansprechen.

Ich lasse den Rest des Abends über mich ergehen und rufe noch an der Bushaltestelle heulend einen Freund an. Ich rufe ihn nahezu täglich an, weil ich sonst nicht weiß, wie ich das ertragen soll. Noch über ein Jahr bis zum Examen. Welche albtraumhafte Situationen werden noch kommen? Was muss ich noch alles aushalten, bis ich dieses verfluchte Examen endlich habe? Lohnt sich all das? Wenn ja, wofür? Damit ich nachher miserabel bezahlt werde für all die Verantwortung, die ich tragen muss, damit mir der Vogel gezeigt wird, weil ich nicht studiert habe? Dieser Einsatz bringt mich so weit, dass ich tatsächlich nach Studienfächern suche, die für mich infrage kommen, dass ich mich mit Zulassungsbeschränkungen, Lehrplänen und dem Numerus Clausus befasse. Denn in diesen vier Wochen glaube ich: So kann es nicht weitergehen. Ich schaffe das nicht.

Zwei Tage später muss ich die Praxisanleitung für den nächsten Tag vorbereiten. Das heißt, geeignete Patienten auswählen, deren Akten studieren, Krankheitsbilder nachschlagen, Medikamente nachlesen und einen Handlungsplan erstellen für den folgenden Tag. Das ist viel Arbeit, und mir stehen dafür laut Lehrplan mindestens zwei Stunden an Vorbereitungszeit zu. Ich ziehe mich mit dem Papierberg in den Pausenraum zurück. Nach etwa einer Stunde höre ich es nebenan im Stationszimmer tuscheln:

»Sie sitzt doch gar nicht an ihrer Anleitung. Die tut nur so und macht stattdessen was ganz anderes.«

Die Intrigantinnen sind wieder voll in ihrem Element und denken, ich hätte das nicht gehört. Ich habe es aber sehr wohl gehört. Haben sie nichts Besseres zu tun? Ich bereite meinen Anleitungstag fertig vor, ignoriere das Getuschel und freue mich auf morgen, denn dann habe ich wenigstens einen Tag Ruhe vor den Hyänen. Mit Edith hätte ich in den nächsten Tagen eine Nachtschicht. Doch dieses Mal habe ich beschlossen, dass ich mir das nicht antun werde. Ich werde mich krankmelden. So einfach. Ohne großes Gefackel. Natürlich macht sich der Stationsleiter in den zwei folgenden Nächten darüber lustig, aber das ist mir egal. Es geht jetzt für mich ohnehin nur noch ums Durchhalten und Überleben, da meine Note sowieso schon unterirdisch sein muss.

An einem der letzten Tage auf dieser Station gehört zu meinen Patienten ein Mann mit dem Verdacht auf Typhus. Er hat starken Durchfall und fast 40° C Fieber. Diese Krankheit war mir bisher nur aus Astrid Lindgrens Michel bekannt, aber nicht als eine Erkrankung, die heutzutage noch bei uns vorkommt. Herr Karatas hat sich Typhus bei einem Aufenthalt in Indien eingefangen. Ich vermumme mich vorschriftsmäßig und betrete sein Zimmer durch die Schleuse. Seine Haare sind verfilzt, sein Gesicht unrasiert, seine Kleidung wirkt verschlissen und ist voller Flecken. Ein durchdringender Geruch nach ungewaschenem Mann malträtiert meine Nase. Ob er sich schon geduscht hat seit seiner Rückkehr aus Indien? Er sieht jedenfalls nicht danach aus. Nach dem Blutdruckmessen und der üblichen oberflächlichen Konversation nähern wir uns dem Thema Indien. Er erzählt mir viel von seinen Erlebnissen dort. »Und dann habe ich natürlich auch im heiligen Fluss gebadet«, sagt er und zuckt resignierend mit den Schultern. »Vermutlich habe ich mir da diese Scheiße geholt.«

Igitt, denke ich. Heilig hin oder her, der Ganges ist eine schmutzige Brühe, in der Leichen schwimmen. Doch seine Augen leuchten, während er weitererzählt von Bangalore, von den Slums, die er gesehen hat, und von den Bergen in Darjeeling, wo er mit einer Teepflückerin geschlafen hat. »Ich muss Ihnen jetzt Ihr Antibiotikum anhängen«, unterbreche ich seinen Redefluss. Er schaut, als hätte ich ihn aus einem Traum gerissen. »Natürlich, natürlich«, sagt er und reicht mir seinen rechten Arm, an dem der Venenzugang liegt. Aber er sieht durch mich hindurch, und ich merke, dass er mit seinen Gedanken ganz woanders ist.

Über Typhus habe ich nichts im Unterricht gelernt. Es gibt immer seltene und exotische Krankheitsbilder, die man sich im Falle der Konfrontation selbst anlesen muss. Mein Krankheitslehrbuch führt Typhus unter der Rubrik Infektionskrankheiten an. In Deutschland kommt diese Krankheit nicht mehr vor, sie wird aus tropischen oder subtropischen Ländern als blinder Passagier eingeschleppt. Der Weg der Infektion verläuft fäkal-oral, das heißt über verseuchtes Trinkwasser oder über einen Händedruck. Das Bakterium namens Salmonella typhi verursacht hohes Fieber und Durchfall. Auf dem Bauch sind kleine rote Flecken zu erkennen. Die Bakterien können vom Darm aus überall hinwandern, das heißt, es kann zu diversen Komplikationen wie einer Gehirnhautentzündung, einer Entzündung des Herzmuskels, Blutungen im Darm oder einem Versagen des Kreislaufs kommen. Und das ist jetzt nur eine Auswahl. Meist kommen die Ärzte schnell auf die Diagnose, da auf dieser Station in der Anamnese immer nach vorherigen Reisen gefragt wird. Beim Erzählen wirkt das alles gar nicht so schlimm, aber es ist etwas anderes, in der Realität vor einem Zimmer zu stehen und zu wissen, dass da ein typhuskranker Mensch liegt. Ich weiß: Diese Krankheit ist gefährlich. Ich weiß, dass ich Schutzkleidung, Handschuhe und einen Mundschutz trage, und trotzdem habe ich nach jeder Schicht das Gefühl, dass überall an mir die Keime herumkrabbeln wie Ameisen, dass sie sich förmlich durch meine Kleidung hindurchfressen. Ein weiterer Abend zu Hause folgt, an dem ich mich darin üben muss, innerlich Distanz zu halten.

Am nächsten Tag betreue ich einen Patienten namens Herr Danasabe. Er ist Anfang 20, musste aus Nigeria fliehen und darf nun seine Tuberkulose hier ausbrüten. Er hat eine riesige Rastalockenmähne, die doppelt so groß ist wie sein Kopf und die wie ein Schlangennest auf diesem thront. Man merkt seinem Verhalten uns gegenüber an, dass er es gewohnt ist, sich in einer patriarchalisch geprägten Gesellschaft zu bewegen. Außer dem Stationsleiter gibt es hier nur Frauen als Personal, die Ärztinnen mit eingeschlossen. Er behandelt uns von oben herab und versucht gleichzeitig ständig, uns um den Finger zu wickeln. Jeden Tag passt ihm etwas am Essen nicht, er hat immerzu Sonderwünsche, die keine normale Klinikküche jemals erfüllen kann. Dann wieder will er, dass wir ihm etwas vom Einkauf mitbringen, selbstredend aus unserer Privatschatulle finanziert. Heute will er, dass ich ihm Orangen mitbringe, morgen will er Zitronen, dann Pudding, dann Zigaretten. Natürlich wird ihm keiner seiner Wünsche erfüllt, was ihn nicht daran hindert, sich weiter wie der größte Pascha aufzuführen.

»In Afrika ist er wohl der Sohn eines Häuptlings gewesen«, sagt Fatma. »Zumindest hat die Ärztin das irgendwie aus seinem Pidgin-English herausgefischt. Langsam geht der mir mit seinem Gehabe auf die Nerven, das kann ich dir sagen, und ich bekomme allmählich eine Ahnung davon, warum manche Menschen gegen Merkels Flüchtlingspolitik sind.«

Ich verstehe Fatma, und ich hätte nie gedacht, dass ich mal eine solche Aussage nachvollziehen kann. Natürlich darf man nicht den Fehler machen und alle fliehenden Menschen in einen Topf schmeißen. Aber das Verhalten, das Herr Danasabe an den Tag legt, macht mich täglich aggressiver. Ich finde, wenn ein Land jemanden aufnimmt, ihm Kost und Logis gewährt, ihm einen monatelangen Klinikaufenthalt inklusive all der teuren Medikamente bezahlt, und er uns, die wir dieses Land repräsentieren, behandelt wie seine Fußabtreter, dann kommen mir durchaus Gedanken wie: »Geh doch zurück in dein sch... Land!« Ich schäme mich zutiefst dafür, aber selbst dem liberalsten Menschen platzt irgendwann der Kragen. Diesem Typen ist nicht im Mindesten bewusst, dass er in seiner Heimat an dieser Erkrankung jämmerlich verstorben wäre.

Die Krönung des ganzen Gehabes passiert, als ich ihm eine subkutane Spritze verabreichen will, die er schon kennt, da er sie jeden Abend bekommt. Das Blöde ist nur, dass er gerade auf seinem kleinen Teppich auf dem Boden sitzt und betet. Ich schließe die Tür zur Schleuse behutsam, drücke die Klinke ganz sachte hinunter, um ihn nicht zu stören. Gut, denke ich mir, warte ich eben, bis er fertig ist. Immer wieder beugt er sich vor und zurück, murmelt Gebetsformeln in seiner Sprache und streckt die Hände theatralisch Richtung Zimmerdecke. Seine Religionsausübung in allen Ehren, aber ich muss auch meine Arbeit machen. Es vergehen drei Minuten, dann fünf, dann sieben. Doch er wird und wird nicht fertig. Ich habe noch genügend andere Patienten, doch wenn ich später noch einmal wiederkomme, dann muss ich mich wieder an- und ausziehen, was mich wieder mindestens fünf Minuten kostet. Und Zeit ist kostbar im Klinikalltag. Zudem hat mich sein bisheriges Verhalten nicht gerade versöhnlich gestimmt, ansonsten würde ich vielleicht tatsächlich wieder gehen und hätte mehr Respekt vor der Ausübung seiner religiösen Riten. So aber kommt eines zum anderen, und irgendwann frage ich voller Ungeduld: »Are you ready? I have your medicine and this one«, und deute dabei auf die Spritze in meiner Hand, weil mir Spritze auf Englisch gerade nicht einfällt. Er reagiert nicht, sondern schwankt weiter auf seinem Gebetsteppich vor und zurück. Ich werde immer genervter und gehe schließlich zu ihm hin. Ganz leicht tippe ich ihm auf die Schulter, in der Hoffnung, ihn aus seiner Erstarrung zu wecken. Immer noch keine Reaktion. Ich rüttele ihn fester, doch bin nicht im Mindesten auf das vorbereitet, was dann kommt: Ohne Vorwarnung springt er auf und fängt an zu brüllen, was das Zeug hält: »You idiot, you fucking nurse, never come back, what's going on in your fucking mind, I wanna talk a doctor, no more woman, no woman, a doctor, you fucking …« Die Beschimpfungen nehmen kein Ende. Ich bin völlig schreckensstarr, denn immerhin wollte ich ihm nur die tägliche Spritze verabreichen, was bisher gut geklappt hat. Dann jedoch kann ich mich aus meiner Erstarrung lösen, denn ich wähne mich in einer doch nicht ganz ungefährlichen Situation. Dieser Typ hat definitiv das Zeug zum Zuschlagen. Ich laufe betont langsam rückwärts zur Tür, den brüllenden Dreadlocksträger immer im Blick. Kaum habe ich die Tür hinter mir geschlossen, fällt die vorgetäuschte Ruhe von mir ab. Ich reiße Mantel, Mundschutz und Handschuhe von mir und achte nicht so penibel wie sonst auf die Desinfektion meiner Hände. Dann verlasse ich fluchtartig die Schleuse. Auf dem Gang fühle ich mich gleich sicherer, denn von dort ist das Stationszimmer in Sichtweite. Zum Glück ist Fatma heute auch im Dienst und nicht nur Edith. Das Erlebte sprudelt in einem Wortschwall aus mir heraus, und ich bin noch nicht einmal fertig mit meiner Erzählung, da geht die Geschichte schon weiter. Herr Danasabe kommt nämlich immer noch schreiend auf den Gang gelaufen. Das ist ihm mit seiner offenen Tuberkulose natürlich strengstens verboten, von dem fehlenden Mundschutz ganz zu schweigen. Er brüllt und schleudert seine Tuberkelbazillen munter über den Gang.

»Schnell, hol Edith«, sagt Fatma, »ich hole die Docs.«

Ich laufe zu dem Patientenzimmer, in dem Edith gerade ist, reiße die Tür zur Schleuse auf und rufe: »Edith, wir brauchen deine Hilfe!« Dann haste ich wieder zurück zu Fatma und vergesse dabei vor lauter Aufregung, die Tür zur Schleuse wieder zu schließen.

»Wir müssen jetzt alle mit anpacken«, sagt Fatma auf meinen fragenden Blick hin. »Aber du hältst dich da raus, ist das klar? Er ist definitiv nicht gut auf dich zu sprechen, und das ist mir zu gefährlich. Der dreht ja völlig durch.«

Natürlich hätte ich ihr gern geholfen, aber insgeheim bin ich froh, dass sie mich nicht dazu zwingt. Aus sicherer Entfernung beobachte ich, wie Edith und Fatma ihn von rechts und die zwei Ärztinnen von links packen und wieder in sein Zimmer verfrachten. Dabei brüllt er und schlägt weiter um sich. Danach teilt Fatma mir mit: »Du musst nicht mehr zu ihm ins Zimmer, und das gilt für den Rest deines Einsatzes.«

Mir fällt ein Stein vom Herzen. Denn ich bin der festen Überzeugung, beim nächsten Mal wäre ich nicht mehr so glimpflich davongekommen. Die Stationsärztin und die Oberärztin müssen ein ernstes Wort mit Herrn Danasabe sprechen, denn er hat wohl verlauten lassen, dass er ab jetzt nur noch von Männern behandelt werden möchte, da Frauen völlig unfähig seien und an den Herd gehörten. Die Oberärztin macht ihm unmissverständlich klar, dass hier auch die höchste ärztliche Ebene in Frauenhand sei und dass er sich nun einmal damit abfinden müsse. Als ich die nächsten Tage zum Dienst komme, sehe ich ihn draußen vor der Klinik am Waldesrand umherlaufen und in sein Handy sprechen. Ohne Mundschutz, versteht sich. Wir sind zwar keine geschlossene Psychiatrie, aber zum Schutz der Allgemeinheit wäre ich doch dafür, seine Terrassentür abzuschließen. Er weiß genau, dass er nicht rausdarf, und schon gar nicht herumlaufen sollte auf einem viel begangenen Fußweg. Fortan nehme ich auf diesem Weg Reißaus, wenn ich den

Verdacht habe, dass da ein Mann unterwegs ist, der von dieser Station sein könnte. Man sieht das unter anderem auch daran, dass dann die Terassentür zu einem der Zimmer offen steht und der Betreffende sich nicht die Mühe gemacht hat, sein OP-Hemd gegen normale Kleidung einzutauschen.

Fatma rügt mich in den nächsten Tagen noch etwas halbherzig: »Du hättest doch mehr Rücksicht auf seine religiösen Bräuche nehmen sollen«, aber schon beim Sprechen muss sie unentwegt grinsen. Sie kann es nicht wirklich ernst meinen. Selbstverständlich nehme ich Rücksicht auf jemandes Religion. Aber dafür erwarte ich auch, dass er mich als Mensch respektiert. Wenn er das nicht tut, dann fühle ich mich missachtet und reagiere dementsprechend. Vielleicht ist das nicht professionell, aber es ist menschlich, dass einem irgendwann der Kragen platzt, wenn man so herablassend behandelt wird.

Es ist der helle Wahnsinn, was ich hier erlebe. Diese Ausbildung toppt jeden Actionfilm. Zwar passiert nicht jeden Tag eine Katastrophe, aber doch in sehr regelmäßigen Abständen. Ich komme mir vor wie in einer Art »Schule fürs Leben«, um es etwas pathetisch auszudrücken. Denn schon jetzt bin ich ein anderer Mensch als der, der die Ausbildung begonnen hat. Und bis zu ihrem Ende werde ich wieder ein anderer sein. Man ist gezwungen, sich mit so viel Schwierigem und Unerwartetem auseinanderzusetzen, dass man daran entweder in seiner Persönlichkeit wächst oder daran zerbricht. Und ich kenne einige, die daran zerbrochen sind. Erst kürzlich hatte die Sendung »Odysso« die hohe Abbrecherquote in der Krankenpflegeausbildung zum Thema sowie den Wunsch der Auszubildenden, danach etwas ganz anderes zu machen. Ich kann das verstehen, aber noch bin ich fest entschlossen, durchzuhalten. Denn jetzt sind bereits zwei Jahre geschafft, die nicht umsonst gewesen sein sollen. Ich will dieses Stück Papier namens Examensurkunde am Ende in meinen Händen halten, damit diese ganze Quälerei wenigstens einen Sinn hat. Ich weiß nur zu gut, dass in unserem Land und in unserer Gesellschaft die Abschlüsse und Zertifikate zählen. Unabhängig davon, was ich nach der Ausbildung mache, kann es nie schaden, schwarz auf weiß einen anerkannten Abschluss zu haben. Ich möchte nicht durch das soziale Raster fallen und am Ende vom Jobcenter wie ein Verbrecher behandelt werden.

Ich schreibe das alles, weil es nicht nur um die Ausbildung an sich geht oder um das Wissen und die Erfahrungen. Es geht auch um die Ängste, die zwangsläufig mit dem Gedanken an einen Abbruch der Ausbildung einhergehen. Denn was passiert, wenn ich ein Studium beginne, dann feststelle, dass das die falsche Entscheidung war, und dann mit leeren Händen dastehe? Ich hege große Bewunderung für Menschen, denen solche Ängste fremd sind. Ich bin nicht frei davon. Das alles sind Beweggründe, weshalb ich eisern daran festhalte, dass ich diese Ausbildung beenden muss, und wenn ich noch Hundertmal die schwarzen Mülleimer schleppen muss. Irgendwann wird das ein Ende haben – so ermutige ich mich.

Dass einen das Examen aber nicht unbedingt vor schlechter Behandlung schützt, sehe ich an Katharina, einer jungen Kollegin, die hier seit neun Monaten arbeitet. Sie ist fest angestellt und hat nicht wie ich die beruhigende Aussicht, in ein paar Wochen wieder weg zu sein. In ihrer Abwesenheit ziehen alle Kolleginnen über sie her, im Gespräch wird sie immer nur als »the brain« bezeichnet. Natürlich ist das ironisch gemeint. Den bösen Kommentaren der Kolleginnen entnehme ich, dass sie sehr viel nachfragt und man ihr vieles mehrfach erklären muss. Aber ist das ein Grund, sie zu mobben? Mir wäre dann ein offenes Gespräch lieber und eine Ansage, dass diese Station nicht für mich geeignet sei. Es tut mir in der Seele weh, wie mit ihr umgegangen wird. Ich verstehe nicht, dass sie sich nicht wehrt. Wie hält sie diesen Spießrutenlauf nur aus, und das jeden Tag aufs Neue? Als ich Katharina nach einer gemeinsamen Spätschicht in der Umkleide treffe, spreche ich sie darauf an: »Sag, warum bleibst du eigentlich noch hier? Du könntest doch auf eine andere Station wechseln oder in eine andere Klinik gehen? Bei dem Personalmangel? Ich würde mir das nicht gefallen lassen an deiner Stelle.«

Sie sieht mich überrascht an und zuckt nur leicht mit den Schultern: »Es ist doch eigentlich ganz schön auf dieser Station«, sagt sie, streift ihre blaue Arbeitshose ab und wirft sie in den Sack für gebrauchte Arbeitskleidung. »Und die Arbeit hier ist eben sehr anspruchsvoll.«

Jetzt sucht sie den Fehler auch noch bei sich, denke ich mir. »Bist du dir sicher?«, frage ich nach. Ich kann es nicht lassen, weil ich denke, dass ihr irgendjemand die Augen öffnen muss. »Du kriegst doch überall eine Stelle, bei dem Mangel, der in unserem Job herrscht.«

»Kann sein«, sagt sie, »aber ich bleibe trotzdem erst mal hier. Die Kollegen haben ja auch recht, ich muss noch viel lernen.«

Ich gebe es auf. Sie ist zu sehr gefangen in ihrer jetzigen Haltung, dass die anderen recht haben und sie tatsächlich unfähig ist. Ich hoffe, dass sie irgendwann mehr auf ihre Fähigkeiten vertraut und es dann schafft, von hier fortzugehen.

Beim Abschlussgespräch erzähle ich Fatma von meinen Beobachtungen: »Ich finde das nicht in Ordnung«, erkläre ich ihr. Es kostet mich Überwindung, ihr das zu sagen, aber ich schätze sie so ein, dass sie meine Worte nicht falsch auffasst. »Ich fühle mich furchtbar, wenn ich mitbekomme, wie manche Kolleginnen über eine andere herziehen. Und ich weiß nicht, wie ich mich dann verhalten soll.« »Weißt du, ich verstehe, dass du dir da Gedanken machst«, entgegnet sie. »Ich weiß, wen du meinst. Aber die checkt einfach gar nichts, und das nervt uns alle. Wir sind mit der Geduld am Ende. Dir erkläre ich einmal was, oder auch ein zweites Mal, und dann sitzt es. Der muss man aber alles zehnmal erklären, und sie rafft es immer noch nicht.« Für Fatma ist das Erklärung genug, für mich aber nicht. Wenn das wirklich stimmt, warum hat Katharina dann ihr Examen bekommen? Und warum muss man sie hintenrum dauernd schlechtreden, anstatt offen das Gespräch zu suchen? Ich finde hier keine Antworten auf meine Fragen. Ich weiß nur, dass ich es unerträglich finde.

Nach dem Abschlussgespräch überreicht mir Fatma meinen Beurteilungsbogen. Ich sehe überrascht, dass sie mir eine gute Note gibt. »Warum machst du das?«, frage ich sie allen Ernstes. Aber ich will es wirklich wissen und gehe aufs Ganze. »Hast du nichts von den anderen mitbe-

kommen, hast du sie nicht gefragt, wie sie meine Arbeit einschätzen?«
Ich erzähle Fatma von den Sticheleien mir gegenüber, aber davon hat sie
angeblich nichts mitgekommen. »Nein, ich kann deine Arbeit gut allein
einschätzen«, entgegnet sie. »Und ich finde, du hast sie gut gemacht.
Ich erkläre dir etwas, und dann machst du das so, wo ist das Problem?
Einzig die Sache mit deinem Rücken, da musst du dir schon Gedanken
machen, wie das weitergehen soll. Aber prinzipiell habe ich an deiner
Arbeit nichts auszusetzen.« Das überrascht mich jetzt doch, denn ich
habe damit gerechnet, dass sie die anderen um eine Einschätzung bittet und dann nur Schlechtes über mich zu hören bekommt. Sie ist eine
gute Seele, und vielleicht stimmt es, was sie sagt. Ich glaube, sie ist ein
Mensch, der grundsätzlich in jedem das Gute sieht. Daher halte ich es
für möglich, dass ihr das Mobbing mir gegenüber wirklich entgangen
ist. Während unseres Gesprächs erzählt sie mir auch einiges über sich
und ihre Anfänge im Berufsleben: »Weißt du, früher, als ich so alt war
wie du, da habe ich viele verrückte Sachen gemacht. Aber das war vor
über 20 Jahren, als ich hier angefangen habe. Zum Beispiel habe ich
mich in einem der großen silbernen Essenswagen versteckt, und wenn
den einer öffnete, bin ich wie ein Kobold herausgesprungen!«

Das ist Fatma, wie sie leibt und lebt. Humorvoll, einfühlsam und mit
großem Fachwissen gesegnet. Es braucht diese Kolleginnen, die einem
jeden Tag aufs Neue Mut machen und die einem nicht das Gefühl geben,
lediglich ein Fußabtreter zu sein. Nur dank solcher Menschen hält man
diese drei Jahre durch.

Intensivstation Chirurgie
Die ECMO-Maschine und eine Organtransplantation

Lateinisch: intendere = die Aufmerksamkeit auf etwas richten

Die Intensivmedizin ist ein Fachgebiet, das nur für sich genommen schon viele Buchseiten füllen würde. Auf dieser Station werden nicht nur Krankheitsbilder einer bestimmten Fachrichtung behandelt, sondern es kann potenziell jede erdenkliche Krankheit vorkommen. Das heißt, wer hier arbeitet, muss ein immenses Fachwissen haben. Unter anderem erwarten mich hier Massenkarambolagen von der Autobahn oder von Gabelstaplern sowie von Zügen überfahrene Gliedmaßen. Keiner hat mich darauf vorbereitet, dass ich Menschen sehe, die von oben bis unten kaputt sind und die ich in ihren Betten vor lauter Kabeln und Schläuchen und Monitoren kaum erkennen kann. Trotzdem bin ich gespannt auf alles, was hier auf mich zukommen wird. Ich hoffe, dass ich inzwischen deutlich abgehärteter bin durch all das, was ich schon durchstehen musste. Und dennoch ist es wie ein Schlag ins Gesicht, all diese schwerverletzten Menschen zu sehen, die, abhängig von Maschinen, halb zusammengeflickt inmitten von unzähligen Apparaturen liegen. Natürlich wusste ich das alles schon vorher, aber die Realität ist dennoch ungleich härter.

An meinem ersten Tag komme ich um 13 Uhr zum Spätdienst. Ich laufe über den PVC-Boden eines endlosen grauen Ganges, dessen Wände fast ausschließlich aus gläsernen Türen und Fenstern bestehen, durch die ich die Patienten in ihren Betten sehen kann. Es piept unentwegt aus verschiedenen Richtungen. Nach etwa 20 Metern erreiche ich eine Art Tresen, hinter dem mehrere große Flachbildschirme hängen. Das kenne ich so nur aus dem Fernsehen, wenn kurz vor der Tagesschau die Frankfurter Börse eingeblendet wird. Auf diesen Bildschirmen laufen offensichtlich alle Daten sämtlicher Überwachungsmonitore aus den Patientenzimmern zentral zusammen, sodass man alle Patienten im Blick behalten kann. Hinter diesem Tresen liegt dann endlich das Stationszimmer. Als ich eintrete, sitzen dort zehn Intensivpflegerinnen und -pfleger. Hier sind es auch nicht mehr Patienten als anderswo, aber der Betreuungsschlüssel ist ein ganz anderer. Eine Pflegekraft kümmert sich hier um ein bis maximal zwei Patienten, weil jeder einzelne extrem aufwändig ist. Ich schaue in die Runde, stelle mich vor und suche mir einen freien Stuhl. Ich habe keine Ahnung, wie es jetzt weitergeht. Ein großer, schlaksiger Pfleger, den ich auf Anfang 50 schätze, ergreift das Wort: »Hallo zusammen. Wer von euch will denn heute wohin? Also ich fange mal an, ich nehme den Herrn Yasar aus Zimmer eins. Wer will Zimmer zwei? Da liegen zum einen die Frau Rosen, eine 50-jährige Patientin, intubiert, beatmet, Polytrauma nach einem Motorradunfall, und die Frau Ortner, 48, ebenfalls ein Polytrauma.« Er nennt weiter zu jedem Zimmer die jeweiligen Patienten kurz mit deren Namen, Alter, Unfallursache und Beatmungszustand. Währenddessen meldet sich ein Kollege nach dem anderen und teilt dadurch den anderen mit, dass er oder sie heute dieses Zimmer betreuen will. Und was soll ich jetzt tun? Gerade will ich mich dazu durchringen, diese Frage laut zu stellen, da sagt der schlaksige Pfleger: »Und du gehst mit mir mit.« Ich nicke erleichtert. Es fühlt sich jemand für mich zuständig – das nenne ich ein gutes Omen. Dann stehen alle auf und laufen in ihre Zimmer. Ich gehe dem Pfleger hinterher. Im Laufen dreht er sich um, reicht mir seine Hand und sagt: »Ich bin übrigens Michael, der Praxisanleiter hier. Schön, dass du da bist. Das ist dein erster Tag, nicht wahr?«

»Genau.«

»Pass auf. Es ist alles sehr viel hier am Anfang. Hör einfach zu, schau dir alles an, und wenn du Fragen hast, dann frag. Das reicht erst mal.« Er zwinkert mir verschwörerisch zu. »Und erschrick nicht, wenn ich dir auch mal eine Frage stelle. Das tue ich nämlich ganz gerne. Ach ja, und du bist hier nicht eingeteilt, um fehlendes Personal zu ersetzen, so wie auf anderen Stationen. Du bist einfach eine zusätzliche Person und sollst zuschauen, Fragen stellen und etwas lernen. Dafür bist du die acht Wochen hier.«

Wahnsinn. Ich soll Fragen stellen? Das hat in diesem Laden bisher noch keiner zu mir gesagt.

Wir gehen in das erste Zimmer gleich hinter dem Eingang zur Station. Dort liegt Herr Yasar wachsbleich unter der weißen Bettdecke. Ich erschrecke, denn er ist noch ein so junger Mensch mit der Figur eines Bodybuilders, aus dessen Hals ein Schlauch ragt. Nicht aus dessen Mund, sondern aus einem Loch in seinem Hals. Ob das ein Luftröhrenschnitt ist? Michael stellt mich Ann vor, die Herrn Yasar in der Frühschicht betreut hat. Dann beginnt die eigentliche Übergabe. Das ist das Besondere hier, dass die Übergaben direkt im Patientenzimmer stattfinden und nicht wie sonst im Stationszimmer. Ich höre daher auch nicht alle Details von allen Patienten, sondern nur etwas über Herrn Yasar, und trotzdem dauert es fast eine halbe Stunde, weil es so viel zu berichten gibt. Das Gehörte ähnelt einem Eintrag in ein medizinisches Lexikon. Nicht das übliche Gerede wie, »Der macht es gut«. Hier geht es um harte Fakten, die ganze Seiten füllen. Michael hat Herrn Yasar noch nicht betreut, daher erzählt Ann seine Geschichte minutiös:

»Also, Herr Yasar, 21 Jahre alt«, beginnt sie. »Beim Autofahren hat er die Kontrolle verloren und ist gegen einen Baum gerast, bei voller Fahrt. Die Ursache dafür ist vermutlich eine Blutung, die er genau in diesem Moment im Gehirn hatte. Ein Wunder, dass er den Frontalaufprall überhaupt überlebt hat.« Ihr Blick schweift kurz zu Herrn Yasar, dessen Brust sich im regelmäßigen Rhythmus des Beatmungsgeräts hebt und senkt. »Wir wissen nicht, wann er wieder aufwachen wird. Und selbst wenn, wir wissen vor allem auch nicht, wie er wieder aufwachen wird.« Sie erzählt noch weitere medizinische Details, in denen es um Beatmungswerte, mindestens zehn Infusionen, Drainagen und Blutgasanalysen geht. Mir schwirrt schon jetzt der Kopf, obwohl der Dienst gerade erst angefangen hat. Ich versuche krampfhaft, mir alles zu merken, aber es misslingt, es ist viel zu viel auf einmal.

Erwartet Michael jetzt von mir, dass ich da überall etwas dazu sagen kann, frage ich mich bang. Ann verabschiedet sich, wünscht uns einen ruhigen Dienst, und dann bin ich mit Michael allein. Er erklärt mir den üblichen Arbeitsablauf: »Hier gibt es keinen Durchgang wie sonst, bei dem man durch all seine Zimmer geht«, sagt er. »Denn unsere Arbeit findet nur in diesem Zimmer statt. Man muss hier auch nicht ständig auf Glocken rennen, da keiner der beatmeten Patienten einen Klingelknopf betätigen kann. Also«, fährt er fort, »als Erstes stellen wir uns vor. Denn man kann nie sagen, was ein Intensivpatient mitkriegt und was nicht. Vermutlich bekommt er alles mit, auch wenn wir das auf den ersten Blick nicht sehen. Ich sage das immer so in der Art: Guten Tag, mein Name ist Michael, und ich betreue Sie heute in der Spätschicht. Sie liegen auf der Intensivstation.« Ich versuche es und stelle mich Herrn Yasar ebenfalls vor, aber es fällt mir schwer, mich einem Menschen vorzustellen, der keinerlei Reaktion zeigt und blicklos an die Decke starrt. Irgendwie komme ich mir komisch dabei vor, einfach deshalb, weil nichts zurückkommt.

»Daran gewöhnst du dich«, sagt Michael. »In einer Woche ist das ganz normal für dich. Wir machen das jetzt so. Du schaust einfach zu, ich erkläre dir alles, und wenn du etwas nicht verstehst, dann frag einfach. Wir beginnen unsere Schicht mit der sogenannten Anfangsrunde. Das heißt, wir checken einmal alles durch. Damit du nichts vergisst, geh am besten im Kreis einmal um den Patienten herum. Fangen wir beim Monitor an. Stimmen die Alarmgrenzen? Wenn diese zu niedrig eingestellt sind, haben wir pausenlos Alarm. Wenn sie aber zu hoch eingestellt sind, dann kann das sehr gefährlich sein, weil wir Veränderungen zu spät bemerken.« Er tippt auf dem Monitor herum, der auf Kopfhöhe neben dem Bett hängt. Es ist ein neues Modell, das über einen Touchscreen verfügt. »Mit den Grenzen stelle ich ein, ab welchem Wert der Monitor Alarm auslöst. Dann müssen wir nicht permanent auf die Anzeige schauen. So wissen wir sofort, wenn zum Beispiel der Blutdruck abfällt oder die Herzfrequenz steigt. Man hört den Alarm bis auf den Gang hinaus.« Er tippt wieder auf der Anzeige herum, und plötzlich ertönt ein sirenenartiger Heulton. »Ich habe jetzt mit Absicht einen falschen Wert eingestellt, damit du weißt, wie sich das anhört«, sagt er. »Du darfst natürlich nichts daran manipulieren, außer einer von uns ist dabei. Du sollst nur lernen, wie du auf dem Monitor die eingestellten Grenzen überhaupt finden kannst. Eigentlich ist die Einstellung der Grenzen ohnehin Arztaufgabe, aber hier übernehmen wir vieles, was dem ärztlichen Tätigkeitsbereich unterliegt. Dann schau dir alle Drainagen an. Gibt es eine, die bald voll ist und gewechselt werden muss? Die hier zum Beispiel«, sagt er und deutet auf eine kleine Plastikflasche, die fast bis oben hin mit blutiger Wundflüssigkeit gefüllt ist. »Die kannst du nachher gleich wechseln, du warst, nehme ich an, schon auf einer chirurgischen Station?«

»Ja, vor eineinhalb Jahren«, sage ich.

»Prima. Dann musst du auch die Einstichstellen der Drainagen anschauen, ob sie normal oder entzündet aussehen. Dann prüfe ich, ob alle Verbindungstücke der Zu- und Ableitungen korrekt verbunden sind, damit aus keinem der Schläuche etwas ausläuft und alle Geräte richtig messen können.« Er ruckelt kräftig an allen Schläuchen und Kabeln herum. Mir schwant langsam, dass die eigentliche Arbeit auf einer Intensivstation ganz anders aussieht, als man es sich als Unwissender vorstellt. Aus dem Fernsehen denkt man immer, Notfälle am Fließband, permanentes Gerenne, Daueralarm und Angehörige, die schreiend um das Leben eines Patienten bangen. Das alles gibt es hier zwar auch, aber nicht 24 Stunden am Stück. Der Großteil der Arbeit besteht aus den diversen Tätigkeiten, die wir am Patienten durchführen. Das Spektrum dessen, was wir machen, ist uferlos, da es hier nahezu jedes Krankheitsbild geben kann.

»Wir sind noch nicht fertig mit unserer Anfangsrunde«, sagt Michael. »Als Nächstes prüfen wir alles, was mit der Beatmung zu tun hat. Das Beatmungsgerät ist aber eine Sache für sich, das lernst du erst dann, wenn du dich für die zweijährige Intensivfachweiterbildung entscheidest. Wichtig für dich ist erst mal nur, dass du auch hier die Alarmgrenzen kennst und weißt, wo sie stehen. Also, pass auf. Du hast auch hier einen Touchscreen, der funktioniert genauso wie der Monitor. Es gibt verschiedene Arten der Beatmung, aber ich gebe dir jetzt wirklich nur eine Kurzfassung. Zum einen die kontrollierte Form, bei der die Luft mit Überdruck in die Lunge geblasen wird. Der Patient leistet hierbei keine eigene Atemarbeit mehr, sondern der Rhythmus der Maschine wird ihm sozusagen aufgezwungen. Wenn es aber möglich ist, versuchen wir, die andere Form der Beatmung, das heißt die assistierte Form zu verwenden. Sie nutzt auch noch die letzten vorhandenen Fähigkeiten des Patienten. Er kann zum Beispiel noch minimal einatmen, den Rest übernimmt das Gerät und passt sich an seinen Rhythmus an.«

Langsam platzt mir der Kopf. Das ist medizinisch der anspruchsvollste erste Tag, den ich je hatte. Ich habe das Gefühl, dass mir der Praxisanleiter schon jetzt ein ganzes Buch erzählt hat, und wir sind noch nicht einmal mit der Anfangsrunde fertig. Wie soll ich diesen Wortschwall acht Stunden lang durchhalten und mir dabei auch noch alles merken? »Ich will sichergehen, dass auch jeder Lungenflügel richtig belüftet wird«, fährt Michael fort. »Dazu lege ich das Stethoskop für ein paar Atemzüge auf die rechte Seite des Brustkorbs und dann auf die linke und schaue, ob ich ein Atemgeräusch höre, und sehe, wie sich die Brust hebt und senkt. Es könnte sein, dass der Beatmungsschlauch zu weit unten liegt und nur einen Teil der Lunge beatmet.«

Er reicht mir sein Stethoskop, und ich lege es auf Herrn Yasars rechten Brustkorb. Dabei lausche ich angestrengt, ob ich ein Atemgeräusch höre. Und tatsächlich rauscht es in meinen Ohren in genau dem Rhythmus, den das Beatmungsgerät vorgibt. Dann wechsle ich zur linken Seite des Brustkorbs, und auch dort höre ich dasselbe.

»Ich glaube, es passt alles«, sage ich und reiche Michael das Stethoskop.

»Schauen wir mal, ob du recht hast«, sagt er und wiederholt das, was ich eben gemacht habe. »Ja, alles in Ordnung.«

Inzwischen frage ich mich zum hundertsten Mal, wie lange diese anfängliche Checkrunde noch dauern wird. Was ich hier beschreibe, ist nämlich nur ein kleiner Ausschnitt dessen. Ich bin kaum mehr aufnahmefähig, und in meinem Kopf schwirren all die neuen Begriffe wie ein aufgeregter Bienenschwarm umher.

»Wir sind jetzt fast durch«, sagt er und sieht mich fragend an. »Kannst du noch?«

»Es ist schon viel«, antworte ich hilflos, »aber es ist ja alles wichtig, was du mir erklärst. Ich weiß nur nicht, ob ich das so schnell behalten kann.«

»Ich weiß, dass es viel ist. Ein bisschen musst du noch durchhalten.« Er zwinkert. »Kopf hoch. Also, da Herr Yasar eine Gehirnverletzung hat, kontrollieren wir jetzt seine Pupillenreaktion. Apropos Gehirnverletzung, schau mal, er gähnt gerade ganz ausgiebig. Das ist kein gutes Zeichen. Da hat sein Gehirn wohl doch etwas mehr abbekommen. Seine Familie glaubt noch immer, dass er mal wieder so wird wie früher. Aber ich halte das für sehr unwahrscheinlich. Es kann sein, dass er ein Pflegefall wird.« Ich bin tief betroffen, da ich nicht viel älter bin als der junge Mann. Und ich bin gesund und unverletzt.

Michael fischt eine kleine Taschenlampe aus seiner Kitteltasche.

»Leuchte einmal ganz kurz in jedes Auge und schau, ob die Pupille sich zusammenzieht. Wenn sie dies die letzten Tage immer gemacht hat, aber jetzt nicht mehr, kann das auf eine akute Blutung im Gehirn hindeuten, und dann müssen wir schnell handeln. Aber bei diesem jungen Mann war keine Reaktion sichtbar, seit wir ihn hier haben. Dann ist das etwas anderes.«

Er schaut mich fragend an. »So, das war jetzt ziemlich viel, oder? Aber ich wollte dir einen ersten Eindruck verschaffen, was wichtig ist und warum ich das alles mache.«

Er hat recht. Ich bin fix und fertig nach diesem ersten Tag, aber es ist auch wahnsinnig spannend und lehrreich, so viel zu erfahren. Ich falle daheim todmüde in mein Bett. An Schlaf ist dennoch nicht zu denken. Blutwerte, Beatmungsarten und Monitoreinstellungen – geht es in einer Endlosschleife durch meinen Kopf. Und den jungen Herrn Yasar, der wie eine unbewegliche Statue aus einem Wachsfigurenkabinett in seinem Bett liegt, habe ich plastisch vor Augen. Warum hatte er diesen Unfall, wird er wieder aufwachen, was ist, wenn er nie wieder aufwacht, und bei diesen Gehirnblutungen weiß man nie, welchen Schaden die angerichtet haben, und seine armen Eltern … Verzweifelt versuche ich, in diesem Strudel aus Gedanken in den Schlaf zu finden, weil ich morgen früh um Viertel vor fünf aufstehen muss – eine kurze Nacht.

Am nächsten Morgen bin ich so aufgeregt, dass ich eine halbe Stunde zu früh auf die Station komme. Wie gestern versammeln sich alle im Pausenraum, und ein Pfleger von der Nachtschicht liest kurz den Status quo vor. Ich bin heute erneut mit Michael zusammen. Doch kaum haben wir uns die Übergabe angehört, ertönt auf der ganzen Station ein lauter Sirenenton. Das bedeutet, jemand wird per Hubschrauber eingeflogen oder kommt im Rettungswagen zu uns in den Schockraum. Dieser Sirenenton ist Teil der sogenannten Schockraumschleife. Das bedeutet Folgendes: Auf der Intensivstation, im OP-Bereich und auf der Notaufnahme geht ein paar Minuten vor dem Eintreffen des Schwerverletzten zeitgleich dieser Sirenenton an, dann müssen von dort die jeweils Eingeteilten des Tages in den Schockraum eilen. Dieser Raum ist eine Einrichtung der modernen Medizin, die wirklich erstklassig ist. Es ist der Ort in der Klinik, an den schwere Notfälle und Unfallopfer zuerst gebracht werden. Heute ist mein erster Schockraumtag, und gemeinsam mit Michael renne ich durch die langen Gänge. Wir wissen nicht, was uns erwartet, ob es ein Unfallopfer ist, ein Herzinfarkt oder einfach nur jemand, der kollabiert ist. Dort angekommen, sehe ich eine Traube wartender Menschen. Ich zähle heimlich nach und komme auf elf Personen. Von draußen höre ich, wie jemand eine große Schiebetür zur Seite schiebt und ein Piepton immer näher kommt. Die Anspannung steigt, bis mehrere Sanitäter und der Notarzt einen jungen Mann auf einer fahrbaren Liege hereinrollen. Wir packen alle mit an, der Notarzt zählt »eins, zwei, drei«, und sechs Händepaare heben den Verletzten auf die Liege in der Mitte des Raums. Dabei raschelt die silberne Metalldecke, in die er noch immer eingewickelt ist. Es erfolgt eine knappe Bestandsaufnahme des Arztes: »Herr Seiffert, intubiert, sediert, beatmet, wurde in fraglicher suizidaler Absicht im Bahnhof von einem durchfahrenden Zug erfasst. Er hat viel Blut verloren. Dass der noch lebt, ist ein Wunder. Unter Beatmung soweit stabil …« Meine Gedanken schweifen ab. Vom

Zug überfahren, Suizid, schrecklich. Das alles in dieser nüchternen Kliniksprache zu hören macht mich fertig. Als sie die Decke entfernen, offenbart sich ein schlimmer Anblick. Das rechte Bein ist als solches nicht mehr zu erkennen, ein Arm steht in physiologisch unmöglichem Winkel vom Körper ab, alles ist blutverschmiert.

Die Zeit drängt, alle folgenden Untersuchungen müssen jetzt nach einem festen Schema erfolgen. Man nennt es auch das ABCDE-Schema. Diese Abkürzungen stehen für die Reihenfolge der wichtigsten Aspekte in der Notfallversorgung und leiten sich von englischen Begriffen ab. Das A bezeichnet *airway*, das B entspricht *breathing*, das heißt, A und B haben oberste Priorität, weil es um die Sicherung der Atemwege geht. Das C steht für *circulation,* also alles, was mit der Aufrechterhaltung des Kreislaufs zu tun hat. Das D bedeutet *disability*, womit neurologische Ausfälle gemeint sind. Das E bedeutet *exposure*, also alle Faktoren, die umgebungsabhängig sind. Dieser Algorithmus ist eine Art Leitfaden, nach dem Ärzte und Pfleger bei einem Schwerverletzten vorgehen. Keiner sollte davon abweichen, denn in Situationen, die von enormem Stress, Zeitdruck und der Angst, den Patienten zu verlieren, geprägt sind, hat es sich bewährt, einer festen Struktur zu folgen, die in jeder Klinik gleich ist. Jeder anwesende Arzt überprüft das, was in sein Fachgebiet fällt, mit A wird begonnen. Auch wenn die Unfallchirurgen das nicht gerne hören, so ist ihr Part für das reine Überleben des Patienten doch nicht der wichtigste, denn auch mit gebrochenen Knochen lässt es sich in den meisten Fällen vorerst leben.

Als Erstes ist jetzt der Anästhesist an der Reihe. Er macht sich am Kopf und an den Armen zu schaffen. Dort überwacht er die (Be-)Atmung und legt weitere Venenzugänge an den Armen sowie am Hals einen zentralen Zugang. Zeitgleich kommt der Bauchchirurg zu seinem Einsatz, denn was zählt, sind innere Verletzungen. Er tastet mit einem Ultraschallgerät den Bauch ab, indem seine Finger das Gerät fliegend über alle wichtigen Organe führen. Haben die Milz oder die Leber einen Riss abbekommen? Diese Organe sind besonders stark durchblutet, und eine innere Verletzung dort kann schnell zum Tod durch Verbluten führen. Parallel prüft der Neurologe, ob es zu Ausfallerscheinungen gekommen ist. Nun gibt der Bauchchirurg das ok, er hat auf den ersten Blick nichts Nennenswertes gefunden. Dabei geht es nicht um Feinheiten, sondern darum, den Zustand des Verletzten im Wesentlichen zu erfassen. Das heißt, wo sind die Verletzungen lebensbedrohlich, sodass sie sofort behandelt werden müssen, und was kann warten. Dieses Standardprogramm führt man bei jedem durch, der in den Schockraum kommt. Dann erst kommen die Unfallchirurgen, die schon ungeduldig mit den Hufen scharren. Sie testen die Beweglichkeit von den Armen und dem linken Bein, das rechte ist nur noch in Ansätzen zu erkennen. Ein Haufen aus Splittern und Hautfetzen. Sie stellen diverse Brüche fest, an den Armen sowie am Bein. Es sind bisher nur fünf Minuten vergangen. Das alles so simultan ablaufen zu lassen, ist eine immense Herausforderung.

Dann fahren wir Herrn Seiffert auf der Liege in den benachbarten Raum, wo sich ein Computertomografie-Gerät befindet, das ausschließlich für solche Notfälle bereitsteht. In der halbmondförmigen Röhre werden Bilder erstellt vom Kopf, von den inneren Organen und vom Becken, sodass auch der Radiologe die Situation einschätzen kann. Gibt es innere Blutungen im Kopf, und wie genau sind Wirbelsäule und Becken gebrochen? Auf den Bildern, die gleich danach auf dem Bildschirm des Computers aufleuchten, ist zu erkennen, dass Herr Seiffert überall Frakturen hat. Sein Becken besteht nur noch aus Teilen, seine Wirbel sind mehrfach gebrochen, und er hat auch noch eine Schädelbasisfraktur. »Mensch, der ist ja in Stücke gefahren von oben bis unten«, sagt ein Chirurg, womit er leider recht hat. Inzwischen sind 20 Minuten vergangen, seit sie ihn eingeliefert haben, und die Ärzte entscheiden, die wichtigsten Brüche sofort im OP zu stabilisieren. Danach soll er zu uns auf die Intensivstation kommen. Alle weiteren Baustellen wollen sie in den nächsten Tagen und Wochen zusammenflicken.

Ich sehe, wie sie Herrn Seiffert auf der Liege in Richtung OP davonfahren und kann kaum fassen, was ich gerade erlebt habe. Ich bin beeindruckt von der Effizienz, mit der die Kollegen hier in einem lebensbedrohlichen Notfall gehandelt haben. Ich führe mir vor Augen: Von jeder wichtigen medizinischen Fachrichtung gibt es hier einen diensthabenden Facharzt sowie zahlreiche Pflegekräfte, und jeder hat seine festgelegte Aufgabe zu erfüllen. Der Unfallchirurg, der Anästhesist, der Bauchchirurg, der Radiologe, der Neurologe. Jeder beliebige Ort in unserem Land ist per Hubschrauber in kurzer Zeit zu erreichen. Die Hubschrauber sind so stationiert, dass sie alle Gebiete abdecken. Vor Ort versorgt der Notarzt das Unfallopfer, bis die Person so stabil ist, dass sie geflogen werden kann. Sodann stehen in der Notaufnahme zu jeder Tages- und Nachtzeit Fachärzte jeder Richtung zur Stelle, auch an Weihnachten, auch an Silvester, und in kürzester Zeit finden sie die schlimmsten Verletzungen heraus und schätzen ein, welche am schnellsten behandelt werden muss. Wir leben in einem Land, wo solch eine Versorgung selbstverständlich ist. Bisher habe ich mir darüber noch keine Gedanken gemacht, aber jetzt, wo ich all das sehe, empfinde ich Dankbarkeit. Vieles ist in unserem Gesundheitssystem im Argen, aber wir vergessen zu oft, wie viel daran auch lobenswert ist und dass es Menschen dahinter gibt, die jeden Tag Großes leisten. Wenn wir alles pauschal als miserabel abstempeln, dann missachten wir diese Menschen. Wenn mich zum Beispiel mitten in Afrika ein Auto zu Schrott fährt, weiß ich nicht, ob ich dann so schnell professionelle Hilfe erfahre. Danke an alle, die jeden Tag ihr Bestes geben. Ihnen wird viel zu wenig gedankt.

Eine halbe Stunde später holen wir Herrn Seiffert vom OP ab. Michael und einige andere Kollegen bereiten alles vor. Ich schaue zu, denn jetzt soll es schnell gehen, da bin ich nur im Weg. Michael stellt die Beatmungsmaschine ein und prophylaktisch diverse Infusionen auf den Tresen. Die Spritzen- und Infusionspumpen sind alle angeschaltet und warten darauf, befüllt zu werden. Dann machen wir uns auf den Weg. Ein Arzt ist auch noch mit dabei, denn alle Intensivpatienten werden grundsätzlich nur in Begleitung eines Arztes und dessen rot leuchtenden Notfallrucksacks verlegt. An Herrn Seifferts Bett hängen ein mobiles Beatmungsgerät, ein großer Sauerstoffbehälter, ein Minimonitor und etliche Drainagen. »Sie haben jetzt alle Frakturen erst mal fixiert, das kann man ja nicht alles auf einmal operieren«, sagt der Anästhesist aus dem Aufwachraum. »An Infusionen hat er Kalium, Insulin, Adrenalin, Noradrenalin …« Herr Seiffert hat noch viel mehr Infusionen, aber ich kann mir nicht alle merken. Der Anästhesist schmeißt noch einen Stapel Papiere auf die Bettdecke und entlässt uns dann durch die Schleuse. Zurück auf der Station, fahren wir Herrn Seiffert in das vorbereitete Zimmer.

»Wir sortieren jetzt erst einmal alles«, sagt Michael. »Sonst haben wir keinen Überblick. Und Überblick ist fundamental, Überblick ist alles.« Er schraubt den mobilen Sauerstoffbehälter vom Fußende des Bettes ab, eine Aufgabe, die ich nie schaffen würde, denn das Teil wiegt mindestens 20 Kilogramm. Dann gibt es kurz einen lauten Alarm, als er die Beatmungsschläuche vom mobilen Gerät trennt und an unsere Maschine anschließt. Auf der Bettdecke herrscht ein für mich undurchsichtiges Chaos aus Kabeln, Schläuchen und Beuteln. Im Nu hat Michael das alles sortiert. Er deutet auf all die Infusionspumpen und fragt: »Weißt du, wofür man das alles braucht?«

»Bei einigen schon, aber nicht bei allen«, antworte ich.

»Dann schieß mal los, beim Rest helfe ich dir.«

Ich beginne, die hell leuchtenden Namen der Medikamente von den Miniaturbildschirmen der mehr als zehn Infusionspumpen abzulesen, die wie ein Turm übereinandergestapelt neben dem Bett hängen. »Ich fange mal oben an. Adrenalin und Noradrenalin, beides für die Herzfunktion, damit er einen physiologischen Blutdruck und einen normalen Puls hat. Dann Insulin, das produziert die Bauchspeicheldrüse und reguliert den Blutzucker. Dann Propofol, das ist für die Narkose. Ist das nicht das, wovon Michael Jackson eine Überdosis abbekommen hat und daran gestorben ist?«

»Genau das ist es.«

»Darunter hängt Sufentanil. Das kenne ich nicht.«

»Das ist ein Schmerzmittel«, erklärt Michael mir. »Es ist tausendfach stärker als Morphin, das stärkste Schmerzmittel, das es momentan gibt.«

Es ist bewundernswert, dass er selbst in dieser stressigen Situation die Zeit findet, mir etwas zu erklären und mir Fragen zu stellen. An diesem

Morgen haben wir nicht den üblichen Arbeitsablauf, sondern Michael muss alles an Herrn Seiffert anpassen, und trotzdem kommt er seiner Funktion als Ausbilder nach. Das würden nicht viele so machen. Es sind einerseits Unsicherheit und andererseits Ehrfurcht angesichts des schwerstkranken Patienten, der vielen Maschinen und des umfassenden Wissens meines Ausbilders, die mich sehr zurückhaltend handeln lassen. Hier ist fast jeder Fehlgriff lebensgefährlich für den, der da liegt, und ich frage mich pausenlos und vor jedem einzelnen Handgriff, ob es auch richtig ist, was ich da tue. Michael stellt mir in Aussicht, dass ich im Laufe der acht Wochen auch mal einen Patienten selbst betreuen kann und er mir dabei über die Schulter schaut. Davor habe ich großen Respekt und auch Angst. Michael merkt mir meine gemischten Gefühle an.

»Du darfst nicht so viel Angst vor allem haben«, sagt er. »Dadurch behinderst du dich nur beim Arbeiten und blockierst dich selbst.«

Ich fühle mich durchschaut, aber ich weiß auch, dass er nicht ganz unrecht hat. Angst ist kein guter Begleiter. Vorsicht durchaus, Respekt ebenso, eine gesunde Portion Misstrauen vielleicht, aber keine Angst. Ich hoffe, dass sich dieses Gefühl legt, sobald ich mich besser auskenne. »Und dann kannst du jetzt gleich die erste Runde schreiben«, fährt er fort. Damit meint er, dass ich alle Werte notieren soll, die mir der Überwachungsmonitor anzeigt, alle Drainagen mit ihrem Füllstand und Ursprungsort dokumentiere, den Urinkatheterbeutel leere und Blut abnehme. Diese sogenannte Runde schreiben wir auch in der Nacht stündlich auf, um sicherzustellen, dass alles lückenlos dokumentiert wird. Zudem lässt sich so morgens um fünf Uhr die Tagesbilanz der Flüssigkeit errechnen. Das heißt, wie viel an Infusionen ist in den Patienten hineingeflossen und wie viel kam als Urin wieder heraus. Da das hier alles künstlich passiert, muss man sehr genau auf die Werte achten, um ein mögliches Nierenversagen frühzeitig zu erkennen.

Die nächsten Tage verbringe ich ausnahmslos im Zimmer von Herrn Seiffert, mal mit Michael, mal mit anderen Kollegen. Morgens wasche ich ihn, rasiere sein Gesicht, lagere ihn alle zwei Stunden um. Kein leichtes Unterfangen, denn er misst an die zwei Meter und ist ganz schön schwer. Die zahlreichen Metallstäbe, die überall aus seinem Körper herausragen, erleichtern mir die Arbeit auch nicht. Dazu all die vielen Schläuche und Kabel. Um ihn auf die Seite zu drehen, braucht es mindestens zwei bis drei kräftige Leute. Einer steht oben am Kopf und achtet darauf, dass der Beatmungsschlauch nicht abknickt, der andere steht unten. Der mögliche Dritte kann dann den Rücken und das Gesäß auf Druckstellen hin überprüfen und die Windel wechseln. Auch am Becken ragen mehrere Eisenstäbe heraus. Daran halte ich ihn und ziehe den massigen Körper dadurch zu mir her. Es kostet mich jedes Mal Überwindung, einen Menschen an Eisenstäben zu ziehen, die aus ihm herausragen, und ich fürchte, dass mir gleich der ganze Knochen entgegenkommt.

In diesen Tagen komme ich auch in den zweifelhaften Genuss, die Freundin oder Lebensgefährtin von Herrn Seiffert kennenzulernen. Dadurch erfahre ich mehr über seine Geschichte. Er war wohl vor Kurzem erst in psychiatrischer Behandlung, wo er sie, ebenfalls in Behandlung, kennengelernt hat. Die Mutter von Herrn Seiffert behauptet, dass sie sich von ihm habe trennen wollen, im Bahnhof, und er sich daraufhin vor den Zug geworfen habe. Die Freundin aber sagt, sie hätten sich nur gestritten, seien dabei versehentlich auf die Bahngleise geraten, und dann sei eben ein Zug gekommen und habe Herrn Seiffert erfasst. Ich frage mich, wie man denn versehentlich auf die Bahngleise geraten kann? Ihr tue das Ganze unendlich Leid und sie wolle jetzt für immer bei ihm bleiben, so die junge Frau.

Ich mache allerdings eine interessante Beobachtung: Jedes Mal, wenn sie zu Besuch kommt, sieht man am Monitor, wie Herzfrequenz und Blutdruck sofort in die Höhe schnellen. Auch das Beatmungsgerät gibt ständig Alarm, weil es einen Widerstand misst. Herr Seiffert scheint dann gegen die Maschine atmen zu wollen. Sein ganzer Körper ist nach kurzer Zeit von Schweißperlen übersät. Die Freundin aber scheint dieser Zustand von offensichtlichem Stress nicht im Mindesten zu kümmern. Sie ist jeden Tag da und singt ihre grässlichen Lieder, obwohl sie definitiv nicht singen kann. Sie ignoriert unsere Bitten, es doch wenigstens etwas leiser zu versuchen, damit andere Patienten nicht gestört werden. Herrn Seifferts Mutter plädiert dafür, dass sie Besuchsverbot erhält. Erst wollen die Ärzte dem nicht stattgeben, denn vielleicht hat die Freundin ja recht und ihre Anwesenheit tut Herrn Seiffert gut. Aber angesichts seiner vegetativen Reaktionen und ihrer penetranten Aufdringlichkeit verbieten die Ärzte ihr schließlich, ihn zu besuchen. Was sie aber nicht daran hindert, jeden Tag hier aufzukreuzen, zigmal an der Tür zu klingeln und wie wild in die Sprechanlage zu brüllen. Denn die Station ist nicht offen, Besucher müssen erst klingeln und ihr Anliegen vortragen. Irgendwann erteilen die Ärzte ihr dann sogar ein Hausverbot.

Nachdem ich mehrere Tage bei Herrn Seiffert war, soll ich heute mit Ann zu einem anderen Patienten. »Ich habe etwas echt Spannendes für dich«, sagt sie. »Das gibt es auch hier nicht alle Tage zu sehen. Wir gehen heute zu Herrn Schäfer, dem Patienten mit der ECMO.«

ECMO? Das Wort habe ich noch nie gehört, und dementsprechend habe ich auch keine Vorstellung davon, was mich hier erwartet. Das Zimmer von Herrn Schäfer ist soweit ausgeräumt, dass nur noch die notwendigsten Dinge darin sind. So hat das große Bett Platz genug, um sich zu drehen. Der 40-jährige Mann liegt in einem Bett, das langsam um seine Längsachse rotiert. Damit er nicht herausfallen kann, ist er vollständig an das Bett festgebunden. So etwas habe ich noch nie gesehen.

»Und was genau ist jetzt eine ECMO?«, frage ich Ann. Denn das rotierende Bett kann es ja wohl nicht sein.

»Siehst du diese Maschine dort?« Ann deutet auf eine große Apparatur, die am Kopfende des Bettes steht. »Sie reichert das Blut außerhalb des Körpers mit Sauerstoff an und filtert das Kohlendioxid heraus. Dazu führt dieser dicke Schlauch zu der Maschine hin und der andere hier wieder zu Herrn Schäfer zurück. In der Maschine siehst du einige Räder, um die sich die Schläuche winden. Die Räder drehen sich konstant und befördern so das Blut. Das Ganze ähnelt einer Herz-Lungen-Maschine.«

»Jetzt weiß ich aber immer noch nicht, was ECMO als Wort eigentlich bedeutet«, sage ich fragend.

»Das Wortungetüm steht für extrakorporale Membranoxygenierung«, antwortet Ann. »Was das heißt? Im Grunde genau das, was ich dir davor schon beschrieben habe. Extrakorporal bedeutet außerhalb des Körpers. Oxygenierung ist der Begriff für die Anreicherung mit Sauerstoff. Und Membran deswegen, weil in dem Gerät der Sauerstoffaustausch eben über eine Membran stattfindet. Das Blut muss zusätzlich mit gerinnungshemmenden Medikamenten angereichert werden, da es nicht dafür geschaffen ist, durch Plastikschläuche zu fließen. Ohne diese würde es verklumpen und Herr Schäfer sterben.«

Ein heftiger Anblick. Ein leichenblasser Mann liegt festgebunden in einem Bett, das sich um sich selbst dreht, und von seinem Brustkorb weg führen zwei dicke Schläuche von fast drei Zentimetern Durchmesser, die durch das Blut, das durch sie hindurchfließt, dunkelrot gefärbt sind. Ein Beatmungsgerät ist hinfällig, weil der Sauerstoff von der ECMO-Maschine direkt ins Blut abgegeben wird.

»Was ist mit Herrn Schäfer, dass man jetzt nicht einmal mehr seine Lunge beatmen kann?«, frage ich Ann.

»Er hatte vor Kurzem eine echte Influenza«, sagt sie. »Aber das allein rechtfertigt nicht, dass es so schlimm um ihn steht. Es kommt hinzu, dass er noch irgendeine seltene genetische Grunderkrankung hat, frag mich jetzt aber nicht, welche.«

»Und warum rotiert das Bett?«

»Damit versuchen wir, die Lunge besser zu belüften. Das Umlagern würde bei ihm nicht mehr viel bringen, und ganz davon abgesehen, könnten wir das auch gar nicht so oft machen, wie es bei ihm notwendig ist.«

Der Mann ist erst 40, und er ist dem Tod näher als dem Leben. Denn an die ECMO schließt man jemanden nur an, wenn nichts anderes mehr hilft. Es gilt hier die Regel der Eins-zu-eins-Betreuung und dass immer jemand im Zimmer anwesend sein muss. Ansonsten hat man einen Kollegen zu rufen und somit für Ersatz zu sorgen. Das hindert eine andere, alteingesessene Kollegin aber nicht daran, bei meinem nächsten Nachtdienst die ganze Zeit vorne im Pausenraum zu sitzen. Michael stellt sie in dieser Nacht zur Rede. »Weißt du was?«, antwortet sie ihm, »das ist mir scheißegal. Ich habe hier die zentrale Monitorüberwachung auf dem Bildschirm, wenn was ist, werde ich es schon sehen.«

»Auf deine Verantwortung«, sagt er und geht ihr fortan aus dem Weg. Immerhin muss man sich der Tatsache bewusst sein, dass man nicht viel Zeit hat, sollte mit der ECMO irgendetwas nicht in Ordnung sein oder einer der Schläuche an einer Verbindungsstelle abgehen. Ich kann verstehen, dass man mit der nötigen Erfahrung vielleicht vieles gelassener sieht. Aber diese Regelung gibt es sicher nicht umsonst, und sie einfach brüsk zu ignorieren, finde nicht nur ich ziemlich unverantwortlich.

Herrn Schäfers Zustand verschlimmert sich zusehends, schließlich wird er mitsamt der ECMO-Maschine per Hubschrauber in eine andere Klinik verlegt. »Angeblich können sie ihm dort besser helfen«, sagt Michael, »aber eigentlich haben wir schon alles getan, und mir ist schleierhaft, was die dort anders machen wollen.«

Vor Michael habe ich großen Respekt. Seine Fragen zeigen mir, was ich alles (noch) nicht weiß. Er passt einfach prima auf diese Station, da er ein wandelndes Lexikon ist. Und in seiner Freizeit macht er Jiu Jitsu, Handball und Taekwondo. Wann er schläft, ist mir allerdings ein Rätsel. Das denke ich mir jedoch bei vielen Kollegen, die hier arbeiten. Sie müssen von einer außergewöhnlichen physischen und psychischen Stabilität sein, sonst müssten sie bei dem Arbeits- und Freizeitpensum irgendwann umkippen. Ann geht sechs Mal in der Woche ins Fitnessstudio, bevorzugt nach (!) dem Nachtdienst, und reist durch das Land zu ihren Wettbewerben. Sie erzählt mir einmal, dass sie niemals auf einer Normalstation arbeiten könnte. Normalstation heißt in ihrer Sprache, keine Intensivstation. Aber einmal habe sie dort aushelfen müssen. »Und dann hat ein Patient von mir einen neuen Venenzugang gebraucht, und der Assistenzarzt ist und ist nicht gekommen. Und weißt du was? Da habe ich dem Patienten einfach selbst einen gelegt, ist ja kein Hexenwerk. Aber da sind die da oben echt ausgerastet, und was ich mir erlauben würde, haben sie geschrien. Ich bin eben eine Intensivschwester, und da lasse ich mir nichts gefallen. Ich habe denen gesagt, sie sollen froh sein, dass ich zum Aushelfen gekommen bin, und wenn ich noch einen Ton höre, dann gehe ich wieder.«

Ich habe den Eindruck, dass die, die hier arbeiten, ein ganz anderes Selbstbewusstsein an den Tag legen, als ich es sonst von Pflegepersonal gewohnt bin. Viele der Medikamente, die über die zahlreichen Infusionen laufen, ändern sie zum Beispiel in Eigenregie um. Da wird zum Beispiel die Dosis des Kaliums erhöht oder verringert. Ansonsten unvorstellbar, und ich bin mir sicher, dass sich das auch in diesem Fall in einer rechtlichen Grauzone bewegt. Michael sagt mir, die Ärzte würden sich bedanken, wenn man wegen solcher Lappalien ständig zu ihnen gelaufen käme. Aber trotzdem, bei Kalium oder Sufentanil handelt es sich nicht einfach um Lappalien. Bei einer falschen Kaliumdosierung kann es zum Herzstillstand kommen, und Sufentanil ist ein Betäubungsmittel. Aber dieses Vorgehen scheint hier einer schweigenden Übereinkunft zu entspringen.

Diese »Übereinkunft« treibt aber auch Blüten, die mit Sicherheit strafbar sind. In einer Nachtschicht verabreicht ein Kollege Herrn Yasar eine Dosis Beruhigungsmittel, ohne dies jedoch in dessen Akte zu vermerken. Warum macht er das? Herr Yasar ist sehr unruhig, das Beatmungsgerät schlägt pausenlos Alarm. Das nervt den Kollegen sichtlich, er will einfach seine Ruhe haben. »Du hast nicht gesehen, was ich da eben gemacht habe«, sagt er zu mir, als ich ihn fragend anschaue. »Weißt du, mein Leben findet nicht in der Arbeit statt, sondern zu Hause. Das hier nervt mich manchmal alles tierisch.«

Ich habe trotz allem gesehen, was er da getan hat. Lange ringe ich mit mir, ob ich das an Michael weitergeben soll oder nicht. Wir hatten in der Schule das Thema Fehlermanagement. Was eigentlich dahintersteckt ist die Tatsache, dass in Krankenhäusern zu viel vertuscht wird. Es wäre besser, dies anzuerkennen und zu bearbeiten, damit sich die Fehler nicht weiter einschleichen und fortsetzen. Auf der ersten Station habe ich mitbekommen, wie einem Patienten eine Chemotherapie an die Vene angehängt wurde. Danach hat sich herausgestellt, dass es der falsche Patient war. Das war nicht nur eine harmlose Tablette, sondern aggressive Chemie, die Zellen abtötet. Und das hat jemand bekommen, der es eigentlich gar nicht hätte bekommen sollen. Die Kolleginnen haben mir damals gesagt, dass ich das auf gar keinen Fall irgendwem erzählen dürfe, auch nicht als eine anonyme Fehlermeldung. »Du hast das nicht gesehen«, haben sie zu mir gesagt. Ich habe es aber gesehen, genauso wie ich hier sehe, dass Herr Yasar ein Beruhigungsmittel bekommt, ohne dass es in der Patientenakte vermerkt wird. Beides vergesse ich nicht. So etwas gehört besprochen, damit es nicht noch einmal passiert. Stattdessen wird vertuscht ohne Ende, damit ein Bild nach außen gewahrt bleibt, das es de facto nicht gibt. Letztendlich sage ich es Michael, aber ich rücke nicht mit dem Namen des Kollegen heraus. So habe ich einerseits mein Gewissen erleichtert, aber dennoch keine Zwietracht gesät.

In der nächsten Nachtschicht holt mich Ann nachts um zwei in ein Zimmer, in dem der 20-jährige Herr Wozniak aus Polen liegt. Er hatte einen Autounfall, als er von einem Besuch bei Freunden in Deutschland zurück in sein Heimatland fahren wollte. Die Szene ist sehr gespenstisch. Das ganze Zimmer ist dunkel, nur die Monitore leuchten. Sie zeigen eine normale Herzfrequenz und einen normalen Blutdruck an. Auch die Beatmungswerte sind alle unauffällig. Die Brust des jungen Mannes hebt und senkt sich in regelmäßigen Abständen, als sei alles wie in den anderen Zimmern auch. Als läge unter der weißen Bettdecke ein Mensch, der bald wieder erwachen wird. Dem ist aber nicht so. Bei ihm wurde unzweifelhaft der Hirntod festgestellt, was bedeutet, dass nur Maschinen den Körper am Leben erhalten.

Der Hirntod ist eine heikle Angelegenheit. Es gibt viele Kriterien zu erfüllen, die zwei unabhängige Ärzte bestätigen müssen, die nichts mit der Transplantation der Organe zu tun haben. Auch muss mindestens einer von ihnen Erfahrung in der Intensivmedizin vorweisen.

Ich schaue weiter gebannt auf die Bettdecke, die sich hebt und senkt. Blutdruck 120 zu 80. Und doch liegt dort eigentlich ein Toter oder: ein »Beinahe-Toter«. Meine Haut prickelt, mir läuft eine Gänsehaut über den Rücken, weil die angezeigten Werte doch Leben bedeuten und weil ich diesen Widerspruch im Moment nicht in meinen Kopf bekomme. Die Organe leben noch, der junge Mann aber nicht mehr. Ich stelle mir die Frage, was menschliches Leben eigentlich ausmacht. Es muss mehr sein als durchblutete Organe. Und wenn es eine Seele gibt, ist sie dann noch in diesem Körper, auch wenn dessen Gehirn keine Aktivität mehr zeigt? In dieser besonderen Stille, die es nur in den Nachtstunden gibt und die einzig vom rhythmischen Piepen des Monitors durchbrochen wird, wiegen diese Fragen schwerer als am Tag. Im normalen Arbeitsalltag ist selten Raum, um sie zu stellen.

Der zuständige Arzt hat die Eltern am Vortag angerufen, um sie zu fragen, ob sie einer Organentnahme zustimmen, da es keinen Organspendeausweis gibt. Und er hat sie gebeten, so bald wie möglich zu kommen, um sich von ihrem Sohn zu verabschieden. Als Ann und ich das Zimmer betreten, verlassen die Eltern es gerade, blass, nach vorne gebeugt, zu erschüttert, um zu weinen. Sie haben der Organentnahme zugestimmt. Das Team aus Operateuren ist bereits angereist und steht bereit. Für jedes Organ wird eigens genau der Transplantationsmediziner eingeflogen, der das Organ dann an seinem Zielort einsetzt. Da es hier ab der Entnahme um jede Stunde geht, findet die Aktion schon in dieser Nacht statt. Und Ann fragt mich, ob ich dabei sein will. Ich überlege hin und her und entscheide mich schließlich dagegen. Es ist mir zu viel, nachts um drei zuzusehen, wie sie einen jungen Mann aufschneiden und alles herausholen, was geht. Ich befürchte, dass ich mich mitten im Operationssaal übergeben muss, und das möchte ich allen Beteiligten ersparen. Stattdessen bleibe ich noch ein paar Minuten in dem dunklen Zimmer mit dem Monitor als einziger Lichtquelle und blicke auf das stumme Gesicht. Dann verabschiede auch ich mich, denn für Herrn Wozniak ist es Zeit zu gehen.

Das Gebiet der Transplantation ist ethisch eines der umstrittensten überhaupt. Denn auch ein hirntoter Mensch ist immer noch nicht richtig tot, er ist dabei zu sterben. Die Gesetzeslage definiert ihn aber als tot, weil zentralnervöse Funktionen unumkehrbar ausgefallen sind. Die Maschinen halten ihn dann künstlich am Leben. Ohne diese würde er nicht mehr atmen. Vor der Diagnose muss man andere mögliche Ursachen für den Zustand des Patienten ausschließen, indem man alle Schmerz- und Narkosemedikamente absetzt. Dies ist insbesondere deswegen erwähnenswert, weil Michael mir am nächsten Tag erzählt, dass man sich die Entscheidung für einen Organspendeausweis schon genau überlegen müsse. Die Organe werden meistens ohne narkotisierende Medikamente entnommen, weil man einerseits davon ausgeht, dass der Patient durch seinen Hirntod Schmerzreize nicht mehr wahrnimmt, und weil man andererseits Kosten sparen will. In mir keimt unweigerlich die Frage hoch: Was, wenn doch? Was, wenn wir aufgrund all unserer Diagnostik und Fachexpertise glauben, alles hinreichend erforscht zu haben, und uns in dem sicheren Glauben wähnen, ein »Beinahe-Toter« spüre nichts mehr? Was ist, wenn wir bisher nur zu begrenzt sind und es in seinem Inneren doch noch irgendetwas gibt, das ihn etwas wahrnehmen lässt? Was ist, wenn wir das bisher nur nicht messen können? Wir können ihn nicht fragen. Immerhin kann es beim Aufschneiden zu einem Anstieg von Herzfrequenz und Blutdruck kommen. Auch kann vermehrt Adrenalin freigesetzt werden. Unter normalen Umständen würde man all das als Zeichen von Schmerz interpretieren, und man würde die Dosis der Narkose sowie der Schmerzmedikation erhöhen. Und ein komplettes Aufschneiden der Bauchdecke ist sicherlich keine schmerzfreie Angelegenheit. Warum kann man denn nicht einfach prophylaktisch die gleiche Narkose geben wie sonst auch? Einfach, um auf Nummer sicher zu gehen. Und um die Würde des Menschen zu wahren, der da liegt. Manche Anästhesisten machen das, andere nicht.

Diese Station erfordert ein besonderes Maß an physischer und psychischer Belastbarkeit. Manchmal bin ich kurz vor dem Umkippen wegen des stundenlangen Stehens. Ohne Umherlaufen, ohne Hinsetzen, ohne Bewegung. Man steht einfach nur rechts vom Bett oder links vom Bett oder davor oder dahinter oder am Tisch und richtet Medikamente her oder notiert sich etwas. Immer alles im Stehen. Hinzu kommt, dass das hier übliche Schichtmodell die Schaukelschicht ist. Mein Dienstplan sieht daher folgendermaßen aus: Ich arbeite immer zehn Tage am Stück, und diese bestehen nonstop aus Schaukelschicht. Das heißt, Früh- und Spätschicht im Wechsel zehn Tage lang. Dann habe ich vier Tage frei. Und dann geht das Ganze wieder von vorne los. Für mich ist das sehr schwer zu ertragen, denn ich mag es lieber, wenn ich viele gleiche Dienste hintereinander habe. So kann ich mich dann zumindest auf einen gewissen Rhythmus einstellen. Durch die Schaukelschicht jedoch gerät mir jeder Biorhythmus abhanden. Den einen Tag um Viertel vor fünf aufstehen, den nächsten bis zehn Uhr schlafen, weil ich so müde bin. Dann kann ich abends aber nicht einschlafen und stehe völlig gerädert um Viertel vor fünf am Tag darauf wieder auf. Dann ein Mittagsschlaf, wegen dem ich abends aber wieder nicht schlafen kann, ergo am nächsten Morgen nur schlecht aus den Federn komme. Dieser Arbeitsrhythmus macht mich völlig verrückt. Ich frage die Kollegen mehrmals, ob ihnen das denn nichts ausmache, und bekomme zur Antwort, dass alle, die hier arbeiten, die Schaukelschicht sogar richtig gut finden. Mir geht es nicht so.

Was mir aber tatsächlich am meisten fehlt, ist der zwischenmenschliche Kontakt zu den Patienten. So banal sich das anhört, aber hier kann ich mit keinem reden, jedenfalls nicht so, wie ich das gerne hätte. Ich kann zwar immer in den Wald reden, aber es schallt nie ein Wort heraus, außer vielleicht in Form eines Blutdruckanstiegs, den mir der Monitor piepsend mitteilt. Aber das reicht mir nicht. Ich vermisse tatsächlich auch die Glocken, denn da kann ich hinlaufen, ich kann mich bewegen, ich habe ein Gespräch in Aussicht. Gerade das aber fehlt den Kollegen hier überhaupt nicht. Auf meine Frage hin sagen die meisten, dass sie genau deswegen hier seien.

»Hier klingelt keiner, hier will keiner was von mir, und nerven mit seinem Gelaber tut mich auch keiner«, sagt Michael und zwinkert mir zu. »Ich bin der Chef, und die Kollegen sind in ihren eigenen Zimmern beschäftigt, da habe ich voll und ganz meine Ruhe.«

Was mir auch fehlt, ist, dass ich nie die Genesung eines Patienten vollständig verfolgen kann. Denn sobald es ihm besser geht, wird er verlegt. Und schon kommt ein neuer Schwerstkranker an seine Stelle. Ich halte für mich fest, dass ich besser für den Patientenkontakt geeignet bin.

Der Einsatz neigt sich dem Ende zu, und ich habe an Fachwissen so viel dazugelernt wie sonst in einem Jahr nicht. Die Kollegen haben mich immer mit Respekt behandelt, haben mir viel erklärt, und ich durfte überall zuschauen. Ich habe weit mehr gesehen, als ich beschreiben kann, denn das Fachgebiet der Intensivmedizin ist sehr groß. Diese acht Wochen waren anstrengend, aber auch beeindruckend. Was die Menschen hier jeden Tag leisten, wenn sie sich um all die Unfallopfer kümmern, ist unbeschreiblich.

Anästhesie
Fliegende Scheren und der Mann, dem die Aorta platzt

Altgriechisch: ἀναισθησία [anaisthēsía] = Empfindungslosigkeit

Ich gehe durch den Gang im Erdgeschoss der Chirurgie. Er erscheint mir endlos lang, und alles ist wie gewohnt grau in grau. Da ich bisher schon oft Patienten von der Schleuse abgeholt habe, weiß ich, wo sich der Eingang in den Operationsbereich befindet. Normalerweise kommt man in diesen Bereich nicht hinein, aber für die nächsten acht Wochen ist der Chip meines Mitarbeiterausweises dafür freigeschaltet. Ich halte ihn an das Lesegerät vor der Umkleide, es ertönt ein lauter Piepton, gefolgt von einem Klicken, mit dem sich die Tür öffnet. In der Umkleide weiß ich nicht so recht, was ich jetzt machen soll. Auf der einen Seite befindet sich ein Regal mit grünen Hosen und Oberteilen in allen erdenklichen Größen. In den zwei untersten Reihen stehen grüne und blaue Plastikcrocs in Reih und Glied nebeneinander. Ich suche mir Teile in meiner Größe und staple meine Kleidung auf einer Bank. Doch was jetzt? Es ist niemand da, der mich instruieren könnte. Zum Glück betritt eine junge Frau in diesem Moment die Umkleide. Ich überwinde mich und frage sie: »Könnten Sie mir sagen, wo ich hingehen soll? Heute ist mein erster Tag hier, ich war noch nie im OP.«

»Ach du lieber Himmel«, sagt sie, »natürlich kann ich dir helfen, du brauchst auf jeden Fall noch eine Kopfhaube, sonst verlierst du ja Haare, und das geht gar nicht.« Sie holt eine grüne Einwegkopfhaube aus einer Pappschachtel im Regal und bindet sie sich um den Kopf. »So macht man das, und dann musst du dir noch einen Mundschutz anziehen, und außerdem kannst du mich duzen.« Sie hält kurz inne. »Ach du liebes bisschen, ich habe mich ja noch gar nicht vorgestellt.« Sie reicht mir die Hand. »Ich bin Isabell. Nimm deine Tasche ruhig erst mal mit, Mara wird dir dann einen Spindschlüssel geben, sie hat heute auch Dienst und ist hier zuständig für die Schüler.«

Dann betätigt sie den Desinfektionsmittelspender so hastig, dass die Hälfte der Flüssigkeit statt auf ihre Hand auf den Fußboden tropft. »Immer gut desinfizieren«, sagt sie und öffnet die Tür zum OP-Bereich. Dabei fällt ihre Tasche zu Boden, weil sie beide Hände voll hat. Wenn sie schon so hektisch zum Dienst kommt, wie aufgedreht mag sie dann erst im OP sein, frage ich mich unweigerlich. Ich hebe ihre Tasche auf und reiche sie ihr. Dann gehen wir durch die Tür – und ich betrete eine andere Welt. Überall laufen grün angezogene Menschen hektisch hin und her, Patienten werden auf metallenen Liegen umhergefahren, Operationsbesteck klirrt in vergitterten Metallkästen, dicke Neonröhren statt Tageslicht erhellen die Gänge. Kein Fenster weit und breit. Eine durch und durch sterile Welt, die auf mich als Unwissende fast schon lebensfeindlich wirkt. Mir fällt auf, dass es elementare menschliche Bedürfnisse gibt, die hier nicht befriedigt werden können: Wärme, Gemütlichkeit, Geborgenheit. Stattdessen riecht es überall penetrant nach Desinfektionsmittel und nach verbranntem Fleisch. Isabell muss meinen Gesichtsausdruck gesehen haben, denn sie lacht: »Es ist nicht so schlimm, wie du denkst, dieser Geruch kommt nur daher, dass sie beim Operieren kleinere Gefäße veröden, damit sie nicht ständig bluten. Und das macht man mit kleinen Metallstäben, die an schwachen Strom angeschlossen sind, folglich riecht es hier nicht immer, aber doch oft ziemlich verkokelt, aber du wirst dich daran gewöhnen.«

Mich fröstelt, weil es hier nur achtzehn Grad hat. Oder weil hier alles so metallen, so steril, so kalt ist? Isabell bringt mich zu Mara. »Hier, ein Neuling für dich«, sagt sie. Mara wirkt Gott sei Dank wesentlich ruhiger als Isabell.

»In welchem Ausbildungsjahr bist du denn?«, fragt sie.

»Im dritten.«

»Aber vom OP hast du, nehme ich an, keine Ahnung.«

»Exakt.«

»Gut«, fährt sie fort, »heute ist viel los, ich kann dir nicht vorher alles erklären, am besten, du kommst einfach mit mir mit. Für heute stellst du dich einfach neben mich und schaust, was ich mache. Heute sind wir im OP-Saal sieben.«

Ich bin dankbar für ihre einweisenden Worte und laufe ihr hinterher. Als wir im richtigen Saal ankommen, sehe ich eine Liege, auf der ein Mann mittleren Alters liegt.

»Hallo, mein Name ist Mara«, stellt sie sich vor. »Und Sie sind Herr Braun, 53 Jahre alt, und bekommen eine neue Hüfte, die rechte Seite, ist das richtig? Ich muss Sie das fragen, aus Sicherheitsgründen.«

Herr Braun nickt, sagt aber nichts.

»Ich werde jetzt zusammen mit meiner Kollegin die Narkose vorbereiten. Ist Ihnen kalt? Brauchen Sie noch etwas?«

Sie erntet nur ein stummes, verhaltenes Kopfschütteln.

»Konnten Sie heute Nacht wenigstens ein bisschen schlafen?«

Plötzlich ergießt sich ein unerwarteter Wortschwall über uns, der von der Angst zeugt, die momentan in diesem Menschen wohnt. »Nein, kein Auge habe ich zugetan, und schlecht ist mir, und schwindelig, und ich bin noch nie operiert worden, Gott, ich hab ja solche Angst …«

»Sie bekommen jetzt eine Nadel in die Vene am Unterarm gelegt. Darüber können wir dann die Narkose verabreichen. Sie werden gar nichts merken«, versucht Mara, ihn zu beruhigen. »Sie werden einfach einschlafen und erst wieder aufwachen, wenn alles vorbei ist.«

Herr Braun schaut noch immer skeptisch.

»Ich klebe Ihnen jetzt noch EKG-Kleber auf die Brust und einen Sauerstoffmesser an den Finger. So haben wir Ihre Werte die ganze Zeit auf dem Monitor und immer im Blick. Es kann Ihnen nichts passieren.«

Ich hoffe, dass sie Herrn Braun mit ihren Erklärungen ein wenig die Angst nehmen kann. Ich kann ihn verstehen. Gestern Abend habe auch ich lange kein Auge zugetan, weil diverse Horrorszenarien meinen Kopf bevölkerten. Dazu gehörten Blut, Sägen, Schreie und alles andere, was sich eine blühende Fantasie nachts um drei so alles ausdenken kann. Wenn das schon bei mir so ist, wo ich hier arbeite und mich keiner aufschneidet, dann kann ich mir lebhaft ausmalen, wie das den Menschen ergehen mag, die hier täglich wie am Fließband eingeliefert werden.

Mara legt Herrn Braun die Hand auf die Schulter. »Sie schaffen das, bald wachen Sie auf, und alles ist vorbei.«

Sie gibt sichtlich ihr Bestes, ihm vor dem künstlichen Einschlafen die Wärme und Menschlichkeit zu schenken, die sie zu geben vermag. Und ich sehe in seinen Augen, dass diese Geste etwas bewirkt, auch wenn sie noch so unbedeutend erscheinen mag.

In den nächsten Tagen assistiere ich Mara bei diversen Narkosen, werfe alle Namen und Dosierungen der Medikamente aber immer noch wild durcheinander. Mara fragt mich immer wieder ab. »Das muss sitzen«, sagt sie, »denn bald bist du selbst an der Reihe, und dann muss es schnell gehen.«

Mein Gedächtnis tut sein Bestes, aber das Stresslevel hier ist hoch, und ich stehe jeden Tag unter Vollspannung. Immer muss alles wie am Schnürchen klappen, damit wir den OP-Plan unter allen Umständen einhalten, denn er ist das Maß aller Dinge, die Bibel, der wir hier alle folgen müssen. Menschliche Regungen sind in diesem Zeitplan nicht vorgesehen.

Am fünften Tag muss ich das erste Mal an die »Front«, denn ich soll schließlich etwas lernen. Einerseits bin ich begeistert, andererseits habe ich Angst. Was, wenn ich die falsche Dosis spritze? Oder vorher versehentlich etwas Falsches mit der Spritze aufgezogen habe? Derartige Fehler können hier fatale Folgen haben. Ich führe mir noch einmal alles vor Augen, was Mara mir erklärt hat: Bevor wir die Narkose einleiten, müssen wir überprüfen, ob das Beatmungsgerät richtig funktioniert und genügend Narkosegas eingefüllt ist. Über die Vene verabreicht man nur so lange Medikamente, bis der Patient eingeschlafen ist. Die eigentliche Narkose, die dann über mehrere Stunden andauert, erzeugt ein Gasgemisch, das der Patient über die Beatmung inhaliert. Es besteht zum einen aus Sauerstoff und Lachgas, zum anderen aus einem Narkosegas wie zum Beispiel Desfluran, dessen Wirkung durch das Lachgas verstärkt wird. Man kann diese Mischung jedoch nicht zum Einschlafen verwenden, da sie zu starkem Hustenreiz und einem Anhalten der Atmung führt, solange der Patient noch wach ist. Daher brauche ich als Vorstufe das Medikament über die Vene. Verringert der Arzt dann gegen Ende der Operation die Dosis des Gases, atmet der Patient den Wirkstoff schnell über die Lunge aus, wodurch wir den Zeitpunkt des langsamen Aufwachens relativ gut steuern können.

Mara hält sich im Hintergrund, ich muss nun alles allein machen.

»Alles fertig?«, fragt der Oberarzt Herr Wiedemann.

»Es kann losgehen«, antworte ich, während ich versuche, das Zittern meiner Hände zu verbergen.

»Sie werden jetzt ganz ruhig einschlafen, und hoffentlich träumen Sie etwas Schönes«, sagt er zu Frau Rohani, die angstvoll auf die Plastikmaske blickt, die er in der Hand hat.

»Jetzt kommt die Droge, und Sie werden sich wie im Himmel fühlen«, sagt er.

Ich denke mir, dass mich diese Aussage als Patient mehr in Panik versetzen würde, statt mich zu beruhigen. An mich gewandt fährt er fort: »Du kannst anfangen mit acht Fenti.«

Ich wiederhole: »Acht Fenti.«

Der OP-Kosmos ist nicht nur eine eigene Welt innerhalb des Krankenhauses, er hat auch eine eigene, kryptische Sprache, die ich erst nach und nach zu entschlüsseln lerne. Im Stillen übersetze ich für mich, dass ich jetzt acht Milliliter des Medikaments Fentanyl spritzen soll. Das ist ein sehr starkes Schmerzmittel, gehört zur Gruppe der Opioide und unterliegt dem Betäubungsmittelgesetz, wie fast alle Medikamente, mit denen ich hier täglich hantiere, als sei es das Normalste auf der Welt. Eine erfreuliche Nebenwirkung des Fentanyl ist, dass man sich schnell wie auf Wolke sieben fühlt.

»Jetzt weiter mit 90 Diso«, sagt Herr Wiedemann.

Ich reagiere mit: »90 Diso«, werfe die leere Fentanylspritze in den Mülleimer neben mir und beginne, die nächste Spritze langsam abzudrücken. Mara hat mir eingeschärft, dass ich immer zuerst jede der Anweisungen wiederholen muss, bevor ich sie in die Tat umsetze, als eine Art Rückversicherung, ob ich alles richtig verstanden habe. In Gedanken übersetze ich wieder, was ich zu tun habe. Diso ist die Abkürzung für Disoprivan, der Wirkstoff von Propofol. Dieses Medikament kenne ich noch von der Intensivstation, es ist eine milchfarbene Flüssigkeit. Das Fiese ist, dass die Dosierungsstriche, die auf der Spritze aufgedruckt sind, nicht mit der Dosierung des Propofol übereinstimmen. Wenn Herr Wiedemann also sagt, dass er 90 Diso möchte, heißt das, dass ich nicht einfach analog neun Milliliter verabreichen kann, sondern dass ich erst alles umrechnen muss. Und so ist es bei fast jedem Medikament, und trotzdem soll alles schnell gehen. Wenn Frau Rohani sieht, dass ich zaudere oder gar nicht weiß, was Herr Wiedemann von mir will, dann wird sie sich nur noch mehr in ihre Panik hineinsteigern. Damit das nicht passiert, habe ich mir nach jedem Dienst alles aufgeschrieben und daheim fleißig rechnen geübt. Der Mathematik-Leistungskurs aus der Schule hilft mir dabei leider wenig, denn Dreisatz wurde nicht durchgenommen, und mit Kurvendiskussion und Integralrechnung komme ich keinen Schritt weiter. Ich frage mich, warum ich nur das komplizierte Nutzlose gelernt habe und das, was ich praktisch anwenden könnte, nicht.

Ich stehe unter immensem Zeitdruck, und mindestens drei Augenpaare sind auf mich gerichtet. Da kann man sich leicht verrechnen, allein wegen der ganzen Aufregung. Das Propofol kann ich zum Glück korrekt verabreichen, und so wird Frau Rohani langsam schläfrig, ihr fallen die Augen zu. Herr Wiedemann hält ihr mit einer Hand eine große Plastikmaske über das Gesicht und prüft mit dem Daumen der anderen Hand, ob ihre Augenlider zucken, wenn er nur ganz sanft über ihre Wimpern streicht. Zucken sie nicht, so ist der Augenlidreflex schon weitestgehend ausgeschaltet, was ein gutes Indiz für die Tiefe der Narkose ist. Wichtig ist auch, dass er die Maske dicht auf ihr Gesicht drückt, sonst würde er uns alle unbemerkt mit einschläfern. Mara hatte mir erklärt, dass das eine Sauerstoffmaske ist, über die der Patient 100 Prozent Sauerstoff atmet. Dadurch füllen wir seine Lunge viel mehr als sonst mit Sauerstoff, damit wir später mehr Zeit haben, den Beatmungsschlauch in die Luftröhre zu bekommen. Würden wir das nicht machen, hätten wir kaum Zeit dafür, bevor der Sauerstoffgehalt im Blut zu sehr abfallen würde. Ab jetzt kann es richtig zur Sache gehen. Ich erhalte die nächste Anweisung:

»Vier Tracrium bitte.«

Ich wiederhole: »Vier Tracrium.«

Mit Tracrium meint er das Medikament Atracurium, das die Muskeln entspannt, denn sonst könnte man nicht maschinell beatmen, weil die Atemmuskulatur gegen die Maschine arbeiten würde. Dieses Medikament führt aber auch dazu, dass der Patient nicht mehr atmen kann, sobald die Wirkung eintritt, selbst wenn er wollte. Daher dürfen wir es erst spritzen, wenn er friedlich weggeschlummert ist. Es ähnelt dem Pfeilgift der südamerikanischen Indios, die damit ihre Beute lähmen, um sie dann zu erlegen. Sie haben es aus dem danach benannten Pfeilgiftfrosch gewonnen. Die Pharmaindustrie stellt das heute synthetisch her. Ich überprüfe, ob ich auch wirklich vier Milliliter in meiner Spritze habe, und drücke langsam ab. Nachdem Herr Wiedemann den Beatmungsschlauch eingeführt hat, schieben wir Frau Rohani auf ihrer Liege in den eigentlichen OP-Saal. Die Chirurgen und das OP-Personal warten bereits ungeduldig, weil wir länger gebraucht haben als geplant. Ich muss unzählige Metallhebel richtig einstellen, damit die Patientin in genau der Position liegt, die der Operateur haben will. Ihre Lagerung wirkt auf mich höchst unbequem, und ich bin froh, dass sie weder davon noch von dem rauen Umgangston etwas mitbekommt.

»Wird's bald, ich habe nicht ewig Zeit«, schreit mich der Chirurg an. Er lässt sich nicht dazu herab, es mir zu sagen, sondern muss es mir ins Ohr brüllen.

»Halt die Schnauze«, ertönt es von der anderen Seite des OP-Saals. Offenbar können sich hier nicht alle leiden. Das Highspeedtempo macht mich so nervös, dass ich mehrmals etwas fallen lasse. Plötzlich fliegt eine Schere knapp an meinem rechten Ohr vorbei. Ich weiß nicht, ob sie mir gilt oder dem, der eben »Halt die Schnauze« gesagt hat.

Ich erlebe hier nicht nur viel Geschrei, sondern auch andere Skurrilitäten. Herr Wiedemann hat nämlich die Angewohnheit, permanent auf seinem Handy herumzutippen, auch während der Operationen. Natürlich mag es manchmal langweilig sein, wenn man stundenlang dasitzen muss und nur auf den Monitor starrt und ab und zu einen Wert verstellt. Aber ich finde, er hat eine Verantwortung gegenüber dem Menschen, der in seiner Obhut liegt. Und er wird nicht schlecht bezahlt für seine Aufgabe. Unfassbar finde ich aber schließlich die Tatsache, dass er anfängt, Pokémon Go zu spielen. Das ist mein voller Ernst. Nach zwei Stunden OP rennt er zur Glastür, durch die man in den benachbarten Saal gelangen kann, und ruft: »Dort ist ein Pikachu! Aber ich kann da nicht hin und es einfangen, die operieren ja gerade.« Missmutig trottet er wieder zurück und setzt sich auf seinen Hocker. Es verschlägt mir die Sprache. Wir brauchen hier ohne Zweifel Menschen, die Humor und gute Laune verbreiten. Aber ein erwachsener Mann, der quer durch den Operationssaal rennt und ein Pikachu einfangen will, ist mehr als schräg. Immer wieder läuft er herum, auf der Suche nach irgendwelchen Pokémons. Nicht zu vergessen, wir befinden uns hier nicht auf einer Wiese, wo man notfalls auch auf Bäume klettern kann, um diese virtuellen Viecher einzufangen, sondern wir sind in einem OP-Saal, wo kranke und schwerkranke Menschen aufgeschnitten werden. Da kann man nicht einfach überall hinrennen, wo es einem gerade passt, nur weil das Handy dies jetzt von einem verlangt. Angesichts solchen Verhaltens kann ich nur sprachlos den Kopf schütteln. Ich würde sofort rausfliegen, und zwar postwendend, wenn ich mir Derartiges erlauben würde.

Trotzdem komme ich gerne hierher, denn ich sehe und lerne jeden Tag unglaublich viel. Wenn ich morgens komme, schaue ich auf den OP-Plan und darf mir aussuchen, in welchen Saal ich heute möchte. Ich suche mir immer das aus, was sich besonders spannend anhört oder wo es viel zu sehen gibt. In den acht Wochen sehe ich jede erdenkliche Art von Operation. Ich sehe, wie Bäuche aufgeschnitten werden und zwecks der Übersichtlichkeit der ganze Darm herausgeholt und wärmend eingepackt wird. Ich sehe gebrochene Gliedmaßen aller Art, die von Unfallchirurgen mit Bohrern, Hämmern und Sägen wieder gerade gerückt und geflickt werden. Ich sehe Operationen am halb geöffneten Schädel, wo tatsächlich das Gehirn zu sehen ist, wie es pulsiert. Dabei überkommt mich Ehrfurcht. Das ist die Schaltstelle all unserer Funktionen, aller Erinnerungen und unserer Intelligenz. Und nun liegt sie entblößt da, und man schnipselt vorsichtig daran herum, um einen Tumor zu entfernen. Dies sind sehr langwierige Operationen, und nur spezialisierte Neurochirurgen dürfen sich da heranwagen. Ich sehe eine junge Frau, die erst 22 Jahre alt ist und der dreiviertel ihres Magens entnommen werden, weil sie einen BMI von 85 (!) hat. Das heißt, bei einer Körpergröße von 1,60 Meter wiegt sie sagenhafte 217 Kilogramm.

Unter all den zahlreichen Operationen fasziniert mich eine besonders: die Herzoperation, und zwar die am offenen Herzen. Schnell finde ich heraus, dass sie mich mehr als alle anderen fesselt. Und das hat einen Grund: Während einer Herz-OP ist der Patient irgendwie tot und irgendwie auch nicht. Unfassbar, aber wahr. Um am offenen Herzen operieren zu können, muss man zuerst das Brustbein aufsägen. Dann klemmt man den normalen Blutkreislauf ab und schließt die Herz-Lungen-Maschine an, in der OP-Sprache auch HLM genannt. Die Maschine übernimmt diese Funktion. Sobald sie arbeitet, muss man den Patienten auch nicht mehr beatmen, denn, wie der Name schon sagt, erfüllt die Maschine auch die Aufgabe der Lunge und reichert das Blut mit Sauerstoff an. Wie macht man das jetzt aber, den Blutkreislauf zu stoppen und die Schläuche der Maschine an die Blutgefäße anzuschließen, ohne dass der Patient minutenlang ohne Sauerstoff ist? Das wäre lebensgefährlich. Ist der Brustkorb offen, liegt das Herz pulsierend vor einem, und man kann jeden einzelnen Schlag live sehen, eine sehr eindrückliche Erfahrung. Um operieren zu können, muss das Herz aber stillstehen. Man schließt nun als Erstes die Kanülen der HLM an die Hauptschlagader und an eine der beiden großen Hohlvenen am Herzen an. Jetzt ist die Stunde des Kardiotechnikers gekommen. Der Beruf des Kardiotechnikers ist eine spezielle Ausbildung, die man nur an wenigen Orten machen kann. Diese Person befasst sich ausschließlich mit der Betreuung der HLM, da diese so komplex ist und eine extrem wichtige Funktion erfüllt. Die Maschine läuft aber noch nicht mit voller Kraft, da das Herz noch schlägt. Sie hat einen sogenannten Wärmeaustauscher integriert, der das Blut herunterkühlt und dadurch auch die Körpertemperatur. Unter anderem durch dieses Herunterkühlen sind lang andauernde Operationen am offenen

Herzen und auch am Gehirn erst möglich. Bei diesen Operationen wird das Gehirn mit weniger Blut als sonst versorgt. Da das für das Gehirn gar nicht gut ist, kühlt man den ganzen Körper herunter, wodurch sich der Stoffwechsel verlangsamt und die Zellen weniger Sauerstoff brauchen. Bei sehr komplizierten Gehirnoperationen kann die HLM das Blut sogar auf bis zu achtzehn Grad herunterkühlen, wodurch das Gehirn eine halbe Stunde Kreislaufstillstand überstehen könnte. Das wird auch in dem Film »Das Wunder von Kärnten« thematisiert, der auf einer wahren Geschichte beruht. Das kleine Mädchen lag eine halbe Stunde im Teich. Alle hielten sie für tot, aber der Arzt war überzeugt, dass man sie retten könnte, denn ein Toter ist erst tot, wenn er warm, aber leblos ist.

Ist die gewünschte Temperatur erreicht, kann der Chirurg die große Hohlvene und die Hauptschlagader abklemmen, sodass die Maschine nun vollständig den Kreislauf übernehmen kann. Die herzlähmende Lösung sorgt für einen kompletten Herzstillstand, weil sie besonders viel Kalium enthält. Man nennt diesen Vorgang der Herzlähmung auch Kardioplegie, und dieses Wort ist es, was ich während der OP höre. Ich sehe, wie das Herz immer langsamer schlägt und die Kurve am Monitor immer flacher wird. Alle warten gespannt. Der Piepton, der den Puls anzeigt, ertönt immer seltener, bis er schließlich ganz verstummt. Die Rädchen und Pumpen der HLM drehen sich und erzeugen ein leises kontinuierliches Rauschen.

Doch warum ist der Patient in der Zeit, die er an der HLM angeschlossen ist, irgendwie tot und irgendwie auch nicht? Weil sein Herz offenkundig nicht mehr schlägt. Und jeder Mensch, dessen Herz stillsteht, weilt normalerweise nicht mehr unter den Lebenden. Doch er lebt trotzdem weiter, weil die HLM für ein paar Stunden sozusagen ein sowohl künstliches Herz als auch eine künstliche Lunge ist. Ebenso faszinierend ist es dann, wenn am Ende der Operation die herzlähmenden Medikamente reduziert werden und man das Herz einmal defibrilliert. Das heißt, man versetzt ihm einen Stromschlag. Dann stehen alle da und warten, dass das Herz wieder anfängt zu schlagen. Manchmal gibt es recht eigenwillige Herzen, die ein bisschen Zeit brauchen. Das ist mehr Nervenkitzel als jeder Krimi.

Ebenfalls in diesem Herzoperationssaal erlebe ich den eindrücklichsten Tag meiner gesamten Ausbildung. Nur weiß ich das an jenem Morgen noch nicht. Ich komme wie gewohnt um Viertel vor sieben. Mara eröffnet mir, dass gleich ein Mann um die 50 von einem kleineren Krankenhaus notfallmäßig zu uns kommt. »Ich sage dir, das wird ernst«, sagt sie. »Das haben wir nur sehr selten, und es kann schnell gefährlich für den Mann werden.« Sie sieht mich ernst an. »Also pass auf. Du kommst mit mir, aber du darfst nichts machen, hörst du?«

Ich nicke.

»Schau zu und stelle dich in irgendeine Ecke, wo du niemandem im Weg stehst. Hast du das verstanden? Es ist wichtig.«

»Was hat er denn, dass er so dringend hierherkommen muss?«, frage ich vorsichtig.

»Er hatte Atemnot, und ihm taten die Arme weh, da dachten sie erst, er hätte einen Herzinfarkt, und dann haben sie zufällig festgestellt, dass er eine Aortendissektion hat, weil die Blutdruckwerte am rechten und linken Arm völlig auseinanderklafften. Da sie das dort aber nicht operieren können, kommt er jetzt hierher, und zwar so schnell es geht.«

»Eine was?« Ich habe dieses Wort noch nie gehört. Ich weiß zwar, was die Aorta ist, nämlich unsere Hauptschlagader, die etwa zwei Finger dick ist, aber vom Rest habe ich keine Ahnung. Das hört sich nicht gut an, wenn mit der Aorta etwas nicht in Ordnung ist, denke ich. Als ich sie fragend ansehe, fährt sie fort: »Scheiße, wir haben nicht mehr viel Zeit. Also schau, ich mache es kurz. Die Wand der Aorta besteht aus mehreren Schichten. Bei dem Mann haben sich die inneren Schichten abgelöst. Das Blut fließt nun nicht mehr wie sonst durch die Mitte, sondern es bahnt sich seinen Weg zwischen der äußersten Schicht und der, die darunter liegt. Du kannst dir vorstellen, dass jetzt der Blutdruck, den sonst mehrere Schichten aushalten müssen, ständig auf die äußerste Schicht drückt. Es besteht also jeden Moment die Gefahr, dass die äußerste Schicht reißt. Und dann hat er nicht mehr als ein paar Minuten zu leben.«

Das macht mir Angst. Mara rennt in den OP-Saal, und ich helfe ihr dabei, alles vorzubereiten.

»Machen wir denn keine Narkoseeinleitung?«, frage ich sie. Meine Naivität kommt in dieser Frage vollends zum Ausdruck.

»Nein, den ganzen Schnickschnack lassen wir weg. Es kann jeden Moment zu spät sein.«

Oh Gott, denke ich, das kann ja heiter werden. Ich helfe ihr gewissenhaft, wo ich nur kann, und da ich schon ganz gut eingearbeitet bin, kann ich ihr auch einiges abnehmen. Was wir sonst morgens vor der ersten Operation in einer Stunde vorbereiten, schaffen wir heute in 20 Minuten. Mara reißt mich am Arm, und gemeinsam hasten wir in Richtung Schleuse, nur um dort die nächsten fünf Minuten untätig herumzustehen.

»Wir warten jetzt hier, bis sie mit ihm kommen«, sagt sie. »Wir dürfen nicht weit weg sein und irgendwelche langen Gänge vor uns haben. Wenn er kommt, muss es schnell gehen. Aber eins muss ich dir noch sagen: Der Mann darf von deiner Aufregung nichts mitbekommen. Jede Anstrengung oder Angst kann jetzt tödlich für ihn sein. Bestimmt haben sie ihm auch nicht gesagt, wie ernst es um ihn steht, und das darfst du auch nicht tun. Sei einfach sehr freundlich zu ihm und tu so, als ob nichts wäre.«

Das ist leichter gesagt als getan. Aber ich verstehe, was sie meint. Nach fünf Minuten kommen die Rettungssanitäter und fahren ihn auf einer Liege in die Schleuse.

»Guten Morgen, ich bin Mara«, begrüßt meine Ausbilderin ihn. »Wir begleiten Sie jetzt in den OP. Machen Sie sich keine Sorgen. Wie ist Ihr Name?«

Der Mann hebt den Kopf von der Liege. »Krötz mein Name«, sagt er und reicht ihr seine rechte Hand. »Es tut mir Leid, dass ich Ihnen so früh am Morgen solche Umstände bereite.« Er lacht unsicher und fährt sich mit der Hand durch die angegrauten Haare. Anscheinend weiß er nicht, wie ernst die Lage ist. Andernfalls wäre er, glaube ich, nicht mehr so um Höflichkeit bemüht. Wir ignorieren die warmen Decken, das Umlagern und das sonstige Prozedere vor einer Operation. Der übliche Weg zählt heute nicht, denn es geht um jede Minute. Sollte seine Aorta platzen, dann hat er nicht mehr viel Zeit. Die Sanitäter helfen uns dabei, ihn den langen Gang entlangzuschieben. Sie laufen in ihren von der Straße schmutzverkrusteten Stiefeln mitten durch die sonst so heilige saubere und sterile Welt. Aber Keimfreiheit wird Herrn Krötz nicht retten. Dann muss der Boden eben später gründlicher geputzt werden als sonst. Auch die Narkose im Einleitungsraum überspringen wir und fahren die Liege direkt in den OP-Saal. Die Kollegen haben den Herzchirurgen Herrn Bojarski vor einer halben Stunde aus dem Bett geklingelt, damit er jetzt, um sieben Uhr morgens, für diesen Notfall zur Stelle ist. Einige operationstechnische Assistentinnen stehen schon im Saal und bereiten das metallene Operationsbesteck vor. Ständig lassen sie etwas fallen und werfen sich harsche Anweisungen zu. Ihre Gelassenheit ist eine dünne Fassade, an der die Angst nagt. Wie Mara es von mir verlangt hat, stelle ich mich sofort in eine der Ecken. Alle Anwesenden bemühen sich um Ruhe und darum, ihre Panik nicht zu zeigen, damit sich Herr Krötz nicht aufregt. Herr Krötz erhält nicht einmal eine halbwegs sanfte Hinführung zu seiner Situation und der Tatsache, dass er gleich aufwändig operiert wird. Dafür ist keine Zeit mehr. Herr Wiedemann erklärt ihm nur knapp, dass man jetzt mit der Narkose starte, während Mara hektisch auf Herrn Krötz' Arm herumklopft, um eine Vene für die Kanüle zu finden, durch welche sie das Schmerzmittel Fentanyl und das einschläfernde Propofol injizieren kann. Die ruppigen Ansagen von Herrn Wiedemann führt sie zeitgleich aus. Die Herzfrequenz von Herrn Krötz wird immer schneller. Kein Wunder, ich an seiner Stelle würde vor Aufregung an die Decke gehen. Mara injiziert die Medikamente auch nicht behutsam wie sonst, sondern drückt die Spritze mit einem heftigen Ruck ab. Dann folgt sogleich das muskelentspannende Atracurium, und kaum hat sie dies in seinen Arm hineinbefördert, fängt Herr Wiedemann an, den Beatmungsschlauch in die Luftröhre zu schieben. All das läuft viel zu schnell, aber die Zeit drängt. Währenddessen wuseln die grünen OP-Männchen wie in einem Ameisenhaufen durch den Saal.

Unter normalen Umständen kommt ein Patient schön eingeschlafen in den Saal, alles ist vorbereitet. Dann desinfiziert man die zu operierende Stelle mit Jod, wartet die Einwirkzeit ab und deckt alles in Ruhe mit mehreren sterilen grünen Tüchern ab. Dann desinfizieren sich die Chirurgen ihre Hände, müssen das Desinfektionsmittel ebenfalls einwirken lassen und werden von den OP-Assistentinnen in sterile Kittel gehüllt. Dies alles sind bewährte Abläufe, die aber einige Zeit kosten. Heute ist nichts davon von Bedeutung. Noch während sich Herr Bojarski die Hände desinfiziert, wirft ihm eine Assistentin den Kittel über. Er blickt immer wieder auf den Monitor, der für den Puls die beängstigende Zahl 130 anzeigt. Das ist viel zu hoch, und der Blutdruck ist auch nicht besser. Herr Wiedemann ruckelt gerade wütend am Beatmungsschlauch herum, als es passiert. Der Blutdruck sackt plötzlich nach unten, der Puls steigt noch weiter an. Vom Monitor ertönt ein dramatisches Piepen.

»Sie reißt!«, schreit der Chirurg. »Säge, ich brauche die Säge, schnell!« Die OP-Assistentinnen verdoppeln ihr Tempo. Eine von ihnen reißt einen der bereits geöffneten metallenen Gitterkästen mit sterilem Operationsbesteck herbei, sodass es laut klirrt und eine Schere auf den Boden fliegt, während eine andere Schwester die orangene Jodlösung einfach über Herrn Krötz' Brustkorb kippt, wobei die Hälfte auf den Boden spritzt. Für Pinseln und Einwirkzeit ist jetzt keine Zeit mehr, und für sterile grüne Tücher erst recht nicht. Herr Bojarskis Kittel ist hinten noch offen, die Verschlussbänder und Seitenlaschen baumeln vor seinem Bauch. Er setzt das Skalpell an und durchtrennt die Hautschichten über dem Brustbein mit einem kräftigen Schnitt.

»Säge«, sagt eine Operationsassistentin knapp und drückt sie ihm in die Hand. Er setzt sie an, und es ertönen Geräusche, wie wenn ein Ast abgesägt würde, nur ist es kein Ast, sondern das Brustbein von Herrn Krötz. All das geschieht in wenigen Sekunden. Herr Bojarski agiert so schnell, dass ich es nicht glauben würde, sähe ich es nicht mit eigenen Augen. Er drückt das gespaltene Brustbein mit einer Klemme zwei Fingerbreit auseinander und quetscht den Hebel hinein, mit dem er die zwei Hälften weiter auseinanderbringen kann. Dazu muss er eine Art Kurbel drehen. Er dreht sich die Finger wund und brüllt: »Geht das nicht schneller, verdammt!« Das Blut spritzt bereits hervor, denn das Herz eines Erwachsenen pumpt mit jedem Schlag circa 70 Milliliter Blut durch den Körper. Davon dringt nicht alles aus dem Riss der Aorta hervor, aber doch einiges. Bei einer Gesamtmenge von etwa fünf Litern Blut in einem männlichen Körper ist es nur eine Frage von Minuten, bis Herr Krötz nicht mehr zu retten ist. Und er ist erst Anfang fünfzig.

»Absaugen, absaugen, ich brauche einen Kardiotechniker, schnell, er verblutet!«, schreit Herr Bojarski weiter. Schweißtropfen stehen ihm wie kleine Perlen auf der Stirn, und ein Muskel an seiner Schläfe zuckt unaufhörlich. »Zwei Liter, Scheiße, es sind schon zwei Liter!« Eine OP-Pflegerin hält ihm einen Schlauch hin, mit dem er das herausströmende Blut aufsaugen kann, wohl in der Hoffnung, es ihm nachher aufbereitet wieder zuführen zu können. Bei großen Operationen, bei denen mit hohen Blutverlusten zu rechnen ist, wie zum Beispiel bei neuen Hüftgelenken oder Gehirnoperationen, macht man das routinemäßig so. Außerdem kann er nichts erkennen, solange das Herz in einem See aus Blut schwimmt. Diese Situation ist auch für einen Spezialisten die totale Katastrophe. Sie ist jenseits aller Normalität, die sonst aus zu ersetzenden Herzklappen und Bypassoperationen besteht. Es ist ein Kampf um Leben und Tod, den Herr Bojarski im Moment noch ganz allein kämpft, ein David gegen Goliath.

»Ich brauche einen Assistenten, Herrgott, schickt mir einen Assistenten, ich schaffe das nicht allein!«, brüllt er uns an. Eine hastet zum Telefon und beginnt, die Stationen eine nach der anderen abzutelefonieren. Es ist fünf nach sieben am Morgen und kein Assistenzarzt weit und breit in Sicht. Es dauert zwei Minuten, bis der diensthabende Arzt von der Nachtschicht und der Kardiotechniker anrücken, um Herrn Bojarski so lange zur Seite zu stehen, bis jemand einen weiteren Herzchirurgen zu Hause oder im Auto telefonisch erreicht hat. Doch der Arzt ist ein Unfallchirurg und hat keine Ahnung von Herzen, und das in so einer dramatischen Situation. Er gibt dennoch sein Bestes. Der diensthabende Kardiotechniker bereitet wild alle Schläuche und Behälter der HLM vor. Ohne ihn wäre Herr Bojarski verloren.

»Schneller, verflucht, er schafft es sonst nicht, er stirbt mir unter den Händen weg, verdammte Scheiße!«, ruft er. Seine Worte hallen an den grünen und weißen Kacheln der Wände wider, und ich sehe, dass ihm Tränen über die Wangen laufen. Das blubbernde und saugende Geräusch der Absaugung ertönt weiter. »Jetzt machen Sie schon«, herrscht er den

Kardiotechniker an, dessen Namen ich nicht kenne, während Herr Bojarski hektisch versucht, die großen Blutgefäße abzuklemmen und an die Schläuche der HLM anzuschließen. Eine weitere Minute vergeht.

»Arterie auf, Vene auf«, sagt der Kardiotechniker, und die Rädchen der HLM beginnen sich langsam zu drehen. Damit meint er, dass er die Verschlussklemmen an den Schläuchen entfernt hat, diese somit jetzt nicht mehr verschlossen sind, und dass die Maschine nun ihre Arbeit aufnehmen kann. Der Blutdruck ist weiterhin bedenklich niedrig, 40 zu 20, das Herz zuckt unbeholfen in seiner Not. »Kardioplegie«, fährt der Kardiotechniker fort, womit er meint, dass er jetzt die Medikamente, die das Herz vollends zum Stillstand bringen, durch die HLM zuführt. Nichts von wegen Wärmeaustauscher oder abwarten. Die Zeit rast unaufhaltsam. Die Lage ist lebensbedrohlich, denn Herr Krötz hat inzwischen drei Liter Blut verloren. Dies ist eine Menge, bei der alle Organe im Schockmodus sind. Der Körper greift zu dieser Maßnahme, um in solch einem Fall nur noch die lebenswichtigen Funktionen aufrechtzuerhalten. Doch auch das geht nicht ewig, und drei Liter Blutverlust ist hart an der Grenze dessen, was ein Mensch überleben kann. Die Prozesse, die bei einem solchen Verlust im Körper ablaufen, sind fast nicht aufzuhalten. Durch verschiedene Mechanismen werden die Gerinnungsfaktoren im Blut aufgebraucht. Dadurch kommt es zu inneren Blutungen sowie zu vielen kleinen Blutgerinnseln, die zu einem komplexen Organversagen führen. Und all das passiert gerade, hier und jetzt, in diesem Raum, vor meinen Augen, mit diesem Menschen, der da liegt. Für mich ist die Welt in diesen Stunden auf einen einzigen winzigen Punkt reduziert. Das Gefühl, dass der Tod die ganze Zeit in der Tür steht und wartet, bleibt. Eine Blutkonserve nach der anderen schütten sie in Herrn Krötz hinein, aber das reicht nicht. Und jetzt erinnern sie sich tatsächlich an mich, die ich die Einzige hier bin, die nichts zu tun hat. Mara winkt mir, dass ich zu ihr kommen soll. »Lauf in die Blutbank und hole vier Stück. Lauf, so schnell du kannst. Du darfst rennen. Sag ihnen, wie dringend es ist.«

Ich nehme sie beim Wort und renne zum ersten Mal in meinem Leben durch die Klinik. Das ist normalerweise strengstens untersagt, wegen der Unfallgefahr und um die Patienten nicht zu erschrecken. Ein OP-Einleitungsraum nach dem anderen rauscht an mir vorbei, doch ich nehme die erstaunten Blicke der Kollegen nur am Rande wahr. Mein Leben konzentriert sich nur noch auf einen Gedanken: Blut holen, damit Herr Krötz nicht stirbt. Aufgebracht erreiche ich die Blutbank, reiße die gläserne Schwingtür auf und schreie: »Ich brauche Blut, einem Mann ist die Aorta geplatzt, und der stirbt sonst!« Ich erwarte natürlich, dass man mir unverzüglich einen Stapel mit Konserven der Blutgruppe Null in die Hand drückt. Das ist die einzige der vier Hauptblutgruppen, die man verabreichen kann, wenn man die Blutgruppe des Patienten nicht kennt, denn sie ist mit jeder anderen kompatibel. Doch weit gefehlt. Die deutsche Bürokratie macht auch vor dem drohenden Tod nicht halt. Die Frau am Ausgabetresen will erst das Barcodeetikett mit den Daten des Mannes haben. Ich reiche es ihr über den Tresen, denn Mara hat mir in weiser Voraussicht eines auf den Kittel geklebt. Sie trägt alles minutiös in ihren Computer ein, Geburtsdatum, Adresse, Patientenidentifikationsnummer, Krankenkasse. Dann muss sie die Nummer jedes einzelnen verfluchten Konservenbeutels ebenfalls eintippen – wertvolle Minuten verstreichen. Die Minuten der großen Bahnhofsuhr, die über ihr an der Wand hängt, zeigen unaufhörlich die Minuten des Lebens von Herrn Krötz.

»Ja, geht das denn nicht schneller?«, frage ich und gebe mir keine Mühe, meine Wut zu verbergen. »Der Patient stirbt sonst, es ist dringend!«

»Ja, ich weiß, ich muss das so machen, es geht leider nicht anders«, antwortet die Frau am Tresen und zuckt entschuldigend mit den Achseln. Anscheinend weiß sie aber nicht, wie dringend es wirklich ist.

»Mann, das ist doch jetzt alles scheißegal, jetzt machen Sie schon, Sie können das alles doch nachher einscannen!«

»Nein, denn falls etwas passiert, dann müssen die Nummern der Konserven korrekt erfasst sein.«

»Ja, dann können Sie auch gleich neben das Geburtsdatum sein Sterbedatum mit einscannen«, fauche ich.

Wäre die Situation nicht so ernst, könnte ich mich über ihren Satz kaputtlachen. »Falls etwas passiert«, hat sie gesagt – soll das ein Witz sein? Wenn sie nicht schneller macht, dann wird in der Tat etwas passieren, aber offensichtlich rafft sie das nicht oder ist zu sehr gefangen in ihren bürokratischen Strukturen. Nach für mich endlosen Minuten reicht sie mir endlich den Stapel mit den Blutkonserven. Ich sprinte zurück.

»Hier«, sage ich atemlos zu Mara und überreiche ihr die ersehnte Fracht. Sie schließt den ersten Beutel sofort an.

»Es ging leider nicht schneller, die Frau dort hat so ein Theater gemacht wegen der Zettel und Barcodes, und ich konnte es einfach nicht ändern«, entschuldige ich mich bei ihr.

Sie sieht mich nur traurig an und nickt wissend. »Ich weiß, leider ist das so, es ist bescheuert, aber so ist es.«

Ich muss noch viele Male durch die endlosen Gänge des OPs laufen und Beutel um Beutel mit Blutkonserven holen. Zum Glück gibt es selbstlose Menschen, die Blut spenden, denke ich. Was würde die Medizin ohne diese sonst tun? Ein herzliches Dankeschön an dieser Stelle an all die Menschen, die damit, ohne es vielleicht zu wissen, anderen das Leben retten.

Dieser Tag brennt sich in mein Gedächtnis ein. Nach meinem Dienstende bleibe ich da, doch irgendwann bin ich so müde, dass ich schließlich doch nach Hause gehe. Sie operieren immer noch, und ich weiß daheim nicht, ob Herr Krötz es schaffen wird oder nicht. Am nächsten Tag ist das die erste Frage, die ich Mara morgens stelle. Ja, er hat es geschafft, nach 20 Stunden im OP! Und liegt nun auf der Intensivstation. Da Anna-Lena aus meiner Klasse dort gerade arbeitet, rufe ich sie noch am gleichen Tag an und bitte sie, mich über sein Wohlergehen auf dem Laufenden zu halten. Den Datenschutz ignorieren wir an dieser Stelle schweigend. Sie berichtet mir in den nächsten Tagen, dass seine Werte stabil seien, und irgendwann wacht er dann auf. Er hat es tatsächlich geschafft. Wahnsinn! Dass seine Familie nicht als Waisen zurückbleiben musste, haben sie dem Chirurgen Herrn Bojarski, dem Kardiotechniker und allen anderen zu verdanken, die 20 Stunden lang alles gegeben haben. Trotz der Aufregung waren Herrn Bojarskis Hände immer ruhig, haben nicht gezittert, ein Zeichen dafür, dass er wirklich erfahren und ein Meister in seinem Fach ist. Dieser Tag hat mir auch gezeigt, wozu unsere Medizin imstande ist. So viel ich hier auch schimpfen mag über die Zustände, es gibt Momente, in denen ich froh bin, in einem Land zu leben, wo so etwas möglich ist. Das ist ein Privileg, das nicht jedem der sieben Milliarden Menschen auf dieser Erde zuteilwird. Nach diesem Tag empfinde ich eine tiefe Dankbarkeit und fühle mich erneut erinnert an den Film »Das Wunder von Kärnten«. Nur dass dieser Tag heute kein Film war, sondern die Realität. Und ich fühle mich klein und unbedeutend, weil ich gesehen habe, wie schnell sich das Leben verabschieden kann. Dass Herr Krötz zu uns kam, war durch einen reinen Zufallsbefund. Wäre er auch nur einen Tag später in die andere Klinik gegangen, dann wäre er heute wahrscheinlich nicht mehr am Leben. Der Fall erinnert mich daran, dass wir nicht glauben sollten, wir hätten ewig Zeit. Das immerwährende »Später« kann dazu führen, dass unser Leben an uns vorüberzieht und uns irgendwann zuflüstert: »Jetzt ist es zu spät. Du hattest die Zeit, aber jetzt hast du sie nicht mehr.« Ich nehme mir vor, die Dinge im Leben, die ich schon immer tun wollte, in Angriff zu nehmen. Und ich möchte den Menschen, die mir wichtig sind, sagen, dass ich sie liebe und sie nicht als selbstverständliche Requisiten meines Lebens betrachte. Solche Erlebnisse durchlebe ich nicht einfach, sie machen aus mir einen anderen Menschen. Sie verändern meine Sicht auf die Welt und das Leben.

Urologie
Nicht nur Prostata und falsch angeklebte Teebeutel

Altgriechisch: οὖρον [ouron] = Harn

Auf diesen Einsatz freue ich mich, denn Johanna aus meinem Jahrgang war dort ganz am Anfang unserer Ausbildung, und sie hat immer von dieser Station geschwärmt. Das liegt unter anderem an den Räumlichkeiten. Die Station befindet sich in einem Gebäude, in dem ich bisher noch nicht war, und der Architekt hat mit Sicherheit zu viele Winkel auf seinem Schreibtisch liegen gehabt.

Die meisten denken, dass man auf der Urologie ausschließlich Erkrankungen der männlichen Geschlechtsorgane behandelt. Das ist aber eine völlig falsche Vorstellung. Urologie heißt übersetzt die Lehre von den Krankheiten der Harnorgane, das heißt, dieses Gebiet fängt bei der Niere an, geht weiter über die Harnleiter und die Blase, und dann erst kommen besagte »männliche Heiligtümer«.

An meinem ersten Tag setze ich mich in den gemütlichen Pausenraum und warte darauf, dass sich alle zur Übergabe einfinden. Als es dann immer voller wird, verscheucht mich eine ältere Kollegin von meinem Platz. Es sei der Platz, auf dem sie immer sitze, und nur auf dem und auf keinem anderen. Das solle ich mir gleich merken. Nach dieser Begrüßung, die man nur mit sehr viel Wohlwollen als ruppig bezeichnen kann, schnauzt sie mich an: »Und wer bist du überhaupt?«

Ich sage ihr, wer ich bin, und füge hinzu, dass ich heute meinen ersten Tag hier habe und dass dies meine vorletzte Station meiner Ausbildung sei.

»Soso«, sagt sie und mustert mich abschätzig. Dann wirft sie ihre wallende Mähne nach hinten und widmet sich ihrem Kaffee. Sie stellt sich mir allerdings nicht vor, sodass ich ihrem Namensschild entnehmen muss, dass sie Konstanze heißt. Mir schwant, dass mit ihr wohl nicht gut Kirschen essen ist. Diesen Menschenschlag kenne ich inzwischen zur Genüge und frage mich, warum es davon auf jeder Station ein Exemplar geben muss.

Wie üblich laufe ich die ersten Tage mit und versuche, mir durch Zuschauen und das Stellen von Fragen das Wichtigste anzueignen. Es ist eine ordentliche Umgewöhnung, dass jetzt nicht mehr jeder Patient an einen Monitor angeschlossen ist. Auf der Intensivstation und in der Anästhesie ist das der Fall, daher weiß jeder immer genau, welchen Blutdruck und welchen Puls der Patient gerade hat. Hier ist es anders: eine Station wie viele andere, 30 Betten, pro Zimmer zwei Patienten. Ständig beschleicht mich das irrationale Gefühl, dass gleich irgendetwas passiert, nur weil ich die Werte nicht mehr fortwährend auf einem Bildschirm sehe. Keine Zentralüberwachung, keine Sauerstoffmessung, keine Beatmung. Daran sowie an die spärliche Personalbesetzung muss ich mich erst wieder gewöhnen.

Auf der Station gibt es auch ein junges Mädchen, die dort ihr Freiwilliges Soziales Jahr macht. Ihr Name ist Michelle, und ich freunde mich schon bald mit ihr an. Aber ich merke, dass sie hier keinen guten Stand hat. Jeden Morgen muss sie in allen Zimmern Blutdruck, Puls und Temperatur messen, muss durch alle Zimmer gehen und überall die Betten machen, mittags muss sie mit meiner Hilfe sämtliche Beutel der Blasenkatheter leeren und die entleerte Menge in die entsprechenden Papierakten eintragen. Ein Blasenkatheter ist ein Schlauch, der von der Blase durch die Harnröhre führt und in einen Plastikbeutel von der Größe eines Din-A4-Blattes mündet. Er hat unten ein kleines Ventil zum Entleeren. Fast jeder Patient hat auf dieser Station einen solchen Katheter, um die Harnwege zu entlasten. Außerdem lassen sich so die Beschaffenheit des Urins auf krankhafte Beimengungen wie Blut oder Eiweißflocken sowie die täglich ausgeschiedene Menge besser beurteilen.

Ich helfe Michelle, wo ich nur kann, und werde jede Woche wütender. Denn was tun eigentlich die Kolleginnen? Es gibt natürlich einige, die gute Arbeit leisten, mir viel zeigen und nicht ständig auf Michelle herumhacken. Aber ähnlich der Infektiologie gibt es hier zwei, deren Verhalten mich zunehmend auf die Palme bringt. Ihre Hauptbeschäftigung besteht darin, im Stationszimmer herumzusitzen. Wenn man bedenkt, dass hier so gut wie alle Patienten selbst gehen können und ihre Körperpflege selbst verrichten, fällt das morgendliche Waschen der Patienten an Arbeit weg. Blutdruck messen, Betten frisch beziehen und Katheterbeutel leeren machen Michelle und ich. Was bleibt da noch? Ach ja, Essen austeilen, aber, wie zu erwarten, machen auch das Michelle und ich. Besagte Kolleginnen wechseln die Verbände, gehen bei der Visite mit und plustern sich währenddessen groß auf. Ich darf meist nicht zur Visite mitgehen, und wenn ich frage, heißt es, dafür sei keine Zeit. Die Wut brodelt und kocht in mir und wird von Tag zu Tag, von Woche zu Woche größer. Zu Beginn hatte es mir noch gefallen, und das Fachgebiet der Urologie ist interessanter, als es auf den ersten Blick scheint, daher hätte ich hier gerne nach dem Examen angefangen, aber diese zwei ganz speziellen Kolleginnen treiben mir diesen Wunsch schnell aus.

Das ganze Team der Station ist ziemlich eingespielt, und in den letzten Jahren hat keine einzige neue Kollegin hier angefangen. So fahren sich Verhaltensweisen fest, innovative Ideen haben keine Chance. Ich beobachte so viele Abläufe, die jeglichen Sinns entbehren. Zum Beispiel hängt Konstanze zum Abendessen immer drei Teebeutel in eine Thermoskanne. Dann verschließt sie diese mit dem passenden Deckel, und ich muss die Teebeutel an einer von ihr festgelegten Stelle mit dem Schriftzug exakt lesbar nach vorne mit einem Streifen Tesafilm befestigen. Als mich eines Abends ein letzter Anfall Hilfsbereitschaft überfällt, bereite ich das alles vor. »Ich habe alles schon fertig gemacht, wir können dann mit dem Austeilen anfangen«, verkünde ich stolz. Sie rauscht in die Küche, wirft einen Blick auf die Thermoskannen und kippt den gesamten Inhalt der Kannen über der Spüle aus. »Du hast die Teebeutel nicht richtig angeklebt«, sagt sie. »Habe ich dir nicht schon tausendmal gezeigt, wie man das richtig macht?« Sie füllt den Wasserkocher erneut mit Wasser, hängt neue Beutel in die Kannen, und während das Wasser zu kochen beginnt, klebt sie die Beuteletiketten akribisch gerade an die Außenseite der Kannen, als ob sie eine imaginäre Wasserwaage dabeihätte. Das nenne ich mal eine Arbeitsbeschaffungsmaßnahme. Dabei hatte ich bereits jede Kanne beschriftet mit Kamillentee, Früchtetee und Kräutertee. Hier geht es nicht um fachliche Fragen, sondern einzig und allein um eingefahrene, fast schon zwanghafte Verhaltensweisen, die niemand durchbrechen darf. Dabei habe ich das gar nicht mit Absicht gemacht, ich habe dem Tatbestand des Teebeutelfestklebens einfach keine sonderliche Bedeutung beigemessen.

Wochenlang bemühe ich mich vergeblich, Konstanzes Äußerungen nicht persönlich zu nehmen. Doch die Antipathie zwischen uns beiden wächst, weil sie mich ärgert, wo sie nur kann, und ich ihr immer mehr aus dem Weg gehe. Michelle erklärt mir, warum Konstanze häufig so schlecht gelaunt ist: »Sie hat immer Kopfschmerzen, und schlafen kann sie auch nicht. Deswegen hat sie auch nur Spätdienste.« Ein Blick auf den Dienstplan zeigt mir, dass Michelle recht hat. Zwölf Spätdienste am Stück, dann zwei Tage frei, dann wieder zwölf Spätdienste. Ich habe auch manchmal Kopfschmerzen, auch mal zehn Tage am Stück, und bin müde wegen der Schichtwechsel, und trotzdem bin ich nicht unausstehlich zu jedem Menschen in meiner Umgebung. Doch es ist nicht nur Konstanze, die mir das Leben schwer macht, sondern auch noch eine andere Kollegin namens Sigrid. Auch sie scheucht mich pausenlos durch die Gegend. Als wir eine Patientin mit der Diagnose Multiple Sklerose bekommen, ist es selbstverständlich, dass ich dieses Zimmer übernehme. Sonst bekommen sie es nicht auf die Reihe, mir ein eigenes Zimmer zu geben, aber jetzt, wo eine bettlägerige Frau kommt, die ziemlich aufwändig zu werden verspricht, da ist die Entscheidung eine Sache von Sekunden. Sigrid stellt mir ständig abstruse Fragen, die ich nicht beantworten kann. Und dann sehe ich in ihren Augen, dass sie mein angebliches Unwissen bestätigt sieht. Wenn ich sie etwas frage oder um Hilfe bitte, erhalte ich die gleiche Standardantwort wie schon von Konstanze: »Ich muss dokumentieren.« Wenn alle Pflegekräfte acht Stunden am Tag für das Dokumentieren bräuchten, dann könnte die Klinik noch heute dichtmachen.

Sigrid wiegt gefühlte 150 Kilogramm, jeder Schritt fällt ihr sichtlich schwer. Sie fährt immer Aufzug, und wenn sie läuft, dann sieht es von hinten aus, als würde eine Ente über den Gang watscheln. Unter normalen Umständen würde ich niemals über einen übergewichtigen Menschen mit derartigen Worten herziehen. Aber ein Gefühl der Wut überlagert hier zunehmend meinen Anstand und meine Prinzipien. Sie lässt sich nicht mehr eindämmen, so friedlich ich auch sonst bin. Sie bringt eine hässliche Seite an mir zum Vorschein, die ich nicht kenne und die mich erschreckt. Ihren ganzen Lebensfrust lassen die beiden Kolleginnen an denen ab, die schwächer sind als sie. Ich bin kein Mensch, der leichtfertig andere verurteilt, und ich habe es gerne harmonisch. Daher versuche ich, trotz der ständigen Gängeleien, meine Wut nicht nach außen dringen zu lassen und gute Miene zum bösen Spiel zu machen.

In der vierten Woche kommt ein untersetzter, rundlicher Mann um die fünfzig, der querschnittgelähmt ist. Das heißt unter anderem, dass er nicht mehr allein auf die Toilette gehen kann. Dazu muss man wissen, dass es verschiedene Formen der Querschnittlähmung gibt. Bei ihm ist es so, dass er seinen Oberkörper und seine Arme noch bewegen kann, seine Beine aber nicht mehr, was bedeutet, dass sein Rückenmark irgendwo im Bereich der Brust- oder Lendenwirbelsäule durchtrennt worden sein muss. Meist passiert dies bei schweren Unfällen. Da die Nervenbahnen aber nicht nur Bewegungssignale weiterleiten, sondern auch diverse andere Funktionen übernehmen, kann er nicht mehr selbstständig seine Blase und seinen Darm entleeren. Er kann zum Beispiel auch keine Hitze oder Kälte mehr an den Beinen empfinden oder Schmerz, wenn er sich irgendwo anstoßen würde. Um seine Blase zu entleeren, führt Herr Kupka bei sich selbst vier bis sechs Mal am Tag einen Einwegkatheter in seine Harnröhre ein. Dies ist ein kleiner Plastikschlauch, mit dessen Hilfe er dann künstlich die Blase entleert. Wie aber sieht es mit dem Darm aus? Da kommt er selbst nicht hin, und ein dünner Plastikschlauch reicht zudem nicht aus. Er erklärt mir, dass er alle zwei Tage »ausgeräumt« würde. Damit meint er, dass ein Pflegedienst alle zwei Tage zu ihm nach Hause kommt und ihm den Stuhlgang per Hand aus dem Anus räumt. Davor gibt man ihm eine Lösung zum Abführen, damit das Ganze leichter vonstattengeht. Das ist Usus bei jedem Patienten, der eine Querschnittlähmung hat.

»Hast du das schon mal gemacht?«, fragt Sigrid mich.

»Ja, aber nur einmal«, sage ich. »Das war auf der Intensivstation.«

»Prima«, sagt sie. »Dann weißt du ja, wie das geht, und kannst das heute und die nächsten Tage machen. Ich habe das nämlich noch nie gemacht.«

Ich habe kein Problem damit, seinen Anus zu leeren. Natürlich ist es unangenehm, aber im Krankenhaus habe ich schon Schlimmeres gesehen (und gerochen), und so etwas gehört auch zu unserer Arbeit. Herr Kupka ist ein sehr netter Mann, er entschuldigt sich mehrmals dafür, dass er mir solche Unannehmlichkeiten bereitet. Was mich empört, ist Sigrids Verhalten. Mir ist es ehrlich gesagt vollkommen egal, ob sie das schon gemacht hat oder nicht. Ich finde, sie müsste dann zumindest mit mir mitgehen und es sich zeigen lassen, denn schließlich hat sie das Examen und ich noch nicht. Aber diese Blöße gibt sie sich nicht, und von ihrem hohen Ross im Stationszimmer kommt sie erst recht nicht herunter. Noch schlimmer finde ich allerdings die Tatsache, dass solch eine Tätigkeit mir als Auszubildende ganz allein aufgebrummt wird. Ohne Diskussion, ohne Wenn und Aber. Ich brauche letztendlich eine Stunde, das ganze Zimmer stinkt bestialisch nach Stuhlgang, ich habe Berge von Handschuhen verbraucht, und der Mülleimer quillt über vor verschmutzten Tüchern. Wieder zurück im Stationszimmer, besitzt Sigrid die Dreistigkeit, mich mit folgenden Worten anzupflaumen: »Warum hast du denn so lange gebraucht? Also, das können wir das nächste Mal nicht mehr so machen, was denkt sich dieser Typ eigentlich? Das muss schneller gehen, oder wir lassen es eben ausfallen.«

Es ist eine Unverschämtheit, dass sie hier von »wir« spricht. Denn es sind nicht wir, die das gemacht haben, sondern ich. Und dann hat Herr

Kupka zu mir gesagt, dass dies immer so lange dauern würde, weil sein Darm wohl einfach die Zeit brauche. Selbstverständlich habe ich keine Einwände erhoben, denn die ganze Situation ist ohnehin schon unter aller Würde für ihn. Wie kann Sigrid ernsthaft vorschlagen, wir ließen das die nächsten Tage ausfallen? Ihr verbietet doch auch niemand, auf die Toilette zu gehen. Auf dieser Station haben wir definitiv die Zeit dafür, und ich kenne genug Stationen, wo die Zeit nicht da ist und die Kollegen sie sich dennoch irgendwie nehmen würden, und wenn das Überstunden für sie bedeutet. Weil sie ein Berufsethos haben, weil sie fachlich gut sind und weil sie ihre Arbeit gut machen wollen. Aber diese Sigrid sitzt einfach nur ihre Stunden ab, wälzt den Großteil der Arbeit auf Schüler und FSJler ab und klagt dabei noch andauernd über den Stress. Herr Kupka tut mir Leid, und meine Wut und mein Hass haben ein Ausmaß erreicht, dass sie mich langsam innerlich zerfressen. Ist es fehlender Mut oder die Konvention, an der ich noch immer festhalte, in dem Glauben, hier etwas retten zu können, was in Wahrheit längst nicht mehr zu retten ist? Ich weiß es nicht.

Wenige Tage später begleite ich Konstanze zu Herrn Heise, bei dem sie einen Blasenkatheter legt. In der Anästhesie habe ich das oft gemacht, und die gewissenhafte Mara hat mir das von der Pike auf beigebracht. Vor einer Operation bekommen die meisten Patienten einen Blasenkatheter, damit man beurteilen kann, ob währenddessen die Niere normal arbeitet und der Wasserhaushalt in Ordnung ist. Und natürlich auch, weil der Patient bei einer stundenlangen OP nicht selbst auf Toilette gehen kann. Das Wichtigste ist, dass man den Katheter steril legt. Dafür gibt es einen hausinternen Standard, in dem die Vorgehensweise für alle klar verständlich aufgeschrieben ist. An diesen sollten sich alle Mitarbeiter halten. In meinem Lehrbuch steht zu dem Thema sinngemäß: »Das Katheterisieren bedeutet ein hohes Infektionsrisiko für Nieren und Harnwege. Dabei ist das Verschleppen pathogener Keime von der Mündung der Harnröhre in die Blase der Hauptrisikofaktor. Daher sind eine akribische Infektionsprophylaxe und ein aseptisches Vorgehen unabdingbar.« Kurz gesagt, man muss einen Blasenkatheter steril legen, weil sonst Keime in die Blase geraten und zu einer Entzündung führen können. Wenn ein Patient bereits eine Infektion hat, muss man all das natürlich besonders beachten. Herr Heise ist wegen einer Harnwegsinfektion auf unsere Station gekommen. Das heißt, in seiner Blase sind bereits Bakterien, die dort nicht hingehören. Wenn diese weiter den Harnleiter nach oben wandern, kann das zu einer Entzündung des Nierenbeckens führen. Damit ist nicht zu spaßen. Mein Ehrgeiz ist ungebrochen, und ich fange an zu erklären, wie ich diesen Katheter legen würde. Ich weiß ja, wie es geht, und Mara hat mir oft bestätigt, dass ich das gut kann. Konstanze aber sagt:

»Das ist alles Unsinn. Wenn ich das immer so machen würde, dann würde ich ja nie fertig werden.«

»Ja, aber so steht es im Hausstandard«, erwidere ich etwas unsicher.

»Der ist auch Unsinn«, tut sie diesen Einwand lapidar ab. Herr Heise hört unseren Wortwechsel mit an. Ich bemerke, dass sein Blick von Konstanze zu mir und wieder zurückwandert. Zwei Augen, viele Fragen, die zwischen uns hin- und herspringen. Konstanze nimmt von seinen nonverbalen Signalen jedoch keine Notiz. Was dann folgt, sucht seinesgleichen. Sie zieht keine sterilen Handschuhe an, sondern einfach nur normale. Wo da jetzt die Zeitersparnis liegt, ist mir schleierhaft. Dann desinfiziert sie Herrn Heises Eichel nur einmal mit einem kurzen Wischen und ignoriert jegliche Vorgaben zu Häufigkeit und Einwirkzeit. Beim Zusehen muss ich arg an mich halten, um ihr das Material nicht aus der Hand zu reißen. Sie schiebt den Katheter in die Harnröhre, mit unsterilen Handschuhen, wodurch sie sich das vorherige einmalige Desinfizieren der Eichel auch gleich hätte sparen können. »Fertig, so schnell geht das«, sagt sie, räumt alles zusammen und bedeutet mir, ihr zu folgen. Wirklich erklärt hat sie Herrn Heise auch nichts, sodass dieser die ganze Zeit hilflos mit seinen Augen fragend daliegen muss. Wieder zurück im Stationszimmer kann ich nicht mehr an mich halten und frage sie: »Machst du das immer so?«

Sie dreht sich zu mir um und tötet mich mit einem Blick. Mit dieser Frage bin ich endgültig unten durch.

»Ja, natürlich, warum fragst du so doof?«, giftet sie.

Ich halte an meinen Prinzipien fest und renne konsequent weiter in meinen Untergang. »Aber ich dachte, man nimmt sterile Handschuhe?« Das ist der wichtigste Streitpunkt. »Und im Standard steht auch, dass man diese nehmen soll. Und in der Schule habe ich das auch so gelernt.«

»Nur weil die Schule das so sagt und du das jetzt so meinst, heißt das noch lange nicht, dass meine Erfahrung es nicht besser wüsste. Man macht das so und nicht anders. Außerdem habe ich das ja steril gemacht.« Sie fährt fort, mir mit absurden Begründungen begreiflich zu machen, warum ihre Vorgehensweise steril gewesen sei, und das noch dazu mit minimalem Aufwand.

Ich will nicht aufgeben und wende ein: »Aber der Mann hat doch schon einen Harnwegsinfekt. Und mit den Handschuhen, die du genommen hast, ist es meiner Meinung nach nicht steril. Glaubst du nicht, dass das gefährlich ist?«

Jetzt wird es auch für mich gefährlich, und das Eis, auf dem ich mich bewege, knackt hörbar. Konstanze schreit: »Du bist ein arrogantes kleines Ding, das immer alles besser weiß. Eingebildet bist du und hast keinen Respekt vor Erfahrung.«

Ich habe genug gehört und spüre, wie mir die ersten Tränen die Augen füllen. »Andere Kollegen haben mir das aber anders gezeigt, und die hatten auch Erfahrung«, würge ich noch als letzten hilflosen Versuch zu meiner Verteidigung hervor und flüchte aus dem Stationszimmer. Den Rest der Schicht herrscht eine zum Schneiden dicke Luft. Konstanze erzählt den anderen Kolleginnen lautstark, wie arrogant und unfähig ich doch sei.

Ich fühle mich gemobbt, bin völlig fertig und seelisch am Ende wegen der letzten Wochen. Ich muss raus, irgendwohin, denn meine Schulter- und Nackenmuskeln fühlen sich steinhart an, der ganze Körper steht unter Spannung. Es ist ein Zustand, in dem ich am liebsten sofort in den Wald ginge, um loszuschreien: »Ihr Arschlöcher, ihr Schweine, warum macht ihr das?« In meiner Verzweiflung setze ich mir zu Hause die Kopfhörer auf, obwohl ich todmüde bin, schalte den MP3-Player ein und verlasse das Haus. Draußen ist es herbstlich kalt, und dicker Nebel wabert durch die Luft. Ich beginne zu laufen, um all die Stresshormone, die durch meinen Körper gepumpt werden, abzubauen. Da hilft mir das Joggen eigentlich immer. In meinen Ohren dröhnt Stromae. Die Musik des französischen Musikers höre ich gern, wenn ich wütend oder aufgedreht bin, da ich mich in einigen Liedern wiederfinde. Ruhige Musik hingegen würde mich in dieser Verfassung in den Wahnsinn treiben. »Silence«, dröhnt es in meinen Ohren. Genau, können sie nicht endlich ihre verfluchten Mäuler halten? Die düstere Stimmung des Liedes passt zu dem kalten Nebel, der klamm durch meine vom Laufen inzwischen schweißnasse Kleidung dringt. Sie passt zu den Lichtkegeln der Laternen, in denen die vielen winzigen Wassertröpfchen in der Luft glitzern wie Perlen. Es ist kalt, es ist dunkel, und das Licht wird von der angrenzenden Dunkelheit verschluckt. Dort hinein laufe ich, in die Finsternis, die meinem Inneren entspricht. Die Bässe hämmern durch meinen Kopf, ich bin ganz Wut und powere mich vollkommen aus. Nur so lassen sich die starken Gefühle abbauen, denn am Ort der Ursache kann ich nicht schreien. Oder vielleicht könnte ich es doch, aber ich habe einfach nicht den Mut dazu. Ich laufe durch die nebelige Kälte bis zur völligen Erschöpfung und falle ins Bett, als hätte ich ein Bleibad genommen. Mir tut alles weh, und mein Hals kratzt bedenklich. »Wofür mache ich das alles eigentlich?«, frage ich mich an diesem Abend zum hundertsten Mal.

Am nächsten Tag habe ich eine schwere Erkältung mit tagelangem Fieber. Ich muss zwei Wochen daheimbleiben, worüber ich sogar froh bin. So kann ich meine Wunden lecken. Mir bleibt dann nur noch eine Woche am Ende, die es zu überstehen gilt. Mit dieser Krankheit habe ich aber mein Kontingent der gesetzlich erlaubten Fehltage um ganze zwei Tage überschritten, sodass ich schweren Herzens akzeptieren muss, dass diese Ausbildung nicht in einem halben Jahr, sondern erst in einem ganzen Jahr zu Ende sein wird. Das Gesetz verlangt, dass man um sechs Monate verlängern muss, wenn man zu viel krank war. Es sind nur zwei Tage, doch die Schule sagt, dass der ganze Winter noch vor mir läge, und da mögliche weitere Fehltage nicht auszuschließen seien, sei meine einzige Chance die Verlängerung. Noch ein weiteres Jahr dieser ganze Zirkus, noch so viele Monate durchhalten, das wiegt schwer. Aber ich will nicht aufgeben, nicht nach über zwei Jahren, die ich bereits geschafft habe.

Als ich wieder auf die Urologie zurückkomme, beginnt der Spießrutenlauf von Neuem. Keiner spricht ein freundliches Wort zu mir oder erkundigt sich nach meinem Befinden. Immerhin war ich zwei Wochen lang krank. Sigrid drückt mir einen Haufen Müllbeutel in die Hand und sagt: »Da, kannste wegbringen.« Kein Bitte, kein Hallo, nichts. Am letzten Tag hängt das Abschlussgespräch wie eine drohende Gewitterwolke über mir. Im Nachhinein denke ich, es wäre besser gewesen, früher zu intervenieren. Es ist die Aufgabe der Schule, mir in so einer Situation zu helfen, und dann hätte ich Sigrid und Konstanze nicht mehr allein gegenübertreten müssen. Aber es ist das Gleiche wie schon auf der Infektiologie. Ich bin so verstrickt in die ganze Angelegenheit und in meinen Groll, dass ich in den zwei Wochen zwar mit vielen Leuten gesprochen habe, aber nicht auf die Idee gekommen bin, all die Unverschämtheiten der Schule mitzuteilen. Dafür bin ich leider zu dickköpfig.

Am letzten Tag also sitzen mir die beiden Damen gegenüber. Normalerweise macht man das abschließende Gespräch mit seiner Bezugspflegekraft allein, aber Konstanze eröffnet mir sogleich, dass ich so arrogant und ungeheuerlich sei, dass sie sich mir allein nicht gewachsen fühle. Ich frage mich, ob das ein Witz sein soll. Sie überschüttet mich mit Anschuldigungen. »Dein Stand entspricht nicht dem dritten Jahr. Du kannst nichts, bist total eingebildet und hochnäsig. Du erfüllst keine Anweisung und bist nie zur Stelle, wenn man dich braucht. Du hast den falschen Beruf gewählt.«

Ich habe solche Worte erwartet, aber es in der Realität zu hören, ist etwas anderes. Sie wirft mir den Beurteilungsbogen hin, auf dem eine glatte Fünf steht. All die Dämme, die ich vorher innerlich gebaut habe, brechen ein. Ich will vor diesen charakterlosen Kreaturen nicht weinen, aber ich kann die Tränen nicht zurückhalten.

»Ich sehe das anders als ihr«, kann ich nur sagen. »Und ich erfülle keine Anweisungen, die in meinen Augen einen Patienten in Gefahr bringen. Und zur Stelle bin ich deswegen nicht, weil ihr mich eure Ablehnung jeden Tag habt spüren lassen. Da würde jeder das Weite suchen.« Dann raffe ich meinen Mantel und die Beurteilung zusammen und stürme davon. Ich wäre gerne wütend, würde gerne schreien und Türen schlagen, dass es kracht, stattdessen knicke ich ein und weine. Manchmal glaube ich, dass empfindsame Menschen nicht in die Welt namens Krankenhaus gehören, obwohl es doch genau Empathie ist, was kranke Menschen brauchen. Menschen, die noch eine Seele haben, die nicht aus Kruppstahl sind, die einfühlsam genug sind, um sich um die Erkrankten zu kümmern. Doch die Realität zeigt mir, dass diese Art eher dem Untergang geweiht ist.

Ich würde mir gerne über Nacht einen imaginären Schildkrötenpanzer wachsen lassen, damit niemand merkt, wie sehr mich das alles mitnimmt. Ich telefoniere den ganzen Tag mit Freundinnen, die es fachlich genau so sehen wie ich, und ich rufe Mara an, mit der ich mich gut verstanden habe, auch sie gibt mir recht. Von ihr hatte ich eine gute Note bekommen, und von allen anderen Stationen davor ebenfalls. »Halte durch bis zum Examen«, sagte sie zu mir, »danach kann sich keiner mehr erlauben, so mit dir umzugehen.«

Ihre Worte bauen mich auf, denn trotz vieler gegenteiliger Beurteilungen habe ich an meinen Fähigkeiten bereits gzweifelt. Sie rät mir sogar, ich solle eine anonyme Gefahrenmeldung verfassen. »So, wie du das beschrieben hast, hat sie den Katheter gänzlich unsteril gelegt. Und somit Keimen Tür und Tor geöffnet. Dass der Mann bereits eine Infektion hatte, setzt dem Ganzen noch die Krone auf. Das ist patientengefährdendes Arbeiten, du musst handeln und es melden!«

Ich entscheide mich nach einigem Hin und Her dagegen, da es für mich die ganze erschreckende Situation noch weiter fortlaufen lassen würde. Ich will aber für mich einen Schlussstrich ziehen. Es ist ohnehin schwer genug, all diese Anschuldigungen zu verdauen. Das Interessante ist, dass die beiden Frauen mir genau das vorwerfen, was auf sie selbst zutrifft. Sie sind es nämlich, die arrogant sind und jeden Vorschlag meinerseits mit Füßen treten, weil sie ihr klägliches Wissen mit allen Mitteln verteidigen müssen. Auch mit unlauteren Methoden.

Es sind nie die Krankheiten oder die Patienten, sondern die Arbeitsbedingungen und der Umgang mit mir als Auszubildende, was auf mir lastet. Meine Erlebnisse mögen wie Ausnahmen erscheinen, das sind sie aber nicht. Ich höre immer wieder von anderen, die zeitweise gemobbt werden und immer die Drecksarbeiten aufgebrummt bekommen. Sogar mein Hausarzt erzählt mir, dass seine Tochter in ihrer Ausbildung zur Gesundheits- und Kinderkrankenpflegerin ständig getriezt würde und dass sie oft einem Zusammenbruch nahe sei. Ich möchte damit sagen, dass ich mich stellvertretend für die vielen anderen sehe, die ausgenutzt, gebeutelt und geplagt werden, und dass ich keinesfalls unfähig bin oder berechtigte schlechte Noten habe. Ich bin im Gegenteil mit meinem Gesamtschnitt sehr zufrieden, da er all die Aussagen dieser unzufriedenen Lästermäuler Lügen straft. Und ich denke an die vielen anderen jungen Menschen, denen es genauso geht wie mir. Die sich dafür interessieren, die lernen, die gute Noten schreiben und die man dann den Wölfen zum Fraß vorwirft. So wird dieses Land den zukünftig noch viel größer werdenden Pflegenotstand nie in den Griff bekommen. Sollte sich nichts ändern, dies auch noch zu Recht.

Ich berichte all das später in der Schule, aber es hat keine Konsequenzen, genau wie meine Berichte von der Gynäkologie. Wenn sich alteingesessene Pflegekräfte solch ein Verhalten erlauben können, ohne mit Folgen rechnen zu müssen, dann opfert man durch die Akzeptanz ihrer Intrigen die jungen, gut ausgebildeten Berufsanfänger, von denen es doch ohnehin schon viel zu wenige gibt. Solche Stationen sollten so lange keine Schüler mehr bekommen, bis sie deren Wert zu schätzen wissen und sie respektvoll behandeln. Denn wir sind ihre zukünftigen Kollegen und nicht die Fußabtreter ihres Daseinsfrustes.

Kardiologie und Pneumologie
Reich sein wäre wunderbar

Altgriechisch: καρδία [kardía] = Herz, πνεύμων [pneúmōn] = Lunge

Die bleibende Erinnerung von dieser Station ist: Es klingelt, und zwar ununterbrochen. Wenn ich morgens um sechs Uhr zum Dienst komme, reißt mich das »piep, piep, piep« abrupt aus meiner Schläfrigkeit. Wenn wir unsere Pause machen wollen, piept es, während der Übergabe piept es. Es ist das entscheidende Hintergrundgeräusch, und es macht mich wahnsinnig. Wenn ich jemanden waschen oder mich mit ihm unterhalten möchte, verstehe ich ihn nicht. Die Worte, die eine Kollegin mir sagt, höre ich nicht, weil es ständig in stakkatoartigem Rhythmus im Hintergrund laut tutet.

Woher kommt dieses allgegenwärtige Geräusch? Ich befinde mich auf der Kardiologie, meinem ursprünglichen Examenseinsatz. Aber da ich wegen meiner Krankheitstage zwei Stationen dranhängen muss, werde ich hier nicht mein Examen machen. Fachlich gesehen bin ich heilfroh, denn die Abschlussprüfung bei herzkranken Patienten zu machen, ist nicht lustig. Menschlich gesehen ist es sehr schade, denn ich verstehe mich mit den Kollegen hier bestens, und nach der Urologie ist dies Balsam für meine wunde Seele.

Die Kardiologie ist ein Teilgebiet der Inneren Medizin. Alle, die hier liegen, haben eine Erkrankung am Herzen, die aber nicht operiert wird, denn dafür gibt es eine extra herzchirurgische Station. Jeder Patient wird an einen Monitor angeschlossen, der seine EKG-Kurve sowie seinen Puls anzeigt. So können wir Herzinfarkte oder bedrohliche Veränderungen der Herzfrequenz schnell erkennen, denn die Monitore senden sofort einen Alarm, sobald ein Wert von der Norm abweicht. Folglich klingelt es immer irgendwo auf der Station. Eine kleine Anzeige, die unter der Decke im Gang hängt, zeigt mir in roten Leuchtziffern die dazugehörige Zimmernummer an. Die Sache hat nur einen Haken. Wenn jemand aufsteht oder sich bewegt, dann steigt sein Puls kurzzeitig an. Und was tut der liebe Monitor? Er schrillt. Oder wenn jemand mit einem mobilen Monitor herumläuft und er irgendeine dumme Bewegung macht, was passiert dann? Es schrillt. Bei über 40 Patienten kann man sich lebhaft vorstellen, warum es in einer Tour piept, schrillt, klingelt und tutet. Und das in einer Lautstärke, die in den Patientenzimmern ohrenbetäubend ist. Wenigstens müssen sich die Patienten das nicht ständig anhören, weil es in deren Zimmern nur zu hören ist, wenn auch eine Pflegekraft im Zimmer ist und ihren Anwesenheitsknopf gedrückt hat. Das tun wir deshalb, damit außen an der Zimmertür ein grünes Licht leuchtet, sodass jeder weiß, wo wir gerade sind, und damit auch die Person im Zimmer alle Alarme von draußen mitbekommt. Zur täglichen Lärmbelastung kommt hinzu, dass hier gefährliche Komplikationen wie Herzinfarkte und Kammerflimmern zum Arbeitsalltag gehören. Anderswo eine unglaubliche Vorstellung, hier aber ganz normal.

Die Kardiologie ist ein spannendes Fachgebiet. Wie schon bei den Herzoperationen fasziniert mich diese Station. Mithilfe des Monitors lassen sich zum Beispiel diverse Herzrhythmusstörungen erkennen. Ich als Schüler muss all diese Änderungen an der EKG-Kurve nicht im Einzelnen interpretieren können, denn das lernt man im Medizinstudium. Es reicht, wenn ich merke, dass sie in irgendeiner Form nicht normal aussieht. Ein paar Veränderungen kann ich aber durchaus erkennen. Zum Beispiel schlägt das Herz manchmal außerhalb seines gewohnten Taktes, und dann sind in der Kurve Zacken, sogenannte Extrasystolen, zu sehen, die deutlich hervorstechen. Die Patienten hier haben viele verschiedene Herzrhythmusstörungen, die sich in Schwindel, Sehstörungen oder Ohnmachtsanfällen äußern können. Sie kommen hierher, damit man herausfinden kann, um welche Störung genau es sich handelt und um diese dann medikamentös zu therapieren.

Heute betreue ich unter anderem das Zimmer des 45-jährigen Herrn Blazek. Ich betrete sein Zimmer, um ihn zum Spätdienst zu begrüßen. »Na, wie geht es Ihnen heute?«, frage ich und befestige beschwingt die 15-Uhr-Infusion an seinem Infusionsständer. »Möchten Sie noch einen Kaffee?« Ich freue mich, dass ich einen eigenen Bereich habe und dass mir endlich nicht mehr ständig jemand auf die Finger schaut. Zusätzlich aber muss ich heute Julia, die meine Ansprechpartnerin ist, helfen, da sie besonders aufwändige Patienten hat. Jedes Mal, wenn ich sie auf dem Gang sehe und sie ihren Teewagen zum nächsten Zimmer schiebt, sagt sie: »Warum bin ich nicht reich, warum bin ich nicht reich, warum muss ich hier sein, warum bin ich nicht reich …« Es tut weh, solche Worte zu hören, weil unsere Arbeit eigentlich sinnerfüllt ist, aber die Bedingungen schlecht. Und weil sie eine erstklassige Pflegekraft ist, die weiß, was sie sagt, wenn sie etwas sagt.

»Ich bekomme so schlecht Luft«, ist das Erste, was ich von Herrn Blazek als Antwort bekomme, »und mir ist kotzübel«, jammert er weiter. Das habe ich nicht erwartet, und so schwindet das Gefühl einer entspannten Sonntagnachmittag-Routine. Was sich da ankündigt, ist keine Routine. Ich versuche jedoch, mir von meinen Befürchtungen nichts anmerken zu lassen. »Ich hole mal meine Kollegin«, sage ich betont ruhig, verlasse das Zimmer und renne zu Julia.

»Ich hole Dr. Ludwig«, sagt sie, »du gehst zurück und passt auf ihn auf. Ich komme gleich nach. Wenn was ist, schreist du, ja?«

Kurz darauf kommt sie und setzt Herrn Blazek eine Sauerstoffmaske auf, um seine Atemnot zu lindern. »Es wird Ihnen gleich besser gehen«, sagt sie und tätschelt seinen Arm. »Dr. Ludwig kommt jede Sekunde, machen Sie sich keine Sorgen.«

Herr Blazek hechelt zunehmend. »Meine Brust tut einfach nur scheißweh.«

»Ich hole kurz das EKG-Gerät«, sagt Julia zu mir und läuft wieder nach draußen. Der Monitor zeigt zwar auch die EKG-Kurve an, aber nur in der abgespeckten Version mit vier Ableitungen. Das sogenannte Zwölfkanal-EKG-Gerät hat zehn Ableitungen und zeigt die diversen elektrischen Ströme des Herzens viel genauer an. Ich versuche währenddessen, ihn in ein Gespräch zu verwickeln, nur sieht er ganz und gar nicht gesprächsfähig aus. Mein Blick fällt auf den roten und blauen Notfallknopf an der Wand, und ich überlege kurz, ob ich einen der beiden drücken soll. Der rote ist der normale, der nur auf der Station läutet, der blaue leitet den Ruf direkt auf die Intensivstation weiter. Aber ich tue es nicht, weil ohnehin schon alle in Alarmbereitschaft sind und ein akustischer Alarm auf dieser Station von allen nur ignoriert wird. Kurz darauf kommt Dr. Ludwig durch die noch offen stehende Zimmertür, setzt sich auf die Bettkante und nimmt ein Röhrchen mit Blut ab. »Hier, bring das ins Labor«, sagt er und drückt es mir in die Hand. Julia folgt mir auf den Gang und hält mich am Arm fest. »Sag denen, es ist dringend. Ich habe zwar schon angerufen, aber sicher ist sicher. Es geht um den Troponinwert. Ich nehme an, du weißt, was das ist? Ich rufe derweil die Intensiv an.«

Ich nicke, dann laufe ich los. Das Troponin ist der Blutwert schlechthin, wenn es um die Feststellung eines Herzinfarkts geht. Liegt ein solcher vor, ist das Troponin im Blut stark erhöht. Ich haste durch die endlosen Gänge ins Labor und so schnell ich kann wieder zurück, denn es könnte sein, dass gleich jede helfende Hand gebraucht wird. Als ich mich dem Zimmer nähere, höre ich Geschrei. Julia rennt auf den Gang und sieht, dass ich mich gerade an dessen anderem Ende befinde. »Hol den Defi!«, ruft sie mir zu. Damit meint sie den Defibrillator, der an der Wand direkt neben mir hängt, und wenn ich ihn gleich mitbringe, gewinnen wir Zeit. Herr Blazek hat eine der gefürchtetsten Komplikationen bei einem Herzinfarkt bekommen. Ich laufe mit dem Defibrillator in sein Zimmer, aber es sind so viele Menschen darin, dass ich mir überflüssig vorkomme. Julia reißt mir das Gerät aus der Hand, und ich beziehe in einer Ecke Stellung. Der Monitor zeigt keine Kurve mit Zacken mehr an, sondern nur noch eine Linie, die leicht gekräuselt ist wie die Oberfläche eines Sees, die von leichtem Wind gestreift wird. So sieht die Kurve des Kammerflimmerns aus, eine potenziell tödliche Herzrhythmusstörung, die ausschließlich durch einen Defibrillator in den Griff zu bekommen ist. Ich entnehme den angeschlossenen Geräten, dass das Herz von Herrn Blazek über 350-mal in der Minute schlägt, was viel zu viel ist, um auch nur ein Minimum an Blutkreislauf aufrechtzuerhalten. Könnte man das Herz sehen, dann würde es nur zucken, denn es wird zwar mehr als 350-mal erregt, aber es schlägt nicht mehr richtig, weil es dafür keine Zeit hat. Als Konsequenz kommt es zum Kreislaufstillstand.

Dr. Ludwig drückt rhythmisch auf Herrn Blazeks Brustkorb ein. Dreißigmal, dann beatmet ihn eine Kollegin zweimal von Mund zu Mund über einen speziellen Aufsatz, damit sie die Lippen nicht direkt berühren muss. Dann drückt Dr. Ludwig wieder dreißigmal, und sie beatmet wieder zweimal. Ob man jemandem währenddessen ein paar Rippen bricht, spielt in dieser Situation keine Rolle. Man muss den Brustkorb sechs Zentimeter tief eindrücken, sonst gibt es keine Erfolge. Gebrochene Rippen sind marginal, verglichen mit dem drohenden Tod durch einen Herzstillstand. Nach zwei Minuten muss Herr Ludwig abgelöst werden durch einen Kollegen, weil er nicht mehr kann. Unter seinen Achseln zeichnen sich tellergroße Schweißflecken ab, ebenso an seinem Rücken. Reanimieren ist eine anstrengende Tätigkeit, die schnell zur Erschöpfung führt.

Ich höre weitere Schritte auf dem Gang, die sich laufend nähern. Das Intensivteam – die Profis kommen. Von der Intensivstation weiß ich noch, dass man zu Beginn jeder Schicht bestimmt, wer im Fall einer Reanimation auf die betreffende Station rennen muss. So auch jetzt bei uns. Die Intensivpflegerinnen und -pfleger packen aus dem leuchtend orangenen Rucksack ihr Equipment aus, während Julia die Elektroden des Defibrillators auf Herrn Blazeks Haut klebt, eine unterhalb des rechten Schlüsselbeins und die andere unterhalb der linken Brustwarze. Dann schaltet sie das Gerät ein, und eine monotone Stimme hallt durch den Raum:

»Nach dem Piep den Patienten nicht berühren.«

Alle Umstehenden heben die Hände mit der Handinnenfläche nach vorne zeigend hoch.

»Herzrhythmus wird analysiert.«

Pause.

»Bereit. Schock wird empfohlen.«

Pause.

»Schock wird vorbereitet. Achtung. Unbedingt Abstand zum Patienten halten. Achtung. Patienten nicht berühren. Achtung. Schock wird jetzt automatisch abgegeben.«

Ein Sirenenton schraubt sich immer höher und höher, es schrillt, und Herrn Blazeks Brustkorb springt in die Höhe. Der Stromschlag soll die Erregung des Herzmuskels wieder normalisieren, denn defibrillieren bedeutet wörtlich übersetzt »entflimmern«.

»Schock wurde abgegeben«, spricht die Stimme. Eine kurze Zeitspanne vergeht, in der die eine Hälfte der Anwesenden gebannt auf den Monitor starrt, während das Intensivteam dabei ist, die Beatmung vorzubereiten.

»Herzrhythmus wird analysiert«, fängt die Automatenstimme von Neuem an. »Bereit. Schock wird empfohlen. Achtung …«, und defibrilliert ihn ein zweites Mal. Es ist wichtig, diesen Anweisungen zu folgen. Natürlich wissen wir als Fachpersonal alle, wie wir uns verhalten sollen, aber die Defis sind so konstruiert, dass im Notfall auch völlig ahnungslose Menschen damit umgehen können sollen, daher erklärt die Stimme, was man tun und was man lassen soll. Dass während des Stromschlages niemand Herrn Blazek oder noch schlimmer ein metallenes Stück des Bettes berührt, ist dabei am wichtigsten, denn missachtet man dies, bekommt man selbst etwas von der Ladung ab und kann dabei sterben. Es fließen bis zu 360 Joule, was für ein gesundes Herz lebensgefährlich ist.

Die Zeit drängt, denn ab einer Zeitspanne von 30 Minuten bricht man eine Reanimation meist ab, da das Gehirn dann zu lange nicht mehr ausreichend durchblutet wurde. Erste Schäden entstehen aber schon ab drei Minuten Sauerstoffmangel. Nach etwa fünf Minuten haben wir einen einigermaßen stabilen Herzrhythmus. Der Arzt von der Intensivstation hat den Beatmungsschlauch bereits in Herrn Blazeks Luftröhre geschoben und das mobile Beatmungsgerät angeschlossen. Ich darf auf die Intensivstation mitfahren und dabei helfen, ihn von unserem Bett auf das Intensivbett umzulagern.

Die Sauerstoffflaschen für den Transport brauchen sie dort nicht mehr, daher rolle ich sie auf dem Rückweg hinter mir her, während ich über das eben Erlebte nachdenke. Es ist Sonntagnachmittag, die Gänge sind ausgestorben, und das metallene Scheppern der Sauerstoffflaschen hallt wie ein Echo von den weißen Wänden wider. Es überwiegt vor allem die Erleichterung, dass Herr Blazek es zumindest vorläufig geschafft hat. Vielleicht hat er eine Familie, die sich von ihm hätte verabschieden müssen. Aber es ist gut ausgegangen, weil alle besonnen und schnell reagiert haben. Mich beeindruckt, wie die Kolleginnen und Kollegen hier arbeiten. Die Kardiologie zählt als Normalstation, das heißt, auch der Personalschlüssel bemisst sich danach, sprich eine Pflegekraft auf zehn bis zwölf Patienten. Aber diese sind nicht leicht zu pflegen, sondern alle schwer herzkrank, und manches Leben hängt an einem seidenen Faden. Nur dass der so dünn ist, dass man ihn oft gar nicht erkennt, ähnlich des Fadens einer Spinne, der in der Luft hängt. Wie man hier gewährleisten soll, dass nichts Schlimmes passiert, ist mir ein Rätsel. Und das liegt nicht am Personal, das hier jeden Tag eine Goldmedaille bekommen sollte für seine Arbeit. Oft können wir keine Pause machen, weil es schlicht nicht möglich ist aufgrund der riesigen Menge an Arbeit. Manchmal muss man jemanden notfallmäßig ins Herzkatheterlabor schieben. Es gibt zwar einen Transportdienst, aber der ist auch nur bis 16 Uhr da, und das auch nur unter der Woche. Dort werden dann die Herzkranzgefäße sichtbar gemacht, um Verengungen oder Verkalkungen zu erkennen und diese zu erweitern, damit es gar nicht erst zu einem Herzinfarkt kommt. Oder wir haben Patienten, die zwar keinen akuten Infarkt haben, die aber ständig so aussehen, als bekämen sie gleich einen, so wie Herr Blazek. Oder Patienten mit Herzinsuffizienz, die unter Atemnot, Husten oder Übelkeit leiden. Die sind oft so schlimm dran, dass sie es nicht mehr selbst auf die Toilette schaffen, geschweige denn, sich selbst zu waschen, weil ihr Herz nicht mehr richtig pumpen kann oder zu wenig Blut auswirft. Wenn dann einer auch noch übergewichtig ist, raucht oder Diabetes hat, kombiniert mit viel zu hohem Blutdruck, dann haben wir das Komplettpaket eines Menschen, der sich durch seinen Lebenswandel zugrunde gerichtet hat. Davon pro Schicht zwölf an der Backe zu haben, bedeutet Arbeit, Arbeit und noch mal Arbeit. Dass das Folgen hat für die, die hier arbeiten, ist klar.

Als ich an einem Abend die Medikamente richte für eine Patientin, die außerplanmäßig von der Notaufnahme gerade hochgekommen ist, fliegt plötzlich eine Infusionsflasche an meinem Ohr vorbei und kracht an die Wand. »Ich will nicht mehr, ich mag nicht mehr, ich hasse sie alle!«, schreit Julia und schmeißt eine weitere Flasche an meinem Kopf vorbei, den ich vorsichtshalber einziehe wie eine Schildkröte. Dieser Gefühlsausbruch wundert mich keineswegs, denn auch ich arbeite hier jeden Tag am Anschlag. Es gibt keinen Tag, der mal ansatzweise als normal zu bezeichnen wäre. Der Ausnahmezustand ist die Regel. Immerzu ist irgendein Alarm, manchmal bis zu fünf gleichzeitig, weswegen selbst ich nach nur ein paar Wochen hier schon keinen davon mehr ernst nehme. Seelenruhig gehe ich dorthin, wo der Lärm herkommt, sehe mir den Monitor und den Patienten an, registriere, dass das Herz ein paar Schläge außerhalb der Reihe gemacht hat oder dass es ein Fehlalarm war, weil derjenige sich am Kopf gekratzt hat, schalte den Alarm aus und spaziere wieder hinaus. Man rennt hier nur, wenn eine Kollegin aus dem Zimmer auf den Gang kommt und um Hilfe schreit. Jeder stumpft ab, wenn man pro Schicht 150 Mal einen Alarm hört.

Nach vier Wochen wechsle ich vom »Herzteil« der Station auf den »Lungenteil«, die sogenannte Pneumologie. Denn es ist eine kombinierte Station, und ich soll beide Fachbereiche kennenlernen. Die Pneumologie gehört ebenso zur Inneren Medizin wie die Kardiologie. Die zwei häufigsten Erkrankungen hier sind der Lungenkrebs und die COPD. Letzteres ist eine Abkürzung für chronic obstructive pulmonary disease, zu Deutsch: chronisch-obstruktive Lungenerkrankung. Kurz gefasst sind hier Menschen, die vor allem durch Tabakkonsum jeglicher Art ihre Lunge ruiniert haben. Die Schleimhaut ist irreversibel geschädigt und ständig entzündet, die Lungenbläschen sind krankhaft erweitert, was sich ebenfalls nicht mehr rückgängig machen lässt. Sie werden gequält von Husten, schleimigem Auswurf, Atemnot und häufigen Erkältungen. Im späteren Stadium der Krankheit funktioniert die rechte Herzhälfte nicht mehr richtig. Von ihrem äußeren Erscheinungsbild her kann man die Patienten in zwei Gruppen einteilen. Die einen sind die sogenannten pink puffer, die rosa Schnaufer, welche eine hagere Figur haben. Die andere Gruppe bilden die blue bloater, die blauen Bläser, die übergewichtig sind und vor lauter Atemnot eine bläuliche Lippenfärbung haben. Diese Menschen sind nicht zu beneiden. Ihre Anfälle von Atemnot können so schlimm sein, dass sie akute Todesangst durch Ersticken aushalten müssen. Und das alles nur für den zweifelhaften Genuss von Nikotin? Ist es das wert? Ich bin froh, dass ich der Minderheit der Nichtraucher angehöre. Minderheit ist relativ zu sehen, aber unter Klinikpersonal, was sowohl die Pflege als auch die Ärzte und alle anderen umfasst, ist man tatsächlich in der Minderheit, wenn man nicht raucht.

»Fang es bloß nicht an«, sagt Julia mehrmals zu mir. »Du kommst nicht mehr davon los, es ist wie die Hassliebe zu meinem iPhone, ich hasse es, aber ich bin abhängig davon.«

Mir war das vorher nicht so bewusst, aber jetzt sehe ich, dass es eine Sucht ist, in der man gefangen ist und aus der nur ein steiniger Weg herausführt. Das Absurde hier ist, dass die Pflegekräfte und Ärzte den Patienten erklären, wie schädlich doch das Rauchen sei, dass sie ihren Zustand selbst zu verantworten hätten und dass sie doch jetzt damit aufhören sollten. Und dann riecht derjenige, aus dessen Mund diese Worte kommen, selbst nach Nikotin. Wie viel Überzeugungskraft und Authentizität stecken in so einer Aussage? Die meisten Patienten fahren trotzdem mit ihrem Rollstuhl und ihrem Infusionsständer nach draußen, um zu rauchen.

»Das ist doch das Einzige, was ich im Leben noch habe«, sagt mir einer. »Ich habe doch eh schon Lungenkrebs, da ist es jetzt auch egal.« »Ich habe schon dreißig Jahre geraucht, da lass ich mir das die letzten zwei Jahre nicht nehmen.« »Es kommt nicht mehr drauf an, es ist mein einziger Trost«, so andere. Ich hoffe, dass ich nie in diese Situation komme, denn dann stehe ich definitiv am Abgrund meines Lebens.

Der Lungenkrebs wird therapiert, wie viele andere Karzinome auch, mit radioaktiver Bestrahlung, Chemotherapie oder auch der operativen

Entfernung betroffener Lungenlappen. Letzteres kommt aber auch nur dann infrage, wenn sich noch keine Metastasen gebildet haben. Ich habe im OP gesehen, wie solche Lungen aussehen, und das brauche ich nicht zweimal. Gesunde Lungen sind rosig, diese jedoch sind nahezu schwarz. Der Ausdruck »Ich geh mal meine Lunge teeren« trifft es auf den Punkt. Natürlich kann man auch auf anderen Wegen an Lungenkrebs erkranken, wie zum Beispiel durch Asbest oder die jahrelange Arbeit in einem Bergwerk, aber das haben wir in Deutschland so gut wie nicht. Einige wenige haben nicht einmal geraucht und bekommen trotzdem Krebs. Das alles sind aber Ausnahmen. Der Großteil hat geraucht, und zwar jahrelang und nicht zu wenig. Man muss als Raucher nicht erkranken, aber das Risiko ist 20-fach höher als als Nichtraucher. Und bei Lungenkrebs ist die Prognose nicht gerade die beste im Vergleich zu anderen Krebsarten. Er ist in unserem Land die häufigste tödlich verlaufende Krebserkrankung bei Männern. Grund genug, einmal mehr darüber nachzudenken. Die Gefäße verkalken, und Füße und Beine müssen als sogenannte Raucherbeine amputiert werden. Das Fatale an der ganzen Sache ist, dass man erst ziemlich spät überhaupt Symptome spürt. Wenn man ständig Husten hat und Bluttröpfchen spuckt, kann es schon zu spät sein. Wer hier Patient ist, der hat es in seinem Leben mit der Gesundheit nicht allzu genau genommen. Das trifft nicht auf alle zu, aber doch auf viele. Das heißt nicht, dass sie mir nicht trotzdem leidtun. Es heißt aber auch, dass man mit einfachen Mitteln viel für seine Gesundheit tun kann und dass Krankheiten nicht einfach vom Himmel fallen. Die Kollegen, die hier arbeiten und eine Schachtel und mehr am Tag rauchen, sehen jeden Tag, wohin das führen kann.

»Ich will lieber so leben, wie ich das will, und dann sterbe ich lieber zehn Jahre früher«, sagt Julia. Dumm nur, dass man nicht einfach umfällt, sondern dass das Sterben oft ein langer Leidensweg ist. Sie weiß das, aber sie ist so gefangen in ihrem Hamsterrad aus Stress, kurzer, wohliger Entspannung durch ein paar Züge an der Zigarette, zu wenig Schlaf, Überstunden und Geldmangel, dass sie gar keine Energie hat, um etwas an ihrem Leben zu ändern. In so einer Arbeitswelt, die vorrangig von Stress geprägt ist, kann niemand außer ihr selbst von ihr verlangen, jetzt auch noch einen Nikotinentzug auf sich zu nehmen. Und vielen der Lungenkrebskranken auf dieser Station ging es in ihrem Leben bestimmt nicht anders. In einem Winkel ihres Bewusstseins wussten sie, dass das, was sie tun, Folgen haben kann, aber der Alltag war ihr Gefängnis und die Zigarette einer der wenigen Momente, in denen sie zur Ruhe kommen konnten.

Ich versuche, für die Menschen da zu sein, deren Lungen bei jedem Atemzug rasseln und deren Stimmen sich anhören wie die von Graf Dracula. Der Infusionsständer und die Sauerstoffflasche sind ihre ständigen Begleiter. Sie alle sind schwerkrank, und ihre Lebensqualität ist für mich gleich null, wenn als einziger Lichtblick der Zug an der Zigarette bleibt, unten im Innenhof neben den Mülltonnen. Dort sind sie alle gleich, Pflege neben Ärzten und Patienten, die einen stehend, Letztere im Rollstuhl sitzend. Die Zigarette ist die Brücke über den Graben zwischen ihnen und für sie die einzige Möglichkeit, dem beklemmenden Klinikalltag zu entfliehen. Ein paar Sekunden der Stille, die der Geruch nach Müll nicht stören kann.

So viele Ausnahmesituationen es auf dieser Station auch gibt, die Kolleginnen haben mich herzlich aufgenommen, und das entschädigt mich für alles. Die Arbeitsbedingungen sind eine Katastrophe, aber ich mag die Menschen, die hier arbeiten, deswegen komme ich trotzdem gerne jeden Tag. Wenn ich dann doch mal in den Genuss einer Pause komme, löffle ich meine mitgebrachte Gemüsesuppe mit Maultaschen und gerösteten Senfsamen, die ich mir besonders im Winter gerne koche, und schaue dabei aus dem Fenster auf die schneebedeckten Bäume.

An den Tagen vor Weihnachten hat Julia rote Zipfelmützen organisiert, an deren Spitzen kleine goldene Glöckchen hängen. Begeistert setze ich mir eine davon auf und laufe zwei Tage lang mit der Klingelmütze über die Station. Die anderen setzen sie nur manchmal auf, ich setze sie aber nie ab, denn sie bereitet den Patienten so viel Freude, wie ich es selten gesehen habe. Heiterkeit, Humor und Ausgelassenheit kommen hier viel zu kurz, und sie sagen, wie sehr sie sich freuen, dass ein junger Mensch diesen Beruf noch erlernen wolle und so viel Freude in ihre Zimmer bringe. Denn die Mütze und das Klingeln der Glöckchen führen dazu, dass auch ich selbst viel fröhlicher bin und mich richtig auf Weihnachten freue. Ich denke daran zurück, dass ich vor einem Jahr auf der Notaufnahme der Kinderklinik war und vor zwei Jahren gerade den zweiten Einsatz auf der Chirurgie hatte. Wie schnell die Zeit vergeht. Das nächste Jahr wird definitiv das Examen mit sich bringen, und wie es danach weitergehen soll, weiß ich noch nicht. An Weihnachten habe ich frei, aber zu Hause höre ich es immer noch klingeln, weil die ständigen Alarme sich so in meinen Kopf hineingefressen haben, dass ich sie wie einen Tinnitus mitnehme.

Dermatologie
Eiterblasen, Hautkrebs und Schuppenregen

Altgriechisch: δέρμα [dérma] = Haut

An meinem ersten Tag auf der Dermatologie kommt ein großer Pfleger auf mich zu und schüttelt mir die Hand. »Ich bin Harald«, sagt er. »Willkommen im Land der Blasen und Schuppen.« Ich muss unwillkürlich lachen angesichts dieser netten Begrüßung.

Vor der Dermatologie, kurz auch Derma genannt, ekeln sich die meisten, weil sie damit Blasen verbinden, die man aufstechen muss, undefinierbare Knoten, die die Haut übersäen, Verbrennungen, Schuppen und die Milben der Krätze, die sich wohlige Gänge durch die Haut des Menschen gegraben haben. Damit haben sie nicht ganz unrecht, wie ich an Haralds Worten höre. Trotzdem habe ich schon viel Gutes über diese Station gehört, unter anderem, dass man hier als Schüler gut behandelt wird. Seine Worte bestätigen dies.

In der Übergabe höre ich Harald von einem »bullösen Pemphigoid« und einem »Pemphigus vulgaris« sprechen. Was zur Hölle ist das? Ich verstehe nur Bahnhof. Mein entsetzter Gesichtsausdruck spricht Bände. »Du musst dir keine Sorgen machen«, sagt er nach der Übergabe. »Das sind sehr spezielle Begriffe. Das Fachgebiet der Dermatologie beschäftigt sich mit allen Erkrankungen der Haut. Du kennst wahrscheinlich so etwas wie Schuppenflechte, Neurodermitis oder auch Hautkrebs. Aber hier findest du auch ganz andere, wesentlich unbekanntere und skurrilere Fälle. Was du eben in der Übergabe gehört hast, gehört zu den sogenannten blasenbildenden Erkrankungen«, erklärt er mir. »Dabei handelt es sich um Autoimmunerkrankungen, die recht selten vorkommen. Mach dir also keine Sorgen, wenn du davon noch nie etwas gehört hast, das ist ganz normal, denn so etwas Spezielles findest du nur hier. Man könnte diese Krankheit übersetzen als Blasensucht. Durch Antikörper greift sich die Haut selbst an, und so kommt es letztlich zu blutgefüllten Blasen.«

»Ja, und was macht man gegen diese Erkrankung?«, frage ich ihn. »Stechen wir dann alle Blasen einfach auf?« Ich muss mich innerlich schütteln, aber ich habe schon schlimmere Gesprächsthemen überlebt.

»Nun, manche Kollegen machen das tatsächlich, wenn sie zu groß und schmerzhaft für den Patienten werden. Aber in der Regel cremen wir die Betroffenen mit kortisonhaltiger Salbe ein und verabreichen dazu auch hoch dosiert Kortison über eine Infusion. In schlimmen Fällen erhalten die Patienten auch Antikörper. Aber nimm das nicht auf die leichte Schulter, das sind oft schwer verlaufende Erkrankungen. Der Pemphigus ist chronisch und kann ohne Behandlung tödlich verlaufen. Manchmal kann es nämlich auch zu Blasen und Entzündungen in der Schleimhaut kommen. Dann haben die Patienten das Ganze auch im Mund, im Rachen und an den Augen.«

In den nächsten Tagen laufe ich mit Harald mit. Der Kontrast zur Kardiologie könnte nicht größer sein. Es ist unfassbar für mich, morgens zum Dienst zu kommen, ohne dass es ständig klingelt. Was für eine Wohltat, wenn die Ohren nicht andauernd akustisch gequält werden. Ich muss nicht gleich um sechs Uhr morgens losrennen, weil wieder ein Herz mit seinen Schlägen aus der Reihe tanzt oder weil ein Lungenkranker nach Luft ringt, nein, ich kann mich ganz entspannt zur Übergabe hinsetzen und dazu einen Tee trinken. Selbstverständlich gibt es auch hier viel Arbeit, aber ich finde, Arbeit muss auch noch menschenwürdig sein für die, die sie verrichten. Und ein wenig Zeit morgens zum Ankommen, zum Erfassen der aktuellen Patienten und ihrer Situationen und Krankheiten mit einer Tasse Tee, bevor man sich dann um Viertel vor sieben an das Herrichten der zahlreichen Infusionen macht, ist nicht zu viel verlangt.

Nach einer Woche darf ich meinen eigenen Bereich übernehmen und fühle mich gut dabei. Endlich kann ich richtig arbeiten, anstatt immer nur anderen hinterherzurennen. Auf der letzten Station konnte ich das bereits gut üben, aber ich bin trotzdem dankbar für die sechs Monate, die ich mehr Zeit habe, um zu lernen, wie es ist, wenn man selbst die Verantwortung trägt.

Da dies der vorletzte Einsatz vor meinem Examen ist, findet hier der letzte Schulbesuch statt. Man nennt ihn das sogenannte Probeexamen, weil der ganze Ablauf der echten Prüfung entsprechen soll. Das heißt, ich komme am Vortag zur Spätschicht, und ein Lehrer der Schule präsentiert mir zusammen mit einem Kollegen von der Station die Patienten, die mir zugeteilt sind. Wir haben unter anderem eine alte Frau mit einer dieser Blasenerkrankungen aktuell auf der Station, die aus dem Altenheim gekommen und zudem dement und bettlägerig ist. Ich befürchte, ausgerechnet sie im Probeexamen zu bekommen, und würde mich gerne eingehender mit ihr beschäftigen.

»Mach dir keine Gedanken, du bekommst Frau Liebermann ganz bestimmt nicht«, versucht mich Harald zu beruhigen, weil ich immer wieder nachfrage. »Die ist viel zu aufwändig.«

»Ja, aber was, wenn doch?« Ich will nicht lockerlassen. »Dann würde ich sie wenigstens schon kennen und wüsste, wie ich mit ihr umgehen muss.«

»Nein, das übernehmen lieber wir, das ist zu schwierig für dich«, sagt er, und ich merke, dass er es langsam Leid wird, mit mir zu diskutieren. Am Vortag der Prüfung teilt mir der Lehrer von der Schule mit, dass ich ausgerechnet mit dieser Patientin mein Probeexamen machen werde. Mein Gefühl hat mich nicht getrogen. Dazu muss ich noch ein Zimmer mit einem Mann betreuen, der von der Pflege her nicht so aufwändig ist. Da ich weder Frau Liebermann noch ihre Krankengeschichte kenne, suche ich mir alle Akten von ihr zusammen, gehe in ein leer stehendes Arztzimmer und lese mich durch den Papierberg. Nach eineinhalb Stunden habe ich mir einen ersten Überblick verschafft und gehe zu ihr. »Guten Tag, Frau Liebermann«, begrüße ich sie und suche ihre Hände, die sie unter der Bettdecke versteckt hat. Ich sehe, dass sie eine Magensonde hat, über die sie ihre Ernährung erhält, denn sie kann nicht mehr richtig schlucken wegen der vielen Blasen in ihrem Rachen. Statt einer Antwort brabbelt sie nur unsinniges Zeug. Ihre rechte Hand, die ich eben in meine nehmen wollte, um sie zu begrüßen, schnellt plötzlich unter der Bettdecke hervor, wirft mir ein Kissen direkt vor die Füße und versteckt sich gleich darauf wieder unter der Decke. Na, das kann ja heiter werden morgen früh, denke ich. Sie hat sich überall die Haut aufgekratzt, weil ihr die Blasen einen immensen Juckreiz verursachen. Das ganze Bett ist voller Blutflecken von der ganzen Kratzerei.

»Frau Liebermann, morgen früh werde ich mich um Sie kümmern, und zwei Leute kommen noch mit, aber das muss Sie gar nicht stören«, versuche ich eine erneute Kontaktaufnahme. Erneut schießt ihre rechte Hand unter der Bettdecke hervor und schmeißt die weiße Krankenhaustasse mit Kamillentee, die auf ihrem Nachtkästchen steht, auf den Fußboden. Innerlich schäume ich, denn hätte ich sie in den letzten Tagen betreuen dürfen, dann wüsste ich jetzt besser, wie ich mit ihr umgehen soll. Es geht mir dabei nicht um medizinische Details, sondern um sie als Mensch mit ihren Eigenheiten. So jedoch befürchte ich, dass ich trotz meiner Bemühungen um ein freundliches Verhalten ihr gegenüber von einem Fettnäpfchen in das nächste treten werde. Gefühlt tappe ich überall im Dunkeln, während ich versuche, mir das aber nicht anmerken zu lassen. In den letzten Tagen war Frau Liebermann angeblich zu schwierig für mich, in der Prüfung aber nicht. Wo ist da die Logik?

In der Nacht finde ich nur wenige Stunden Schlaf. Ich sehe weitere Tassen Kamillentee auf den Fußboden fliegen, sehe eine schreiende Frau Liebermann und überall Blut, das aus ihren Blasen tropft und die weiße Klinikbettwäsche mit roten Tupfern versieht. Wenn doch der nächste Tag schon vorbei wäre. Obwohl es erst das Probeexamen ist, fühle ich mich, als sei es das echte.

Am folgenden Morgen bin ich aufgeregt, und mir ist übel. Das Ergebnis, das heute herauskommen wird, zählt nicht für die Endnote, aber es soll mir eine Richtlinie sein, wie ich im Ernstfall bewertet werde. Ich finde so einen Testdurchlauf eine gute Sache. Natürlich baue ich auch hier meine potemkinschen Dörfer auf, das hat sich nicht geändert und das wird es auch bis zum Ende nicht mehr. Der Prüfungsfall und die Realität klaffen eklatant auseinander. Jeder weiß um diese Diskrepanz, und sie wird schweigend akzeptiert. Die Leute von der Schule beharren darauf, dass es nur so richtig sei, wie sie es sagen, und diejenigen von der Station sind der festen Überzeugung, dass die von der Schule völlig weltfremd seien und doch mal in die Praxis kommen sollten, um wieder auf dem Boden der Tatsachen zu landen.

Folglich desinfiziere ich mich dumm und blöd, wische alle Flächen vorher ab, brauche für alles doppelt so lang wie sonst. Aber der Lehrer von der Schule ist zufrieden mit mir, und nichts anderes will ich erreichen. Der Knackpunkt sind schließlich Frau Liebermanns Blasen. Sie ist übersät mit unzähligen von ihnen, und ich soll sie alle aufstechen und verbinden. Das ist kein leichtes Unterfangen, wo sie so unruhig ist und dauernd brabbelt und zappelt. Für jede Blase verwende ich eine sterile Nadel, was sonst nie einer tut, aber in diesem Fall leuchtet mir die Vorgehensweise wenigstes ein. Jede Blase tupfe ich einzeln ab und verbinde sorgfältig eine nach der anderen. Das allein dauert eine halbe Stunde. Dann muss ich sie noch waschen und mit Kissen lagern, damit sie keine Druckstellen bekommt. Auch das dauert. Ich muss ihren Mund mit Kompressen auswaschen, die mit Kamillentee aus einer neuen weißen Tasse getränkt sind. Zwischendrin haste ich vom Stationszimmer zu ihrem Zimmer, um die Infusionen mit dem Antikörper zeitnah anzuhängen, den Lehrer immer im Schlepptau, damit dieser keinen einzigen meiner Handgriffe verpasst. Eine Flasche dieses Antikörpers kostet 500 Euro, folglich sollte ich mir keinen Fehler erlauben. Doch die Infusionspumpe piept unentwegt und behindert mich in meiner Arbeit, weil das Zeug so zäh ist und einfach nicht tropfen will. Frau Liebermann bekommt 13 Medikamente, die ich alle über den Schlauch der Magensonde verabreichen muss. Sonst zerstoßen wir die Tabletten einfach in einem Mörser, aber das geht ja »schulisch« alles wieder nicht, und so artet auch dieser Vorgang wieder zu einer Wissenschaft für sich aus, die allein fast 20 Minuten dauert. Dabei darf ich nicht vergessen, dass sie die Tablette für den Magenschutz schon eine halbe Stunde vor allen anderen Medikamenten erhalten muss, weswegen ich sie schon in der Übergabe um halb sieben auflöse. Ich brauche wohl nicht zu erwähnen, dass dies sonst auch niemand tut. Es wäre aber sinnvoll, denn sonst ist der Magenschutz für die Katz.

Diese ewige Kluft zwischen dem, wie es sein soll, und dem, wie es ist, weil es anders einfach nicht geht, macht mich wahnsinnig. Wir alle wissen, wie wir es fachlich korrekt machen sollten, und müssen täglich Abstriche machen. Manchmal habe ich das Gefühl, dass ich nur deswegen die Ausbildung mache, um zu lernen, wo ich am sinnvollsten etwas weglasse, ohne dass der Patient daran Schaden nimmt. Ich lerne, das Wichtige vom Unwichtigen zu unterscheiden. Und wenn alles wichtig ist, dann hat der Patient eben das Nachsehen.

Am Ende schaffe ich es nicht mehr, alles aufzuräumen, und hinterlasse auf dem Fußboden ein Chaos aus alter Bettwäsche, Handtüchern und leeren Plastikhüllen der zahlreichen Nadeln, die ich zum Aufstechen der Blasen verwendet habe. Aber ich bekomme dennoch eine Zwei, womit ich zufrieden bin, denn die Schmach von der Urologie sitzt mir noch immer in den Knochen.

Harald gratuliert mir, und ich bin überglücklich. Erfolgserlebnisse sind in dieser Ausbildung bitter nötig. Ich bin so fröhlich, dass ich mich heimlich von hinten an ihn heranschleiche, um ihm eine Portion Zucker in sein Haar rieseln zu lassen – aus Spaß und Übermut. Die ganze Ernsthaftigkeit in dieser Welt aus Krankheiten verleitet mich manchmal dazu, kindisch zu werden.

»Sag, wie alt bist du denn eigentlich?«, fragt er mich lachend, als er merkt, dass unbekannte Körner in seinen Nacken rieseln. Aber er meint es nur gut und verzeiht mir meinen Schabernack natürlich, denn wir verstehen uns, sonst hätte ich so etwas niemals getan. »Das hast du richtig gut gemacht«, sagt er und klopft mir auf den Rücken. »Aber bist du dir sicher, dass du hier arbeiten willst?« Er macht eine ausholende Bewegung mit seinen Armen. »Ich meine das alles hier, diese ganze Klinik, eigentlich alle Kliniken, du bist doch noch jung, du kannst noch etwas anderes machen, etwas Besseres. Abends um neun sind wir hier, morgens um sechs und nachts um drei, während andere ihren wohlverdienten Feierabend genießen oder noch in ihren warmen Betten liegen. Und was bekommen wir dafür? Keine anständige Rente, ein mickriges Gehalt für all die Verantwortung, die wir hier tragen, und Ansehen gleich null. Geh studieren, hier wirst du nicht reich und machst dich auf Dauer nur kaputt.«

»Ich möchte aber trotzdem gerne bei euch anfangen«, erwidere ich. Denn die Dermatologie ist eine der wenigen Stationen, auf denen ich mir vorstellen kann zu arbeiten. Daher habe ich in den letzten Tagen beschlossen, alle bisherigen Pläne über Bord zu schmeißen und zu fragen, ob ich hier nach dem Examen anfangen kann. So schnell kann es gehen, wenn die Kollegen sich um einen bemühen und man gut mit ihnen zurechtkommt. Und so lange kann es dauern, bis man sich endlich einmal richtig zu Hause fühlt.

»Ja, das weiß ich, und das freut mich ehrlich und alle anderen hier auch, aber du bist noch jung, du kannst noch mal etwas Neues anfangen und hier wegkommen. Ich habe noch zehn Jahre vor mir, das lohnt sich nicht mehr für mich, aber du, du kannst doch mehr, als dich von Ärzten und Patienten schikanieren zu lassen.«

Mein Magen fühlt sich an wie ein Stein. Ich arbeite gerne hier, und Harald ist mir in seiner Arbeitsweise ein großes Vorbild. Aber er ist auch ein knallharter Realist und sagt mir, wie er die Dinge wirklich sieht. Es ist nicht das erste Mal, dass ich solche Worte höre. Nach drei Jahren bin ich restlos desillusioniert und weiß ganz genau, was er meint. Das macht mich traurig, weil ich die Ausbildung mit gewissen Idealen angefangen habe, die man wahrscheinlich nur haben kann, wenn man jung ist und ahnungslos von der Schule kommt. Ich wollte dahin, wo ich einen Sinn im Leben finde, wo ich das Gefühl habe, meine Arbeit dient nicht nur der Erfüllung wirtschaftlicher Interessen. Aber dieses Ideal konnte der Realität nicht standhalten, und ich weiß, dass meine Arbeit sehr wohl schwarze Zahlen schreiben soll in einem System, das nur diagnosis related groups, kurz DRG, kennt und das die Menschen in vielen Teilen vergessen hat.

Heute sehe ich eine neue Patientin. Es weiß eigentlich keiner, was sie hat. Nicht einmal die Chefärztin, die sonst nur zur Privatvisite kommt. Aber hier wird eine Ausnahme gemacht, weil keiner mehr weiterweiß. Frau Akkoyun ist Mitte dreißig und steht voll im Leben mit ihren zwei Kindern und einer gut bezahlten Arbeitsstelle. Dann hat sie plötzlich Juckreiz bekommen, dann Blasen und noch mehr Blasen. Sie hat keine der vorher erwähnten blasenbildenden Erkrankungen, denn solche Blasen, wie sie hat, hat hier noch keiner gesehen, nicht einmal die Chefärztin. Sonst sind die Blasen maximal drei Zentimeter groß, bei ihr aber unfassbare 10 bis 15 Zentimeter. Und sie hat nicht nur Blasen, sondern ihr ganzer Körper ist von ebenso großen Kratern übersät wie die Mondlandschaft von Meteoriteneinschlägen. Diese kraterartigen Löcher reichen bis auf die Schicht der Muskeln, an einigen Stellen sogar bis auf den Knochen. Und es entstehen jeden Tag neue. Sie hat sie nicht nur an den Armen und Beinen und am Bauch und am Rücken, sondern auch an den Füßen, an der Kopfhaut, unter den Haaren, im Gesicht, im Mundwinkel und an den Schamlippen. Ihre Schmerzen sind so schlimm, dass ich ihre Schreie immer wieder bis auf den Gang hinaus höre. Der Verbandswechsel bei ihr ist eine Tortour für sie und für die, die ihn durchführen, und er dauert über zwei Stunden.

Kaum ist der Verband entfernt, steigt mir ein fauliger Geruch in die Nase, der in mir die Assoziation eines überfahrenen Igels hervorruft. Nach drei Tagen rastet Harald aus. »So geht das nicht weiter«, brüllt er nach dem Verbandswechsel auf dem Gang, und ich befürchte, dass Frau Akkoyun alles mithört, obwohl die Tür zu ihrem Zimmer geschlossen ist. »Wir brauchen eine andere Lösung, ich halte das nicht mehr aus, und sie auch nicht.« Er knallt die Tür zum Stationszimmer zu, sodass das Glas der Sichtscheibe daneben vibriert. Ich sehe, wie er mit seinem Telefon in der Hand heftig gestikulierend auf und ab geht. Dann nickt er plötzlich und winkt mich herein. »Die Chefärztin kommt jetzt«, sagt er. »Mein Vorschlag ist, dass wir sie ab jetzt für jeden Verbandswechsel in den OP fahren. Wir können ihr das ohne Narkose nicht mehr länger zumuten. Wir haben alle Schmerzmittel durch, und trotzdem schreit sie jedes Mal, als wollten wir sie auf den Scheiterhaufen bringen. Das kann und will ich nicht länger verantworten. Außerdem haben wir keine Zeit mehr für unsere anderen Patienten.«

Ich nicke nur, denn eine passende Erwiderung fällt mir nicht ein. Die Chefärztin kommt und segnet Haralds Vorschlag ab. Ab jetzt fahre ich sie jeden Tag zusammen mit ihm oder einem der anderen Kollegen in den Operationssaal, sie bekommt jeden Tag eine Narkose und einen Beatmungsschlauch in den Rachen, muss sich jeden Tag von der Narkose erholen und erbricht sich danach vor Übelkeit. Trotz der Narkose weiß sie danach nicht mehr, wie sie noch liegen soll, weil es keine Stelle mehr an ihrem Körper gibt, die nicht von Blasen oder Kratern gequält wäre. Frau Akkoyun ist ein Extremfall, den so noch keiner hier gesehen hat. Alle rätseln, was sie hat, und die Suche ähnelt einer Suche nach der sprichwörtlichen Stecknadel im Heuhaufen. Das Rätsel ihrer Erkrankung wurde nie gelöst. Sie bleibt mir aber als eine jener Patientinnen in Erinnerung, die man nie vergisst. Eine junge und hübsche Frau, vollkommen entstellt von einer Krankheit, die sie wie aus dem Nichts überfallen hat. An ihr wird mir bewusst, dass auch unsere Hightech-Medizin ihre Grenzen hat. Es mag für alles eine ICD-10-Diagnose geben, aber nicht für alles eine Lösung.

So schön ich es auf der Dermatologie auch finde, die Konsequenzen der stressigen und anstrengenden Klinikarbeit machen auch hier vor keinem Halt. Einer jungen Kollegin, die hier arbeitet, merke ich die Folgen bereits deutlich an. Sie hat vor drei Jahren ihr Examen gemacht und ist seitdem auf der Dermatologie. Sie wird von Kopfschmerzen und Migräne geplagt und sitzt an ihrem zwölften Arbeitstag am Stück wachsbleich am Tisch. »Nie wieder was mit Menschen«, sagt sie. »Ich will hier weg, alles, nur nichts mehr mit Menschen.« Das ist schon krass, denn auch sie hat bestimmt einmal Ideale gehabt und ihren Beruf gerne ausgeübt. Wenn sie über den Gang läuft, sieht es so aus, als hätte sie einen Stock im Rücken. »Pflege deinen Rücken«, ermahnt sie mich beinahe täglich. »Du hast nur einen, und wenn der kaputt ist, kriegst du keinen neuen mehr. Pflege deinen Rücken, pflege …«, wiederholt sie wie ein Mantra ihren Satz.

Ich möchte nach wie vor gerne hier anfangen und hatte auch schon ein informelles Vorstellungsgespräch, aber mir ist klar, ewig kann ich diesen Beruf nicht ausüben, und ich glaube, dass es eigentlich unter diesen Bedingungen keiner kann. Und die, die es trotzdem tun, die wissen ganz genau, dass sie einen Preis dafür zahlen, sei es in Form von Burn-outs, Depressionen, Bandscheibenvorfällen oder ewigen Rückenschmerzen. Und sie zahlen ihn, weil sie Geld brauchen oder weil sie eine Familie ernähren müssen. Ich verurteile niemanden, denn jeder Mensch hat seine Gründe, warum er etwas tut. Aber es stimmt mich traurig, dass eine eigentlich wunderschöne und sinnerfüllte Arbeit durch die Bedingungen krank macht.

Gastroenterologie
Kaputtgesoffenes Leben

Altgriechisch: γαστήρ [gastér] = Magen, ἔντερον [énteron] = Darm

Die Kardiologie konnte ich in einem Satz zusammenfassen: »Es klingelt.« Für diese Station reichen folgende Worte: »Es stinkt, und zwar nach Kot und Urin.« Schnell wird mir klar, warum.

Das Ziel ist jetzt zum Greifen nah. Ich kann es kaum glauben, in nur drei Monaten hat der Wahnsinn ein Ende, sofern ich mein Examen bestehe. Das nenne ich motivierende Aussichten. Ich befinde mich noch immer auf der Inneren Medizin im Fachbereich Gastroenterologie mit Schwerpunkt Lebererkrankungen.

Mitleiderregende Gestalten liegen hier in den Betten und schlurfen schleppenden Schrittes über den Gang. Ihnen allen sieht man die gescheiterte Existenz an, die Tiefen, die sie im Leben durchlebt, und das Martyrium, das sie ihrem Körper zugemutet haben. Die Hoffnungslosigkeit blickt aus ihren Augen. Die meisten von ihnen sind an der sogenannten Leberzirrhose erkrankt, weil sie zu viel Alkohol getrunken haben. In ihren Augen liegt keine Kraft mehr, ihre Bäuche sind Fässer, an denen die Arme und Beine wie dürre Zweige hängen. Für die nächsten zwölf Wochen sehe ich diese abgewrackten Menschen jeden Tag und frage mich, wie man in die Fänge einer solch schweren Sucht geraten kann. Auf dieser Station machen wir jedoch keinen akuten Alkoholentzug. Für einen solchen müssen die Betroffenen zuerst auf eine Überwachungsstation, eine Art Lightversion der Intensivstation. Denn der Körper hat sich so an den konstanten Alkoholspiegel im Blut gewöhnt, dass es zu schlimmen Entzugssymptomen kommt. Die Hände zittern, man schwitzt massenhaft, bekommt Halluzinationen, und das Ganze kann in einen Kreislaufzusammenbruch oder einen komatösen Zustand münden. Damit ist nicht zu spaßen, daher muss dem psychiatrischen Aufenthalt immer die Überwachungsstation vorgeschaltet werden. Alles andere wäre viel zu gefährlich. In der Psychiatrie ist dann eine spezielle Suchtabteilung zuständig.

Die kaputte Leber wird auf der Station behandelt, wo ich mich jetzt befinde. Das heißt, dass viele, die hierherkommen, eine Odyssee aus akuten Entgiftungen und psychiatrischen Aufenthalten hinter sich haben, bevor die Leber so am Ende ist, dass die Gastroenterologie ihre Endstation ist. Es gibt die, die tatsächlich trocken sind und wollen, dass wir ihnen helfen, und dann gibt es die anderen, die weiter saufen, was das Zeug hält, weil sie ähnlich den Rauchern auf der Lungenstation sagen, dass doch eh schon alles egal sei. Recht haben sie, denn es gibt zwar Lebertransplantationen, aber Alkoholiker werden hierfür erst berücksichtigt, wenn sie mindestens sechs Monate abstinent waren und dies auch glaubhaft für die Zeit nach der Transplantation versichern können. Zudem müssen sie sich psychologisch betreuen lassen, denn nur in einem Umfeld, das ihnen Stabilität gibt, ist gewährleistet, dass die suchtauslösenden Momente in Zukunft nicht wieder auftreten. Wer diese Kriterien nicht erfüllt, fällt raus aus der Liste, und das sind leider sehr viele. Der einzige Weg, die Leber zu retten, ist ihr Ersatz, da eine Leberzirrhose irreversibel ist.

Aber wie kommt es zu dieser Erkrankung? Wir denken an unser Herz, wenn uns schwindelig ist, an unsere Lunge, wenn wir erkältet sind, oder an unser Gehirn, wenn wir uns nicht konzentrieren können. Aber wir denken nie an unsere Leber, die still im Verborgenen ihre Arbeit macht, obwohl sie unglaublich wichtig für unser Leben ist. Sie ist das zentrale Organ, um unter anderem den Alkohol im Blut abzubauen. Dies ist eine aufwändige Arbeit für die Leber, weswegen sie in dieser Zeit den Abbau von Fett, der auch zu ihren Aufgaben gehört, erst einmal vernachlässigt. Vereinfacht gesagt, speichert die Leber das Fett und sagt sich, das mache ich später, wenn ich mit dem dringenderen Problem namens Alkohol fertig bin. Ist das ein Dauerzustand, verfettet die Leber zunehmend und vergrößert sich dadurch. Das bereitet aber noch keine Beschwerden und wird meist zufällig diagnostiziert, zum Beispiel durch einen erhöhten Gamma-GT, einen Laborwert, der ein Indikator für die Gesundheit der Leber ist. Wenn sich nichts ändert, sagt die Leber irgendwann, mir wird alles zu viel, und entzündet sich. Dem Betroffenen wird dann schlecht, er ist immer müde, und seine Haut färbt sich gelb. Er hat eine Leberentzündung, die aber noch geheilt werden kann, wenn sich der Lebenswandel ändern würde. Tut er das aber immer noch nicht, werden Zellen der Leber zerstört, und so kann sie ihrer Entgiftungsfunktion im Körper nicht mehr nachkommen. Und dann geht es erst richtig los. Wenn man das, was jetzt kommt, schon in der Schule durchnehmen würde, würden sich vielleicht weniger Jugendliche ins Koma saufen. Nun wird es ungemütlich: Beim Abbau von Eiweiß im Darm entsteht als Abfallprodukt das sogenannte Ammoniak. Wir essen jeden Tag in irgendeiner Form Eiweiß, also entsteht auch jeden Tag Ammoniak im Darm. Da die Leber im Krankheitsfall nicht mehr richtig entgiftet, kann sie das Ammoniak nicht mehr umwandeln, und so wandert das giftige Ammoniak in unser Gehirn und richtet dort größtmöglichen Schaden an. Die Konzentrationsfähigkeit lässt nach, man wird schläfrig und fällt schlimmstenfalls ins Koma. Um dem vorzubeugen, müssen die Patienten hier vor allem eines tun: abführen. Daher wabert durch die Gänge der Station immer ein unverkennbarer Geruch nach Ausscheidungen, auch bedingt durch die zahlreichen Stuhlproben, die in Töpfen im Fäkalienraum herumstehen und auf ihre Probenentnahme warten.

Wer nur noch von Alkohol lebt, isst meist auch wenig, und wenn, dann achtet er nicht darauf, was er isst. Dadurch kommt es zu vielen Mangelerscheinungen, die auch den Stoffwechsel im Nervensystem betreffen und zu kleinen Einblutungen ins Gehirn führen. Jede fünfte davon endet mit dem Tod. Wer jetzt denkt, dass es schlimmer nicht kommen kann, hat weit gefehlt. Denn manchmal ist der Tod vielleicht besser als das Leben, das einem in dieser Situation bleibt. Eine weitere Folgeerkrankung ist nämlich das Korsakow-Syndrom. Dabei gibt das

Kurzzeitgedächtnis seinen Geist fast gänzlich auf, die Orientierung ist mangelhaft, kurz, der Grips ist nur noch Matsch.

Was das heißt, wenn man erst 45 Jahre alt ist, zeigt mir Herr Gerzic. Er wohnt bereits in einem Altenheim, weil er sich selbst nicht mehr versorgen kann. Jeden Tag schaut er mich verwirrt an und fragt: »Wer bist du?«

»Ich bin heute für Sie zuständig, Herr Gerzic«, erkläre ich ihm dann geduldig, »Sie befinden sich in einem Krankenhaus. Haben Sie das verstanden?«

Er nickt. Fünf Minuten später fragt er wieder: »Wer bist du?«

Er begreift einfach nichts mehr, kotet das Bett permanent voll, weil er es einfach nicht mehr schafft, seine Ausscheidungen zu kontrollieren. Dann klingelt er und sagt, er wolle auf die Toilette. Wenn ich ihn dann auf seinen Klostuhl verfrachtet habe und in Richtung Bad rollen will, fängt er an zu zappeln.

»Schuhe, will Schuhe, wo?«, heult er wie ein kleines Kind.

»Ja, ja, ist schon gut«, beruhige ich ihn und hole seine dunkelblauen Filzpantoffeln unter dem Bett hervor. Denn ohne die geht gar nichts. Er ist völlig fixiert darauf und glaubt, dass er ohne seine Hausschuhe nicht auf die Toilette gehen kann.

»Ohne die kann ich net scheißen«, jammert er weiter.

Als ob ich das so genau wissen oder gar hören will. Aber danach fragt keiner. Hat er dann endlich seine Pantoffeln an, fahre ich ihn ins Bad. Dort sitzt er, und sitzt, und sitzt. Ich gehe währenddessen aus dem Zimmer und widme mich anderen Patienten. Nach fünf Minuten klingelt Herr Gerzic.

»Geht nix«, sagt er und Tränen laufen ihm über das Gesicht.

»Wollen Sie es nicht noch einmal probieren?«, frage ich ihn.

»Nein, Scheiße, geht nix, halt die Fresse!«, brüllt er mich an und zappelt wild mit den Füßen, sodass mir ein Pantoffel entgegenfliegt. Er wechselt zwischen kleinkindlicher Anhänglichkeit und abrupter Aggression, was es mir nicht leicht macht, ihm gegenüber neutral zu bleiben, obwohl ich weiß, dass er nichts dafür kann. Ich fahre ihn wieder zurück zu seinem Bett, wuchte ihn hinein, doch kaum liegt er in seinem

Bett, läuft ihm der Durchfall aus der Hose heraus. Ich kann von Glück sprechen, wenn ich nichts abbekomme. Jeden Tag wiederholt sich dieses absurde Theater, bis ich es leid bin und ihm eine Windel der Größe XXL verpasse, damit ich nicht fünfmal pro Schicht das ganze Bett frisch beziehen und im Umkreis von einem Meter großflächig putzen muss, weil er alles mit seinen Ausscheidungen vollgeschmiert hat. Er hat den geistigen Stand eines kleinen Kindes, obwohl er 45 Jahre alt ist. Das ist gruselig. Und das nur, weil er jahrelang hemmungslos getrunken hat.

»Das ist es nicht wert«, denke ich mir jedes Mal, während ich schaudernd das Zimmer verlasse, und gleichzeitig bete ich, dass ich nicht bei ihm mein Examen machen muss. In diesem Zustand geht gar nichts mehr. Ein Leben mit Familie ist vorbei, er kann weder arbeiten noch über sein Leben selbst bestimmen. Morgens wird er gewaschen, sein Alltag besteht aus Aktivierungs- und Kochgruppen, zum Essen wird er mit dem Rollstuhl gefahren. Er ist ein Symbol für die Seiten des Lebens und der Gesellschaft, die wir gerne ausklammern wollen.

Warum hat er sich in den Ruin getrunken, frage ich mich. Was hat er im Leben erlebt, dass er sich derartig betäuben musste? Ich versuche, mich in die Situation hineinzuversetzen, und male sie mir aus: Ich trinke, weil ich mit den Problemen in meinem Leben nicht mehr zurechtkomme und die benebelnde Wirkung des Alkohols mir ein wenig Distanz zu den Dingen verschafft. Ich kann abends nicht mehr entspannen, wenn ich nicht mein Gläschen bekomme, und ich denke schon den ganzen Tag daran. Wer kennt das nicht, das Gefühl, dass eine unbestimmte Last von einem abfällt und die Probleme kleiner und unbedeutender wirken, wenn man ein wenig benebelt ist. Bald reicht die Menge jedoch nicht mehr aus, um den gewünschten Effekt zu erreichen, und ich muss immer mehr trinken. Aber natürlich habe ich alles unter Kontrolle, wie ich stets beteuere. Bald merke ich, dass ich nicht mehr loskomme von der erleichternden Droge, nehme sie auch mit zur Arbeit, alles heimlich, versteht sich. Irgendwann fragen meine Freunde, was mit mir los sei, und ich antworte nur noch ausweichend, breche den Kontakt ganz ab, denn was wollen die eigentlich, und sollen sie mich doch in Ruhe lassen, ich weiß schon, was mir hilft. Und schon ist die Abhängigkeit da, mit all ihren fatalen Konsequenzen. Mein Freundeskreis nimmt Abstand und schrumpft immer mehr zusammen, der Alkoholspiegel muss aufrechterhalten werden, all das verschlingt viel Geld, ich werde zunehmend aggressiver und apathischer. So in etwa stelle ich mir das vor, wenn man schleichend zu einem Alkoholiker wird.

Es gibt mehrere Typen, die sich im Trinkverhalten unterscheiden, und es ist interessant, sich diese einmal genauer anzusehen. Die Einteilung stammt von einem gewissen Elvin Morton Jellinek, einem amerikanischen Psychologen, der sich vor hundert Jahren mit der Alkoholkrankheit befasst hat. Beginnen wir mit dem Sorgen- oder Erleichterungstrinker, der in etwa dem entspricht, was ich eben beschrieben habe. Dann gibt es den Gelegenheitstrinker, der sich dem sozialen Druck fügt. Beim Stammtisch, bei der Familienfeier, bei der nächsten Party will er natürlich auch dazugehören und sich nicht zum Außenseiter machen. Diese beiden Typen sind noch nicht als klassische Alkoholiker einzustufen, aber sie sind mit Sorge zu betrachten, da sie sich ständig am Rande zur Sucht bewegen. Beim dritten Typ geht es schon richtig zur Sache. Jellinek nennt ihn den Gamma-Alkoholiker, Gamma nach dem dritten Buchstaben im griechischen Alphabet. Sein Körper verlangt nach Alkohol, und zwar bedingungslos, ohne dass der Mensch noch die leiseste Kontrolle darüber hätte. Der Spiegeltrinker hingegen trinkt immer ein wenig, und es fällt nicht auf, welche Mengen er über den Tag verteilt zu sich nimmt, weil es bei ihm nicht zu exzessiven Rauschzuständen kommt. Er muss lediglich einen bestimmten Pegel an Alkohol in seinem Blut aufrechterhalten. Damit kommt er unbemerkt durch seinen Alltag. Als Letztes haben wir den Quartalssäufer, der zwischen langen Phasen der Abstinenz und Trinkorgien wechselt, die so extrem sind, dass sie oft mehrere Tage andauern und zu einem totalen Filmriss führen.

Man sieht, es gibt nicht den Alkoholiker an sich, sondern viele verschiedene Arten des Trinkverhaltens und der Motivation, die einen dahinführen können. Auf dieser Station bekomme ich jedoch keines der Zwischenstadien zu Gesicht, denn bis die Leber kaputt ist, vergehen Jahre oder Jahrzehnte. Die Menschen, die hier sind, befinden sich jenseits all dieser Stadien. Sie sind nur noch kaputt. Studien zufolge trinkt im Durchschnitt jeder Deutsche täglich eine Menge an Alkohol, die zwei Litern Bier entspricht. Das ist Wahnsinn, wenn man sich überlegt, wie viele es gibt, die keinen Alkohol trinken, zum Beispiel Kinder, ältere Menschen und viele Abstinenzler. In unserem Land ist Alkoholsucht die häufigste Suchterkrankung mit einer geschätzten Anzahl von zwei Millionen Abhängigen.

Nach zwei Wochen auf dieser Station kommt die schriftliche Prüfung. Sie dauert insgesamt drei Tage, und für jede einzelne Prüfung habe ich nur zwei Stunden Zeit. Das reicht nicht für das Wissen, das ich gerne zu Papier bringen möchte. Im Abitur hatte ich im Vergleich dazu mehr als vier Stunden Zeit. Die ersten zwei Prüfungstage befassen sich mit tatsächlichen Patientenfällen, der dritte Tag mit Qualitätsmanagement. Dieser dritte Teil ärgert mich besonders, denn ich büffle dafür, wie man einen Qualitätszirkel definiert, was man unter Total-Quality-Management versteht, wie man Strukturen und Prozesse optimiert, wie man eine Implementierung durchführt. Das alles zeigt dann meine analytisch-reflexive Begründungskompetenz, nur eine der vielen Kompetenzen, in die die Schule so sehr verliebt ist. Ich wäre eher für eine Extremsituationen-Bewältigungskompetenz. All das liest sich nicht nur öde, es ist auch öde und macht dennoch ein Drittel der schriftlichen Note aus. Die Lehrer begründen das damit, dass vielleicht mal jemand von uns Stationsleitung wird. Und selbst wenn, dann liegt das in so weiter Zukunft, dass bis dahin jeder die Schritte der Bildung eines Qualitätszirkels garantiert wieder vergessen hat beziehungsweise sich bis dahin schon wieder viel verändert hat. Das alles ist sterbenslangweilig, aber das Schlimmste ist, es bringt mir nichts für die Arbeit am realen Patienten. In einer Wirklichkeit, die von eklatantem Personalmangel geprägt ist, von Überstunden und immer kränkeren und älteren Patienten, brauche ich als Berufsanfängerin so etwas nicht. Tatsache ist, dass jeder in meiner Klasse die gleichen Floskeln auswendig lernt, dass die Lehrerin sagt, für Qualitätsmanagement bekomme bei ihr niemals jemand die Note Eins, und dass jeder frustriert diese Floskeln auf das

Papier pinsel. Die Lehrerin kann folglich vierzehn Mal den gleichen Unsinn lesen.

Das Schriftliche ergibt eine Note, das Praktische dann die zweite Note, und die mündliche Prüfung, die wiederum aus drei einzelnen Prüfungen besteht, ergibt die dritte Note. Insgesamt macht das sieben Prüfungen, und ich muss jede einzelne bestehen, denn ein Ausgleich wie in der Schule ist hier nicht möglich. Das macht auch Sinn, denn wir lernen einen verantwortungsvollen Beruf. Das praktische Examen ist dann am Ende der drei Monate auf dieser Station.

Nachdem ich alkoholkranke Leberzirrhotiker zur Genüge kennengelernt habe, ist der Vortag der praktischen Prüfung endlich da. Ich kann gar nicht sagen, wie froh ich bin, wenn ich diese hinter mich gebracht habe. Ich sitze im Pausenraum und warte darauf, dass mir die Lehrerin von der Schule mitteilt, welche Patienten ich morgen zu versorgen habe. Die Tür geht auf, und die Lehrerin und Pia kommen herein.

»Wir sind so weit«, sagt Frau Mrotzek. Sie macht ihrem Namen alle Ehre, denn ihrem Gesichtsausdruck nach zu urteilen ist Motzen ihre Lieblingsbeschäftigung.

»Du nimmst das Zimmer 15, aber nur den an der Tür, dazu den Herrn Sievert, den, der auf dem Gang liegt, und den Herrn Draschner aus der 18.«

Das bedeutet viel Arbeit. Den in der 15 kenne ich, der heißt Herr Küstner, aber den Herrn auf dem Gang und den letzten Mann kenne ich gar nicht. Ich bekomme eine kurze Übergabe, dann erhalte ich einen Stapel Papiere, den ich auszufüllen habe, und die Stoppuhr startet. Ich habe drei Stunden Zeit, dazu kommen in meinem Fall noch einmal 40 Minuten, das heißt 20 Minuten für jeden Patienten, den ich nicht kenne. Ich muss alle Krankheiten erfassen, alle Medikamente wissen, und allein Herr Draschner hat schon über zehn Medikamente, denn er ist 93 Jahre alt und hat viele Gebrechen. Ich muss seitenweise Pflegeplanungen schreiben, ich muss Anamnesebögen für den Hauptpatienten erstellen, das heißt für Herrn Draschner. Das ist leichter gesagt als getan, denn dieser liebenswerte alte Mann ist blind und schwerhörig, und ich verstehe so gut wie nichts von dem, was er sagt, weil seine beiden Zahnprothesen bei jeder Silbe in seinem Mund herumklappern.

Ich mag Herrn Draschner auf Anhieb, aber im Examen ist so ein Patient ein Albtraum. Die meisten fürchten sich mehr vor der theoretischen Prüfung, ich aber vor der praktischen, weil in ihr so viel Unvorhergesehenes passieren kann. Egal, wie viel ich heute plane, und egal, welche Unwägbarkeiten ich auch einzubeziehen versuche, über Nacht kann sich alles ändern. Dann bewerten sie, wie ich mit der neuen Situation umgehe. Allein der Versuch eines Gesprächs mit Herrn Draschner verbraucht fast 90 Minuten meiner wertvollen Arbeitszeit, bis ich entnervt aufgebe und all seine Akten vor mir auf dem Tisch im Essensraum stapele. Ich beschließe, sein Leben aus dem Papierberg herauszufinden, anstatt weitere Zeit mit Fragen zu vergeuden. Aber auch das dauert ewig. Es hilft nichts, ich muss das alles ausfüllen, welche Hobbys er hat, welche besonderen Ereignisse es in seinem Leben gab, ob er Kinder hat, was die von Beruf machen, welche Krankheiten er hat, wann er operiert wurde, ach ja, und welche Kompetenzen er hat und welche nicht, es nimmt kein Ende. Ständig kommt ein Arzt herein und entwendet mir einen Teil der Akten, sodass ich dem dann wieder hinterherrennen muss. Jeder weiß, dass ich heute meine Abschlussprüfung vorbereiten muss, aber anscheinend hat niemand im Bewusstsein, dass mir Pia nach genau drei Stunden und vierzig Minuten alles abnimmt und im Betäubungsmitteltresor einschließt. Herrn Sievert muss ich auf dem Gang interviewen und dort meine Papiere ausfüllen, während alle an mir vorbeirennen. Datenschutz sieht anders aus.

Die anderen Kolleginnen beantworten mir zwar einige Fragen, aber ihre Worte sind harsch. Ich glaube, es läuft einfach auf die Frage hinaus, mit wem ich kann und mit wem nicht. Und wenn ich mit jemandem nicht gut kann, dann wird die Person mich schlecht bewerten, einfach, weil sie die Macht hat, es zu tun. Und heute habe ich das Pech, dass ich sowohl eine Lehrerin von der Schule habe, deren schlechter Ruf ihr vorauseilt, als auch eine Kollegin von der Station, die aus ihrer Abneigung mir gegenüber keinen Hehl macht.

Ich verbrauche fast die gesamte Vorbereitungszeit für Herrn Draschner. Die anderen Patienten schaffe ich zwar auch noch, aber ich hätte mir gerne mehr Zeit gewünscht. Die Medikamente zu kennen, ist keine Pflicht, gleichzeitig wird aber erwartet, dass ich sie korrekt verabreiche und alle Besonderheiten der Einnahme beachte. Wie aber soll ich das machen, wenn ich die bunten Pillen und Infusionen nicht auch kenne?

Ich versuche, alles nach bestem Wissen und Gewissen zu machen, aber ich gerate heute an meine Grenzen. Die letzten dreieinhalb Jahre haben mich ausgelaugt, ich weiß nicht mit Sicherheit, ob ich die bisherigen schriftlichen Prüfungen bestanden habe, dann gibt es dieses Spießrutenlaufen gegen Pia, und ich habe eine Patientenauswahl, dass es kracht. Mir reicht es so, dass ich den ganzen Laden am liebsten abfackeln würde. Von denen, die ihre praktische Prüfung schon hatten, habe ich bisher nur zwei Varianten gehört. Entweder war ihr Weg ebenso steinig wie meiner, oder aber sie kamen gut auf der Station an, und die Kollegen haben ihnen geholfen, wo es nur ging. Auf mich trifft die unangenehme Variante zu: In Ruhe vorbereiten kann ich nichts, weil der Pausenraum nun mal das ist, was er ist, nämlich ein Raum, in dem alle ihren Kaffee kochen, ihre Käsebrötchen essen und ihre Wasserflaschen holen. Entweder rauscht der Wasserkocher oder die Kaffeemaschine blubbert, die Tür geht in einer Tour auf und zu, und ich koche innerlich vor Wut. Kann hier nicht einmal etwas funktionieren? Die anderen zwei Patienten sind Gott sei Dank nicht so schlimm wie Herr Draschner, aber krank sind sie trotzdem. Und morgen muss ich wieder meine potemkinschen Dörfer aufbauen, das heißt, ich muss für alles doppelt so viel Zeit in meinem Ablaufplan einbauen, ich muss fünfmal so viel desinfizieren, ich muss die Tropfenzahl pro Minute einstellen, ich muss Beratungsgespräche für die Patienten einbauen, die nach einem bestimmten Schema für solche Gespräche ablaufen sollen, ich muss die Magenschutztablette Pantoprazol eine halbe Stunde vor dem Frühstück austeilen, was sonst nie einer macht. Ach ja, und ich muss morgen früh alle Medikamente kontrollieren, also in jeder Verteilerschachtel pro Patient ungefähr zehn verschiedene. Aber laut Schule muss ich sie nicht kennen. Wer hat sich so etwas ausgedacht? Ich muss Verbände wechseln und vor lauter Sterilität so viel Müll produzieren, wie ich es sonst in drei Schichten nicht tue. Ich bin schon vorab völlig genervt von dieser Show. Als meine Zeit vorbei ist, kommt Pia in den Pausenraum und nimmt mir alle Unterlagen weg. »Zeit ist leider vorbei«, sagt sie. »Aber du kannst natürlich gerne noch dableiben und dich weiter einlesen.« Ich bilde mir ein, dass sie einen süffisanten Unterton hat. Oder aber es ist nur mein angestauter Groll, den ich in ihre Worte hineininterpretiere.

Tatsächlich bleibe ich da, denn mir fehlen noch alle Medikamente. Die gesamte Schichtbesetzung macht sich auf in den Pausenraum zum Abendessen, und ich muss notgedrungen in den Raum wechseln, wo wir sonst die Infusionen herrichten. Dort lese ich mich verzweifelt durch einen Beipackzettel nach dem anderen, im Stehen, denn hier kann man sich nirgends hinsetzen. Nach einer Stunde stehenden Lesens tut mir der Rücken weh. Ich habe noch so viele Fragen, aber zu Menschen, die demonstrativ essen, ohne zu fragen, ob ich noch Hilfe brauche, will ich nicht gehen. Ich frage also die Einzige, die mir noch bleibt, und das ist die Stationsärztin. Sie hilft mir und beantwortet alle Fragen zu Krankheitsbildern und Medikamenten. Sie nimmt sich dafür die Zeit, die sie dann länger dableiben muss, obwohl sie ohnehin schon längst Feierabend hätte. Aber ich sehe an ihrem Gesichtsausdruck, dass sie Mitleid mit mir hat. Sie übernimmt die Aufgabe, die eigentlich den Kolleginnen zukommt. Schließlich bin ich zu erschöpft, um noch länger zu bleiben, und beschließe, den Rest daheim nachzulesen, mithilfe von Google, Fachbüchern und Beipackzetteln.

Oberhalb meiner Arme spüre ich nichts mehr, denn alle Muskeln sind bretthart verspannt. Ich kann lange nicht einschlafen, wache immer wieder auf, werfe mich unruhig hin und her und starre ständig auf die Leuchtanzeige des Weckers. Ein Uhr, zwei Uhr, drei Uhr. Ich habe höchstens zwei Stunden geschlafen, als es klingelt. Ein Frühstück kriege ich nur mit Mühe runter, aber das muss jetzt einfach sein, wie mir meine Vernunft sagt. Mir ist so übel, dass ich glaube, gleich erbrechen zu müssen. Es hilft nichts, ich muss gehen, der Bus wartet nicht, und ich darf auf gar keinen Fall zu spät kommen. Ich muss zehn Minuten zur Haltestelle laufen, durch Nebel und die Lichtkegel der Straßenlaternen.

Dahinter ist es stockfinster. Gespenstisch wie immer ist es um diese frühe Uhrzeit. Ich habe Kopfschmerzen, will aber eigentlich nichts einnehmen. Bis zur Bushaltestelle hadere ich mit mir, dann entscheide ich mich doch um, rechne kurz durch, wie lange es dauert, bis die Chemie wirkt. Es müsste noch reichen, beim Frühstück wäre es aber besser gewesen, ich verfluche meinen Kopf, der heute früh einfach nicht funktionieren will. Meine Nerven glühen wie heiße Drähte, ich fühle mich andauernd, als würde ich gleich umkippen. Hektisch wühle ich in meinem Rucksack nach der Schachtel mit den Tabletten, bis mir auffällt, dass ich gar kein Wasser habe. Mist. Es muss eben ohne gehen. Ich warte, bis ich so viel Speichel im Mund zusammenhabe, dass es hoffentlich zum Schlucken reicht, und werfe mir die Tablette ein. Es reicht nicht. Sie beginnt, sich aufzulösen, und ein widerlich bitterer Geschmack nach Ibuprofenchemie breitet sich in meinem Mund aus. Na prima! Also wieder ausspucken, an der Sollbruchstelle abbeißen und es mit der ersten Hälfte versuchen. Die kriege ich runter, dann die zweite, dann ganz viel Spucke. Da kommt auch schon der Bus, was mir gar nicht recht ist, denn je eher er kommt, desto kürzer ist meine Gnadenfrist.

Die Prüfung beginnt um halb sieben, um kurz nach sechs bin ich auf der Station. Das Gefühl, gleich in Ohnmacht zu fallen, wird immer schlimmer. Ich habe schon von anderen Schülern gehört, die während der Prüfung umgekippt sind oder sich davor erbrochen haben, und ich bete, dass mir das erspart bleibt. Als kleine Motivation am frühen Morgen erhalte ich ein Schnapsglas mit ein paar Bonbons drin. Die helfen mir jetzt auch nicht weiter. Ein paar nette Worte fallen, dann kommt Frau Mrotzek, und der Countdown läuft. Auch heute bewege ich mich innerhalb eines festgesetzten Zeitlimits, um halb elf muss ich mit allem fertig sein, inklusive der Übergabe davor und danach sowie einer halben Stunde Pause. Das hört sich nach viel Zeit an, aber allein bis die Übergabe vorbei ist, ist es schon Viertel vor sieben. Ich hole einmal tief Luft, dann heißt es, mit Volldampf voraus oder mit allen Fahnen untergehen. So elend ich mich noch an der Bushaltestelle gefühlt habe, so konzentriert und ruhig fühle ich mich jetzt, sodass ich im Nachhinein das Gefühl habe, das sei gar nicht ich gewesen. Wie wenn man plötzlich einen Schalter in mir umgelegt hätte, vom Programm Nervosität und Aufregung auf höchste Konzentration im Notfall, wie eine Art Autopilot, der mich jetzt durchhalten lässt, denn davon hängt ab, ob die letzten dreieinhalb Jahre Schinderei nicht umsonst waren. Und ich muss jetzt einfach durchhalten, der Druck ist groß.

Ich beginne mit der Kontrolle der Medikamente. Unzählige bunte Pillen schütte ich aus den hellblauen Schachteln meiner drei Patienten und kontrolliere jede einzelne minutiös, ob es auch die richtige ist, in der richtigen Dosierung, zur richtigen Uhrzeit. Währenddessen schaut mir Frau Mrotzek ständig auf die Finger. Jeder Lehrer macht das in der Prüfung, aber die Art, wie sie es machen, unterscheidet sich doch. Sie ist dafür bekannt, dass sie alles mehr als genau anschaut, und sie steckt ihre Nase direkt über die Papiere, sodass ich mich teilweise beim Dokumentieren unterbrechen muss. Das ist nervenaufreibend, aber ich sage zunächst nichts. Nachdem ich den anderen zwei noch halb schlafenden Patienten ihre Magenschutztabletten verabreicht habe, begrüße ich Herrn Sievert auf dem Gang. Mit ihm beginne ich, so steht es auf meinem Ablaufplan, und an den halte ich mich, sonst drehe ich durch. Um mich herum klingeln schon wieder irgendwelche Alarme, aber heute muss ich mich darum nicht kümmern. Lärm und Hektik sind dennoch allgegenwärtig. Ich messe Herrn Sievert den Blutzucker und den Blutdruck, desinfiziere danach alle Gerätschaften, was sonst nie einer tut, und versuche, mit ihm ein Gespräch zu führen. Er weiß natürlich, dass heute meine Abschlussprüfung ist, dementsprechend freundlich reagiert er. Dann gehe ich zu Herrn Küstner, meinen silbernen Teewagen wie einen schützenden Schild vor mir herschiebend. Er ist mein Anker, auf dem ich alles gestapelt habe, was mir von Nutzen sein könnte. Auch Herr Küstner ist sehr freundlich, und ich kann die morgendliche Routine bei ihm relativ schnell abwickeln. Das hatte ich auch so geplant, denn ich weiß, wenn ich einmal im Zimmer von Herrn Draschner bin, komme ich so schnell nicht wieder heraus. Meine ungute Vorahnung bestätigt sich. Ich habe für das Frühstück bei ihm 20 Minuten eingeplant.

Das entpuppt sich aber als ein Ding der Unmöglichkeit, denn die Zahnprothesen wollen einfach nicht in seinem Mund halten, egal, wie viel Haftcreme ich auch darauf schmiere. Er greift suchend in die Luft, und als er meinen Arm erwischt, krallt er sich daran fest. »Schwstr, Schwstr, ncht wggn, btte, blbn Sie dch da«, sagt er, wobei ich Mühe habe, ihn zu verstehen, weil bei jedem Wort die Prothesen mitklappern und er seinen Mund gar nicht richtig öffnet. Ich wärme seine Füße und seine Beine nach kinästhetischen Regeln auf, um etwas davon zu zeigen und Pluspunkte zu sammeln, dann schiebe ihn nach allen Regeln der Kunst im Bett nach oben und führe noch ein paar Atemübungen mit ihm durch als Prophylaxe gegen eine Lungenentzündung. Ich stelle das Kopfteil auf, sodass er einigermaßen im Bett sitzen und frühstücken kann. Nach 20 Minuten endloser Bemühungen meinerseits hat er kaum etwas gegessen. So geht das nicht, er muss doch etwas essen, sonst bin ich unten durch. Auch ist er schon wieder so weit im Bett heruntergerutscht, dass er mehr liegt als sitzt. Plötzlich hustet er und bekommt keine Luft, ich springe auf und beginne, in seinem Mund herumzuwühlen. Dieser senile Greis will sich doch gerade an seiner Prothese verschlucken! Ich gerate in Hektik und beschließe, er muss ohne dieses Teil frühstücken. Wenn er die in den Hals bekommt, bin ich nämlich durchgefallen.

Schnell streife ich mir ein Paar Handschuhe über und lege die beiden Zahnreihen in die dazugehörige Schachtel auf seinem Nachtkästchen. Dann bekommt er Toastbrot in Kaffee getunkt, das kann er hoffentlich mit seinen Lippen zerdrücken und so lange einspeicheln, bis er es als Brei schlucken kann. Aber davor muss ich ihn wieder nach oben schieben. Also Kopfteil nach unten, den Greis in mehreren Etappen wieder nach oben schieben, Lagerungskissen unter die Knie, dass er nicht nach unten rutscht, Kopfteil wieder nach oben. Ich halte ihm den Schnabelbecher mit dem Kaffee hin und hoffe, dass er ihn halten kann. Kann er nicht, und er greift daneben, direkt in das mit Marmelade beschmierte Toastbrot, weil der Gute so gut wie nichts mehr sieht. Ich bin schon lange über der Zeit, aber es heißt auch, dass wir uns dem jeweiligen Patienten und seinen Bedürfnissen im Plan anpassen sollen, anstatt uns starr an den Plan zu halten. Immer wieder jammert Herr Draschner, ich solle bei ihm bleiben und dass er noch einen Bissen Toastbrot haben möchte. Nach fast einer Stunde kann ich mich endlich von ihm loseisen. Ich beschließe, dass jetzt der geeignete Moment ist, um meine Pause zu machen, denn ich darf sie nicht einfach weglassen. Ich bringe kaum etwas runter, weil Frau Mrotzek und Pia mit am Tisch sitzen und sich fröhlich unterhalten. Unerträglich. Nach 30 Minuten Pause schaue ich auf die Uhr an der Wand. Es ist schon nach neun, die Zeit zerrinnt mir zwischen den Händen. Im Stationszimmer sehe ich noch einmal alle meine Kurven danach durch, ob ein Arzt vielleicht etwas Neues angeordnet hat. Frau Mrotzek muss dabei wieder ihre Nase direkt über das Papier halten.

»Könnten Sie nicht bitte nachher lesen, was ich schreibe?«, frage ich sie. »Mich macht das unheimlich nervös, und dann kann ich nicht richtig schreiben.«

Sie sieht mich entrüstet an, und ich sehe, dass ich das wohl besser nicht gesagt hätte.

»Was fällt Ihnen ein, so mit mir zu sprechen?«, sagt sie barsch.

Ich denke bei mir: Was fällt dir ein, deinen dummen Zinken andauernd in meine Unterlagen zu stecken, mich an meiner Arbeit zu hindern und mich so nervös zu machen?

Mehr sagt sie nicht, aber das ist auch nicht weiter nötig. Es reicht, um mich wissen zu lassen, dass ich von nun an unten durch bin. Ich verfluche meine vorlaute Klappe, fühle mich aber andererseits im Recht, denn sie könnte auch aus 30 Zentimetern Entfernung genauso gut lesen, was ich gerade schreibe. Stattdessen berührt ihre spitze Nase fast das Papier, ihre Macke treibt mich in den Wahnsinn. Ich sage mir innerlich, dass ich die letzten 90 Minuten irgendwie überleben muss, es führt kein Weg daran vorbei. Da kommt Pia plötzlich auf mich zu und sagt: »Herr Küstner wird heute Morgen doch noch außerplanmäßig entlassen. Das musst du bitte organisieren.«

Ich bekomme die Krise, denn das passt überhaupt nicht in meinen Plan. Ich rolle meinen Teewagen in sein Zimmer und beginne, die Wunden an seinem Bauch zu inspizieren und sie nach Vorschrift zu verbinden. Eigentlich wollte ich das erst später machen, wenn ich mit Herrn Draschner fertig bin, aber jetzt muss ich Herrn Küstner reisefertig machen. Er schleimt um meine zwei Schatten herum und sagt, sie müssten mich unbedingt gut bewerten, und er sagt auch, dass ich ihn nicht instruiert hätte, das zu sagen. Ich fürchte nur, dass meine Note nach der Antwort »Was fällt Ihnen ein ...« nicht mehr zu retten ist. Dennoch freue ich mich über seinen Beistand.

Ich erledige im Computer einiges an Formalitäten, damit ich Herrn Küstner ordnungsgemäß entlassen kann, dann haste ich zu Herrn Sievert, damit ich den nicht völlig vergesse, und frage ihn, ob er irgendwelche Hilfe meinerseits benötigt. Auch er hat einen Verband, den ich wechseln muss. Das alles braucht Zeit ohne Ende, denn er redet und redet, bis ich ihn etwas unhöflich abwürge und zu Herrn Draschner eile. Der liegt inzwischen schon wieder so weit unten im Bett, dass seine dürren Pergamenthautbeine halb heraushängen, und er schnauft, dass es mir graust. Ich schiebe ihn erneut nach oben und überlege, ob ich einen Lagerungsplan für ihn anlegen soll, entscheide mich aber dagegen, weil er sich ohnehin so viel selbst im Bett bewegt, dass ein Plan nicht viel ändern würde. Eigentlich sollte ich ihn noch im Bett von oben bis unten waschen, aber dazu komme ich einfach nicht mehr. Ich kürze die Körperpflege ab auf eine Intimwäsche und das Wechseln seiner Windel. Mit einem Waschlappen fahre ich kurz über sein Gesicht, kämme ihm die Haare und lasse ihn kurz den Mund ausspülen. Auch im realen Alltag kommt es oft vor, dass man die Körperpflege zur Katzenwäsche verkürzen muss, und ich hoffe, dass sie mir keinen Fallstrick daraus drehen, wenn ich es richtig begründe. Er war nicht in der Lage, richtig zu essen, und ich habe einfach für das Frühstück viel länger gebraucht als geplant, was weder Pia noch ich noch sonst jemand wusste. Herr Draschner kam nämlich erst gestern Mittag, weswegen noch keiner richtig einschätzen konnte, was er noch kann und wo er Hilfe braucht. Inzwischen ist es Viertel vor zehn, und ich sehe, dass ich zum Ende kommen muss, damit ich noch fertig dokumentieren kann. Ich prüfe, was die Ärzte alles verändert haben, setze mich hin und kritzle hektisch das Wesentliche auf einen Bogen. Dokumentation ist alles, denn was nicht dokumentiert ist, wurde nicht gemacht, und nur das zählt. Pia wartet schon ungeduldig auf die Übergabe. »Du hast nur noch zwanzig Minuten«, sagt sie. Die kribbelnden Ameisen sind jetzt zwar weg, aber ich bin erschöpft und am Ende. Ich hake noch Infusionen und Medikamente ab, beschreibe Herrn Sieverts Wunden auf dem Wunddokumentationsbogen und haste noch einmal zurück in sein Zimmer, um zu schauen, ob er abreisefertig ist. Er wünscht mir alles Gute und sagt, ich sei eine gewissenhafte Schwester.

»Na, ich glaube, die zwei Lehrer sind da anderer Meinung«, sage ich hoffnungslos zu ihm. Zurück im Stationszimmer gehen wir zu viert in den Pausenraum, wo ich das übergebe, was ich gemacht habe. Dann folgen die letzten zehn Minuten, in denen ich noch einmal begründen muss, wann und warum ich von meinem Ablaufplan abgewichen bin.

»Warum haben Sie keinen Lagerungsplan für Herrn Draschner angelegt?«, fragt mich Frau Mrotzek.

»Weil er sich so viel im Bett bewegt, dass ich es nicht für nötig halte, ihn alle zwei Stunden von unserer Seite aus umzulagern«, antworte ich ihr. Sie schaut irritiert, wirft Pia einen vielsagenden Blick zu und notiert etwas auf ihrem Block. Der Hauptpunkt, auf dem sie herumreitet, ist das Frühstück mit Herrn Draschner, das ich ihm habe eingeben müssen. »Warum haben Sie entschieden, dass er dafür mehr Zeit braucht als vorgesehen?«

»Meiner Meinung nach hat sein Verhalten gezeigt, dass er ein großes Bedürfnis nach zwischenmenschlicher Nähe hatte«, antworte ich, »denn sonst hätte er sich nicht immer wieder an meiner Hand festgeklammert und darum gebeten, dass ich noch bleibe. Ich habe in der Situation dieses Bedürfnis über die Körperpflege gestellt, weil ich es für richtig halte, Prioritäten situationsadäquat zu setzen und flexibel zu reagieren.«

Bis auf die Frage nach dem Lagerungsplan bekomme ich von den beiden keine Rückmeldung, sondern nur die Ansage, dass mein Examen jetzt beendet sei und ich nach Hause gehen dürfe. Am Ende meiner seelischen und körperlichen Kräfte steige ich in den Bus und breche daheim in Tränen aus. Ich fühle mich, als hätten Blutegel sämtliche

Energie aus mir herausgesaugt. Mir fallen so viele Dinge ein, die ich vergessen haben könnte oder die ich hätte besser machen können – es ist zum Verzweifeln. Ich habe Angst, dass sie mir ankreiden werden, dass ich nicht geschafft habe, Herrn Draschner ganz zu waschen, aber die unverhoffte Entlassung von Herrn Küstner und das endlose Toastbrotkauen von Herrn Draschner haben einfach zu viel Zeit eingenommen. Ich gebe auch zu, dass ich völlig vergessen habe, mir einmal den Rücken von Herrn Draschner in Bezug auf mögliche Druckstellen anzuschauen. Das ist ein Fehler, den ich mir nicht verzeihen kann, aber ich war so aufgeregt und beschäftigt damit, dass er nicht an seinen Zahnprothesen erstickt, dass ich das schlichtweg vergessen habe. Dafür gibt es sicher fette Minuspunkte, aber das Eingehen auf seine individuelle Situation müsste Pluspunkte geben. Es sind unzählige Einzelaspekte, die sie bewerten, ich kenne den Beurteilungsbogen ja bereits vom Probeexamen, daher hoffe ich, dass einzelne miese Noten die gesamte Note nicht allzu sehr nach unten ziehen.

Meine Gedanken kreisen unablässig um die Prüfung. Schließlich falle ich um ein Uhr mittags in einen komatösen Schlaf, aus dem ich erst abends wieder erwache. Dass ich am nächsten Tag noch mal dort hingehen muss, ist echte Folter und völlig sinnlos. Aber mein Dienstplan ist nun einmal so geschrieben. Ich will mich eigentlich viel lieber krankmelden oder am liebsten ohne jegliche Entschuldigung einfach nicht mehr hingehen, aber ich brauche noch meinen Beurteilungsbogen für diese letzte Station, und dem will ich auf gar keinen Fall hinterherrennen, denn ich muss jetzt so schnell wie möglich alles vergessen und mich auf die mündliche Prüfung vorbereiten.

An meinem letzten Arbeitstag der Ausbildung betreue ich wieder Herrn Draschner, und es ist herrlich, heute ohne zwei Schatten im Hintergrund mir einfach so viel Zeit für ihn nehmen zu können, wie er braucht. Ich sehe, dass sie nach meinem Abgang gestern tatsächlich einen Lagerungsplan angelegt haben, dass man ihn aber heute schon wieder beendet hat mit der Begründung, er würde sich zu viel im Bett selbst bewegen. Genau das, was ich gestern gesagt habe, nur da hat es mir keiner geglaubt.

Am Abend findet das Abschlussgespräch statt. Zum Glück ist es nicht Pia, sondern eine andere Kollegin, mit der ich mich gut verstehe. Leider war sie nicht bei meinem Examen dabei, denn dann wäre es sicher besser gelaufen. Sie gibt mir eine 1,5. »Du kannst doch alles, das hast du in den drei Monaten bei uns mehr als deutlich bewiesen. Hab einfach noch ein bisschen mehr Selbstvertrauen«, sagt sie. Mir fällt ein Stein vom Herzen. Diese Worte sprechen eine andere Sprache als der gestrige Tag.

Am Abend verlasse ich die Klinik mit meinem letzten Beurteilungsbogen, den ich zusammengefaltet in der Hand halte. Der Station weine ich keine Träne nach, im Gegenteil, es fühlt sich so an, als sei ein Stahlträger von meinen Schultern genommen worden. Der Septemberabend ist lau, und in der Dämmerung kann ich noch all die bunten Blätter erkennen, die unter meinen Füßen rascheln. Ich schiebe sie vor mir her, bis ich mit jedem Schritt einen kleinen Berg transportiere. Meine Gefühle sind ambivalent auf diesem letzten Heimweg. Ich gehe ihn als ein anderer Mensch als vor dreieinhalb Jahren. Ich drehe mich noch einmal um. Was fühle ich? Ich kann es nicht genau definieren, es ist Wehmut, große Erleichterung, vielleicht herbstliche Melancholie.

Ende gut, alles gut?

Es folgen zwei arbeitsfreie Wochen, in denen ich lernen kann. Danach finden an einem Tag alle drei mündlichen Prüfungen hintereinander statt, jede dauert zehn Minuten. Das ist wenig Zeit, wenn ich mir überlege, dass ich im Abitur 30 Minuten Zeit hatte. Ich habe den Eindruck, dass alle Prüfungen absichtlich so konstruiert sind, dass man für nichts Zeit hat.

Nach den drei mündlichen Prüfungen muss ich mehrere Stunden warten. Das ist kaum auszuhalten. Ich bin von Stresshormonen vergiftet, daher setze ich mich in den Bus und fahre in ein Schwimmbad, um mir die ganze Anspannung von der Seele zu kraulen. Am Nachmittag kehre ich in die Schule zurück, um endlich zu erfahren, ob ich bestanden habe oder nicht. Es ist jetzt Ende September, und das schriftliche Examen war im Juli. Wir alle müssen drei Monate warten, müssen bangen und hoffen, müssen alle anderen Prüfungen machen, ohne zu wissen, ob wir nicht schon längst durchgefallen sind. Das zerfrisst die Nerven wie ätzende Säure. An diesem Nachmittag erfahre ich aber nur, ob oder ob nicht. Wir alle sitzen in unserem Klassenraum.

»Alle, die hier drinsitzen, haben bestanden«, sagt meine Klassenlehrerin endlich, als die Unruhe immer größer wird. Sie lässt ihren Blick durch die Runde schweifen und hebt vielsagend eine Augenbraue. »Noch mal, die, die hier drin sind, in diesem Raum, können erleichtert sein.« Was für eine Aussage. Denn ich weiß, dass eine von uns auf der

Toilette ist. Als sie wieder zurückkommt, sehe ich sie an. Sie ahnt nichts. Die Lehrerin spricht mit ihr, und sie bricht zusammen, denn sie ist in mehreren Prüfungen durchgefallen. Sie tut mir Leid, gleichzeitig bin ich sehr erleichtert, dass mir diese Bürde erspart geblieben ist.

Am Tag nach der Zeugnisverleihung sollen wir noch mal alle in die Schule kommen, um die gesamte Ausbildung zu evaluieren. Ich beschließe, dass mich die Evaluation nicht mehr juckt, ich habe die Ausbildung hinreichend reflektiert. Ich habe genug gesagt in den drei Jahren, und das meiste wurde weder gehört noch ernst genommen. Da brauche ich jetzt auch nicht mehr anzufangen. Ich versuche, das Ganze positiv zu sehen, dass der Weg, den ich gegangen bin und durch den sich meine Persönlichkeit weiterentwickelt hat, ein guter war, trotz oder gerade wegen all der Steine, über die ich klettern musste. Das ist es, was ich mitnehme und wofür ich dem Leben dankbar bin.

Vor dreieinhalb Jahren habe ich mich dafür entschieden, ins Krankenhaus zu gehen, weil ich etwas vom Leben sehen wollte, und ich kann definitiv sagen, dass ich etwas vom Leben gesehen habe. Ich wollte raus aus einer künstlichen Schulwelt, in der es nur um das Lernen geht, in der Leistung das Maß aller Dinge ist und Lücken im Lebenslauf nicht vorgesehen sind. Ich wollte echte Menschen treffen. Ich weiß im Nachhinein nicht, wie ich diese Zeit durchgestanden habe, aber durch sie bin ich zu einem anderen Menschen geworden. Es gab spannende Tage, anstrengende Tage, schöne und schlimme Tage und Tage, die ich nie vergessen werde. Ich gewichte jetzt Dinge anders im Leben, nicht alles ist mir mehr gleich wichtig, und etliche kleine Dinge im Alltag erfüllen mich mit großer Freude, weil ich um die vielen kranken Menschen weiß, die eine Tasse Milchkaffee auf der Terrasse in der Sonne nicht mehr genießen können. Für diesen Schatz an Erfahrungen bin ich trotz allem sehr dankbar.

Pflege – Gesellschaftsrelevant
Ein pflegefachlicher und -politischer Dialog

Ein Gespräch zwischen Professor Thomas Klie und Andreas Krahl.

Die Pflegefachkräfte sind die größte Berufsgruppe im Gesundheitswesen. Ihre Bedeutung für die Leistungsfähigkeit des Gesundheitswesens, aber auch für das menschliche Gesicht von Krankenhäusern, Pflegeheimen oder auch der ambulanten Pflege ist in Zeiten der Coronapandemie deutlich geworden. Pflege ist ein anspruchsvoller, ein vielseitiger und eigenständiger Beruf, der sich nur mühsam aus der Vorrangstellung der Medizin emanzipiert und unter den strukturellen und ökonomischen Rahmenbedingungen im Gesundheitswesen seine Eigenständigkeit, sein Fachwissen und seine eigene Professionalität nicht überall so entfalten kann, wie dies wünschenswert und erforderlich wäre. Ausweislich demoskopischer Studien zählt die Berufsgruppe der Pflegekräfte zu den gesellschaftlich anerkanntesten in Deutschland. Die Anerkennung ist gewachsen. Eine Berufsentscheidung junger Menschen für einen Pflegeberuf würde von 2/3 der Bevölkerung akzeptiert oder gutgeheißen (Klie, 2018) Die gesellschaftliche Wertschätzung findet allerdings keine Entsprechung in der institutionellen und politischen Gestaltungsmacht und -kraft der Berufsgruppen der Pflege. Eine Berufsgruppe unter ihren Möglichkeiten?

Wie vielfältig die Ausbildung zur Pflegefachfrau und zum Pflegefachmann sein kann, stellt das Buch von Maximiliane Schaffrath eindrücklich dar. Es vermittelt, wenn auch sehr persönlich und subjektiv – oder vielleicht gerade dadurch –, einen plastischen, eindrucksvollen, vielschichtigen und in die Tiefen und Untiefen menschlicher Existenz leuchtenden Einblick in das, was Pflege alles heißt und beinhaltet: von der Geburt bis zum Tod, von Heilungsgeschichten bis zur palliativen Begleitung, von der Intensivmedizin bis zur Geriatrie. Das Buch gewährt dabei auch Einblicke in die Ambivalenzen, in die Spannungsverhältnisse, die Widersprüche und Machtasymmetrien im Gesundheitswesen. Insofern bietet es Stoff zur Diskussion. Es zeigt: Mit Werbekampagnen für den Pflegeberuf ist es (allein) nicht getan, wenn man die Berufsbilder der Pflege für junge Menschen wirklich attraktiv machen will. Auf Arbeitsbedingungen kommt es an, auf die Übereinstimmung von Motivation zum Pflegeberuf und der beruflichen Praxis im Alltag. Die Bezahlung ist nicht unwichtig – steht aber keinesfalls im Vordergrund – und ist für Pflegefachkräfte (inzwischen) so schlecht nicht. Kein anderer Ausbildungsberuf erhält in der Zeit der Berufsausbildung eine vergleichbare Bezahlung. Teilzeitarbeit und die nicht tariflich gebundene Entlohnung von Pflegeassistenzkräften stellen sich als das Problem mit der Entlohnung dar.

Seit Jahrzehnten wird um eine Professionalisierung der Pflege gerungen. Und es hat sich einiges getan: Durch das Pflegeberufegesetz wurde einer einheitlichen, an die europarechtlichen Standards anschlussfähigen Pflegeausbildung der Weg geebnet, der sogenannten generalistischen Ausbildung, die grundsätzlich nicht mehr zwischen Kranken-, Kinderkranken- und Altenpflege unterscheidet. Es wurden Vorbehaltsaufgaben für die Pflege normiert. Bestimmte Aufgaben dürfen nur noch von Pflegefrauen und -männern (so heißen jetzt die ehemaligen Krankenschwestern und Krankenpfleger) übernommen werden. Auch die deutsche Pflegewissenschaft entwickelt sich weiter und schafft verlässliche und eigenständige Wissensbestände für die professionelle Pflege. Die Pflegeversicherung soll dazu beitragen, die Qualität in der Langzeitpflege zu verbessern. In einigen Bundesländern wurden berufsständische Organisationen gegründet – seien es Pflegekammern oder die Vereinigung der Pflegenden in Bayern (VdPB). Die Berufsangehörigen der Pflege sollen ihre eigenen Angelegenheiten selbst regeln, sich eine Berufsordnung geben, Weiterbildungsordnungen aufstellen, die Interessen der Pflege stark machen und durchsetzen. Alles Schritte in Richtung Professionalisierung und Eigenständigkeit der Pflege.

Das Buch von Schaffrath lässt manches von diesen Errungenschaften der Pflege aufscheinen. Es hinterlässt aber auch Eindrücke, die unterstreichen, wie wichtig es ist, der Pflege weit mehr als bislang gesellschafts- und pflegepolitische Aufmerksamkeit zu schenken. Das Attribut »systemrelevant« erscheint nicht unproblematisch, wenn man die Genese des Attributes näher betrachtet: Als systemrelevant wurden in der Finanzkrise 2008 die Banken angesehen und gerettet – und dies mit Mitteln aus der Staatskasse. Dabei stehen die Banken für eine immer stärkere Ökonomisierung und Kommerzialisierung aller Lebensbereiche, für die Entkopplung von gesellschaftlicher Verantwortung und Renditeinteressen. Die Ökonomisierung und Kommerzialisierung haben auch das Gesundheitswesen erreicht. Eher sollte daher von der *Gesellschaftsrelevanz* der Pflege und nicht von ihrer Systemrelevanz gesprochen werden. Gesundheit und Pflege sind Aufgaben der Daseinsvorsorge. Bei der Daseinsvorsorge geht es um existenznotwendige Leistungen und um Bedingungen guten Lebens für alle Bürgerinnen und Bürger. Die Pflege steht für das Versprechen, auch unter Bedingungen von schwerer Krankheit und Pflegebedürftigkeit Würde, Wohlbefinden und Teilhabe zu sichern – und dies in einem krisenfest ausgestatteten Gesundheitswesen mit verlässlichen personellen Rahmenbedingungen und fundiertem Fachwissen. Um etwas zu einem in diesem Sinne leistungsfähigen Gesundheitswesen beizutragen und dabei einen krisenfesten und erfüllenden Beruf zu ergreifen, machen sich so viele junge Menschen wie noch nie auf den Weg, Pflegefachfrau und -mann zu werden. Auch Frau Schaffrath hat dies getan.

Über das, was aus dem Buch zu lernen ist, welche Schlussfolgerungen aus der Coronapandemie für die Weiterentwicklung der Pflege zu ziehen sind sowie die Frage, wo die zentralen Herausforderungen und Chancen für die Pflege, die ein »Traumberuf« sein kann, liegen, sprach ich mit Andreas Krahl, Krankenpfleger, Landtagsabgeordneter im bayerischen Landtag und dort gesundheitspolitischer Sprecher der Fraktion der »Grünen«.

Klie: Herr Krahl, Sie sind Krankenpfleger und arbeiten aktuell auf der Intensivstation. Sie bezeichnen Ihren Beruf als Traumberuf. Wie sind Sie zur Pflege gekommen und was verleitet Sie nach all dem, was man jetzt in diesen schwierigen Coronazeiten von der Pflege hört, zu sagen, das ist mein Traumberuf?

Krahl: Zur Pflege gekommen bin ich auf dem zweiten Bildungsweg, also fast schon klassisch für eine heute typische Pflegekarriere. Ich bin ursprünglich gelernter Bankkaufmann, habe nie in diesem Beruf gearbeitet. Mutter hat irgendwann gesagt, »Bub, lern was Gescheites«, Bankkaufmann ist herausgekommen, war aber ewig lang schon ehrenamtlich im BRK [Bayerisches Rotes Kreuz] unterwegs, mit Menschenkontakt, wurde Rettungssanitäter und habe mich dann *ganz bewusst* – und das ist vielleicht so das Quäntchen Glück sozusagen – *gegen* einen Vollzeitjob im Rettungsdienst entschieden und *für* die Vollzeitausbildung in der Profession Pflege. Warum? Weil es – glaube ich – keinen vielseitigeren Beruf gibt im medizinischen Kontext als die Pflege. Dass ich dann in der Intensivmedizin gelandet bin, glaube ich, liegt an meinem kleinen Hang oder Bedürfnis hin zu Geräten. Warum ist es ein Traumberuf? Es gibt kaum einen Berufsstand, der vielseitiger ist, und – daraus mache ich keinen Hehl: Ich bin ein sehr politischer Mensch. Es gibt aktuell keinen Beruf im Gesundheitswesen, wahrscheinlich sogar außerhalb vom Gesundheitswesen, den man politisch stärker prägen kann als die Profession Pflege.

Klie: Was meinen Sie mit »politisch prägen«?

Krahl: Wir können es andersherum aufziehen. Ich glaube, es gibt aktuell keinen Berufsstand, der unpolitischer ist als die Profession Pflege. Er braucht aber für mehr Anerkennung mehr Wertschätzung eine deutlich stärkere Politisierung.

Klie: Darum sind Sie auch in die Politik gegangen?

Krahl: Ich war schon immer ein politischer Mensch, war auch schon immer politisch aktiv. Klar, im Bereich der Umweltbewegung, ist bei meiner Partei ja nicht sonderlich bemerkenswert. Aber der Kernpunkt für mich war: Du musst dein Fachwissen, das, wofür du brennst, nämlich für deinen Beruf, auch politisch vertreten.

Klie: Wir beide haben das Buch »Systemrelevant« von Frau Schaffrath gelesen. Haben Sie bei der Lektüre das ein oder andere aus Ihrer Ausbildung wiedererkannt, erinnert? Die Autorin reflektiert und beschreibt ihre Ausbildung ja ganz eindrücklich, z. T. ziemlich zugespitzt. Sie schreibt, sie sei in der Zeit der Ausbildung ein anderer Mensch geworden und habe viele Reifungsprozesse durchschritten.

▬ **Krahl:** Das Buch hat große Erinnerungen geweckt, da bin ich ganz ehrlich. Sie beschreibt ja … also ich habe nicht alle Stationen so durchlaufen in meiner Ausbildung wie die Autorin, aber ich nehme jetzt als Beispiel den ambulanten Pflegedienst, ein Bestandteil der Profession, den ich wirklich nur aus der Ausbildung kenne … Es ist eindrücklich, wie schnell da Verantwortung auf Auszubildende abgewälzt wird. Die Autorin hatte da jetzt echt noch Glück. Also, das war wirklich noch das Kapitel, wo ich mir gedacht habe, hm, ok, da hat sie echt Glück gehabt im Vergleich zu mir, weil es schlicht und ergreifend dem System geschuldet ist. Da mache ich auch den einzelnen Kollegen und Kolleginnen, die als Anleiter oder Praxisanleiter aktuell irgendwo tätig sind, überhaupt keinen Vorwurf. Das Gesundheitssystem ist dazu *verdammt*, Personal irgendwo zu rekrutieren. Und da ist der Auszubildende oder die Auszubildende das Naheliegendste. Vonseiten der Schule werden den Einrichtungen, den Kliniken, den ambulanten Pflegediensten die Auszubildenden aufs Auge gedrückt. Ob sie wollen oder nicht. Dass man da den Profit draus zieht, ist schlicht und ergreifend dem System geschuldet.

Klie: Auch im klinischen Bereich wurde die Autorin ganz schön ins kalte Wasser geworfen. So wie sie das beschreibt, erhöht das nicht nur das Vertrauen in das System oder die Organisation Klinik. Auf der einen Seite schildert sie sehr beeindruckend, wie leistungsfähig Kliniken sind, wie kollegial es zugehen kann, wie viel Wissen dort auch, gerade bei den Pflegenden, verfügbar ist und eingesetzt wird. Aber dennoch immer wieder dieses Kippen in eine Art strukturelle Verantwortungslosigkeit?

▬ **Krahl:** Das ist dieser schmale Grat zwischen hoher Professionalität, Ausbeutung und Laissez-faire. Die Autorin schreibt eindrücklich von ihrer ersten Ausbildungsstation, der Hämatologie, wie sehr sie dort ins kalte Wasser geschmissen wurde. Das kalte Wasser, die Ausbeutung und der Laissez-faire-Stil in der Ausbildung, das sind genau die Gründe, warum wir im Bereich der Pflege erstens knapp 50 % Ausbildungsabbrüche haben, und von den 50 %, die übrig bleiben, noch einmal 30 % nach der Ausbildung nicht in diesem Beruf bleiben.

Klie: In dem Pflegemonitoring Pflegepersonalbedarf in Bayern (Isfort & Klie, 2021) sind die Zahlen nicht so dramatisch: In der Krankenpflege liegt die »Erfolgsquote«, d. h. die Zahl derer, die ihre Ausbildung erfolgreich abgeschlossen haben und in den Beruf gehen, bei 80 %, in der Altenpflege sogar bei 84 %. Die durchschnittliche Berufszugehörigkeit ist auch in Bayern zumindest deutlich höher, als immer kolportiert wird. Die »durchschnittliche« Krankenpflegekraft ist 18,5 Jahre im Beruf. Das spricht für eine Bindungskraft, die der Beruf ja auch auf Sie ausübt. Sie hätten auch alles Mögliche andere machen können, Sie bleiben aber in dem Beruf und sagen auch: »Ok, ich bin und werde immer (auch) Pflegefachkraft bleiben. Mich zieht es auch immer wieder in die Berufspraxis«, wie jetzt auch, in der Coronazeit, wo Sie trotz Landtagsmandats wieder Verantwortung im klinischen Kontext übernehmen. Wie kommt es, dass trotz der in dem Buch geschilderten Erfahrungen die Identifikation mit diesem Beruf so ausgeprägt ist?

▬ **Krahl:** Zwei Punkte möchte ich betonen. Punkt 1: Bleiben wir mal direkt in der Versorgung von Patientinnen und Patienten: Die große Faszination für mich persönlich ist noch immer, dass ich auf eine Aktion von mir sofort eine Reaktion des Patienten bekomme, sowohl im positiven als auch zum Teil im negativen Sinne. Hoffentlich öfter im positiven Sinne. Das ist etwas ganz, ganz Wertvolles für mich: Persönlich sofort ein Feedback für das, was ich gerade tue, zu bekommen. Das beschreibt die Autorin ihrerseits sehr anschaulich. Punkt 2 ist das ganz eigene Zusammengehörigkeitsgefühl im Bereich der Profession Pflege – vor allem im Team. Sei es auf einer ganz normalen, peripheren Station, sei es in der Intensivmedizin, in der Nothilfe: Da sind wirklich ganz, ganz feste

Teamstrukturen, ein Zusammengehörigkeitsgefühl, weil jeder von dem anderen schlicht und ergreifend abhängig ist. Und dieses Verständnis ist da: Allein kommt man sehr, sehr schnell an seine Grenzen.

Klie: In der ambulanten Pflege – einem der wichtigsten Felder der Professionalisierung der Pflege – ist man eher auf sich gestellt und handelt in hohem Maße eigenverantwortlich in der Lebenswelt der Patientinnen und Patienten. Im klinischen Bereich, aber auch in der Langzeitpflege ist man als Team aufeinander angewiesen, auch auf die Vertrauenswürdigkeit der Kolleginnen und Kollegen. Das haben Sie eben als für die Zugehörigkeit zur Profession besonders bedeutsam betont. Dies wird ja auch in dem Buch deutlich: Prägend für die berufliche Sozialisation sind der unmittelbare Kontakt zu den Patientinnen und Patienten oder anderen auf Pflege angewiesenen Menschen und der Zusammenhalt im Team. Hilde Steppe (Steppe, 1981), eine der ganz wichtigen Taktgeberinnen einer modernen Pflegewissenschaft in Deutschland und auch eines eigenen, selbstbewussten Professionsverständnisses –, hat von Pflege als Interaktionskunst gesprochen. Würden Sie das bestätigen?

Krahl: Absolut, das sage ich jetzt sogar vor dem Hintergrund meiner intensivmedizinischen Erfahrungen. Da hat die Gesellschaft draußen immer das Bild von »wir stehen vor zig Maschinen, vor Perfusoren, Beatmungsmaschinen, Dialysegeräten und so weiter und so fort« und bedienen die den ganzen Tag. Ja, das tun wir. Aber das ist nicht die Tätigkeit, die ich als professionelle Pflege bezeichnen würde. Die Profession Pflege ist *auch* gegenüber einem intensivmedizinischen Patienten von Kommunikation geprägt – egal, wie diese dann aussieht. Das können basale Berührungen sein. Das kann dolmetschen sein, weil eine Trachealkanüle vor dem Stimmband sitzt und der Mensch schlicht nicht sprechen kann. Das macht professionelle Pflege aus. Übersetzer für die Angehörigen, Dolmetscher zwischen Arzt und Pflegebedürftigen bzw. Patienten im klinischen Setting: Das ist professionelle Pflege. Dass ich nicht nur die Mobilisation übernehme, sondern den Patienten dazu motiviere. Der Motivator, der Coach, der Trainer zur Mobilisation, zum Umgang mit Krankheitsfolgen bin ich. Das macht die Profession

Pflege aus, und das geht leider Gottes in der Außenwirkung sehr, sehr häufig unter.

Klie: Patrick Schuchter (Schuchter, 2016), Philosoph und Krankenpfleger, spricht davon, dass die Kunst der Sorge (und der Pflege) darin besteht, die Erfahrung der Krankheit nicht zu einer der Demütigung werden zu lassen. Das heißt auch aus meiner Sicht: Wahrung der Würde. Das Buch beschreibt, wie dies gelingen, aber auch misslingen kann. Wie erleben Sie dieses Spannungsfeld: Sie sind einer derjenigen, die Demütigungen vermeiden, also Würde sichern, durch Ihre Kunst der Sorge im unmittelbaren Patientenkontakt, und den Strukturen, unter denen Sie arbeiten, die häufig nicht würdeverträglich sind. Auch sie werden in dem Buch immer wieder offengelegt.

Krahl: Es wird so lange so bleiben, solange wir gerade im klinischen Bereich die Naturwissenschaften – nicht falsch verstehen, ich bin ein großer Freund der Naturwissenschaften –, sprich die Medizin, über die Pflegewissenschaft und die Sozialwissenschaften stellen. So lange wird es zu Situationen kommen, in der 16 Ärzte in eine »Intensivbettbox« reinstürmen, über einen Patienten als Objekt reden, indem nicht einmal ein Name fällt, das Ganze in einer Situation, in der die Pflegekraft gerade mit der Grundpflege beschäftigt ist, der Patient halb nackt vor 16 Menschen liegt. So lange diese naturwissenschaftlich geprägte Tätigkeit, die Abhaltung der Visite, einen höheren Stellenwert besitzt als die Gestaltung von nicht demütigenden, ggf. Trost stiftenden Pflegesituationen, werden wir da sehr, sehr schwierig auf dem Weg der Würdesicherung vorankommen. Zum Glück gibt es Einzelkämpferinnen und Einzelkämpfer in der Profession Pflege – die z. B. den Mut, die Courage und die Souveränität aufbringen, den aktuellen hierarchischen Gegebenheiten in so einem klinischen Ablauf entgegenzutreten.

Klie: Auch davon wird in dem Buch berichtet. Maximiliane Schaffrath lernt über Vorbilder. Sie leidet allerdings auch unter Kolleginnen und Kollegen. Bis zum Schluss – sogar noch in der Prüfung – macht sie Ohnmachts- und Demütigungserfahrungen, muss sich unterwerfen. Wie kommt es, dass so etwas immer wieder passiert und geduldet wird?

Krahl: Ich glaube, das ist ein menschliches Problem. Es hängt davon ab, womit ich mich selbst als professionell Pflegende identifiziere und wie ich meine Tätigkeit verstehe. Wenn ich mich »nur« als klassische Hilfskraft des Arztes sehe, bin ich ja automatisch in der Hierarchie eine Stufe unterhalb des Arztes. Und in der Ärzteschaft gibt es ja zusätzliche viele Hierarchieebenen. Das heißt auf gut Deutsch: Als Hilfskraft der Ärzte bin ich der oder die Letzte in der Hierarchie. Und dann kommt der oder die Auszubildende gerade recht. Er oder sie verschafft mir eine Machtstellung: Ich bin dann automatisch in der Hierarchie eine Stufe über der oder dem Auszubildenden. Das erleben wir sehr, sehr häufig. Das, was den Kern der Pflege ausmacht, prägt nicht die Kultur des pflegerischen Alltags. Es kommt darauf an, ein Verständnis von Pflege zu etablieren, das sich als eigenständig – neben der Medizin – versteht. Ich muss mein pflegerisches Handeln losgelöst von der Medizin wahrnehmen und gestalten. Dann habe ich ein anderes Setting. Unter diesen Voraussetzungen ist es sowohl wesentlich einfacher, selbstbewusst pflegerisches Wissen weiterzugeben, als auch eine fachpflegerische Teamkultur zu befördern.

Klie: Nun sind durch das Pflegeberufegesetz neben der generalistischen Ausbildung die von Ihnen beschriebenen Kernbereiche der Pflege als Vorbehaltsaufgaben der Pflege definiert worden. Sie sind nicht tätigkeits-, sondern prozessbezogen. Basis ist der Pflegeprozess nach der WHO. Maximiliane Schaffrath schreibt, dass sie beim Erlernen des Pflegeprozesses fast gezwungen wurde, etwas zu faken: In den Lehrbüchern steht etwas anderes, als in der Praxis gelebt wird. Zwei Wirklichkeiten stehen einander gegenüber: eine, die den Pflegeprozess konstruiert, mit seinen theoretischen Vorgaben und Logiken, und die andere, die den Alltag der Pflege ausmacht. Wenn dem so ist, dann ist es doch mühsam, eine eigene pflegefachliche Autorität zu entwickeln, respektive sich die entsprechenden Kompetenzen im beruflichen Selbstverständnis zu eigen zu machen.

Krahl: Gehe ich absolut mit in der Grundüberlegung. Die Frage ist nur, und das wird auch in dem Buch zum Teil beschrieben, inwieweit es der Profession nützt, wenn Auszubildende Praxisaufgaben und was es da nicht alles so gibt bewusst faken, um ein idealtypisches Bild für die Schule zu zeichnen. Das schafft nur Probleme: Dem schulischen Betrieb wird ein idealtypisches Bild vermittelt, der Auszubildende weiß, ok, das läuft in der Praxis nicht so, wie ich es aus den Lehrbüchern kenne. Und dann erhalte ich auch noch ein falsches Feedback an die Alltagssituation.

Klie: Was ist denn die Antwort auf diese Diskrepanz? Das Pflegeberufegesetz sieht eine Aufwertung der Praxisanleitung vor. Spielt das eine Rolle? Wo sehen Sie weitere Stellschrauben, um die Ausbildungsinhalte und das Bemühen um eine Professionalisierung, also Eigenständigkeit und Selbststeuerung auf der einen Seite und auf der anderen eine Praxis, die in teilweise ganz andere Gesetzmäßigkeiten eingebunden ist, in die Hierarchien zwischen den Berufsgruppen, aber auch in die strukturelle Knappheit von Zeit und Ressourcen, stärker aufeinander zu beziehen?

Krahl: Zwei Antworten drauf. Zum einen glaube ich, brauchen wir ein grundlegend anderes Selbstverständnis der Auszubildenden. Auszubildende sind keine billigen Arbeitskräfte. Sie sind dafür da, sich praktisches Pflegewissen anzueignen. Praktisches Pflegewissen, das evidenzbasiert vermittelt wird. Es kann nur gut vermittelt werden, wenn – Sie haben Praxisanleiterinnen und -anleiter angesprochen – wir es schaffen, dass wir die gut ausgebildeten Praxisanleiterinnen und -anleiter aus dem Alltagsgeschäft rausnehmen. Ich kann da auch ein Beispiel von mir selbst geben. Das ist wahrscheinlich sinnbildlich für alle Stationen. Wenn ich auf meinen Stationen eine Auszubildende oder einen Auszubildenden quasi an die Hand bekommen habe, hieß es ganz klassisch bei der Übergabe – entgegen des Standards, zwei Intensivpatienten pro ausgebildete Pflegekraft –, »lieber Andreas, du hast jetzt noch einen Auszubildenden, dann kannst du ja noch einen dritten dazunehmen«. Von dieser Logik müssen wir uns verabschieden. Auszubildende sind nicht im Wesentlichen dazu da, mich zu unterstützen. Mein Job ist es, *ihnen* Wissen zu vermitteln. Das heißt, der eigentliche Ansatz muss sein, dass wir Praxisanleiterinnen und -anleiter in Zukunft – jetzt bleiben wir mal bei der utopischen Wunschvorstellung – komplett freistellen. Im intensivmedizinischen Setting heißt das: Einen Intensivpatienten betreuen als Anleitungssituation mit dem Auszubildenden. Dann habe ich Zeit, kann pflegerisches Fachwissen vermitteln, kann nach aktuell wissenschaftlichen Methoden arbeiten und die Versorgung so übernehmen. Und dann, glaube ich, hätten wir zum einen diese Überforderungssituation nicht für die Auszubildenden, auch für die Praxisanleiterinnen ist es ja genauso eine Überforderung und zum anderen hätten wir dann den großen Vorteil, dass man nicht nur die praktischen Handgriffe vermitteln kann, sondern auch ein gewisses Selbstwertgefühl, eine gewisse Identifikation mit dem Beruf.

Klie: Maximiliane Schaffrath konnte ja ihren Abschluss nicht wirklich schön feiern. In anderen Ausbildungen stehen oft eine große kollegiale Inszenierung des Examens und der Stolz, den Abschluss erreicht zu haben. Im Buch wird eine Erfahrung der Demütigung und der Abwertung wiedergegeben. Und man hat durchaus manchmal den Eindruck, dass Pflegekräfte vergleichbare Erfahrungen mit sich rumtragen. Der Einstieg in einen Traumberuf sieht anders aus. Souveräne Fachlichkeit in der Pflege, wie ich es gern nenne, wird so nicht angelegt und befördert. Die in der Ausbildung angelegte Reifung der Auszubildenden als Menschen, in der Konfrontation mit vielen existenziellen Lebenssituationen handlungsfähig zu bleiben, sich nicht einer hierarchischen Logik unterzuordnen, sondern als Fachfrau oder Fachmann sich Patientinnen und Patienten zuzuwenden, sich zu verwehren gegen die Indienstnahme einer stark ökonomisierten Institutionslogik: Das verlangt souveräne Fachlichkeit. Was kann man tun, um diese Souveränität, die Sie ausstrahlen, zu entwickeln? Was braucht man dafür?

Krahl: Das ist eine sehr schwierige Frage (lacht). Ich glaube, man braucht eine gewisse Identifikation. Erst einmal braucht man ein gewisses Selbstbewusstsein – ganz grundsätzlich als Mensch, als Individuum, mit dem, was ich tue, mit meinem Auftreten, mit allem, was dazugehört. Und wenn ich dieses Selbstbewusstsein durch Fachwissen, und damit meine ich jetzt nicht nur medizinisches Fachwissen, sondern allem voran pflegerisches Fachwissen, untermauern kann, dann kann ich genau dieses Selbstbewusstsein nach außen ausstrahlen. Da müssen wir unterm Strich hin. Das heißt, wir müssen in meinen Augen wegkommen vom – jetzt muss ich aufpassen, wie ich es formuliere, ohne jemandem zu nahe zu treten –, von einer Tätigkeit in der Pflege, die ja sehr stark noch immer auf formale Standards abzielt, für alles, was wir tun, will ich oder braucht man einen Standard, hin zu einer Fachlichkeit, in der ich mein pflegerisches Handeln individuell verargumentieren kann, ohne dass ich sage, »ok, ich mache das jetzt nur, weil das der Standard ist«, sondern weil ich mein Fachwissen situations- und patientengerecht anwende. Ich kann das argumentieren. Ich verfüge über theoriegeleitetes Wissen und Sicherheit stiftende Berufserfahrung. Das schafft Selbstbewusstsein, das schon in der Ausbildung vermittelt wird.

Klie: Das machen sich aber nicht alle Pflegekräfte zu eigen. Es gibt auch einen Typus von Pflegekräften, der sich ganz gerne in Hierarchien einrichtet.

▬ **Krahl:** Absolut, die gibt es definitiv. Pflegekräfte sind Menschen. Der Mensch ist ein Bequemlichkeitstier. Warum soll ich einen sehr harten, manchmal sehr komplizierten Weg gehen in einem Job, der mich ohnehin schon manchmal an meine physische und psychische Leistungsfähigkeit bringt? Warum soll ich da einen Weg gehen, der anstrengender ist, als wenn ich einfach mit den anderen mitschwimme und die Hierarchien und Machtkonstellationen hinnehme? Dazu braucht's eine intrinsische Motivation. Es ist nicht zuletzt mit Blick auf die privaten Lebenssituationen nachvollziehbar, wenn es heißt: »Ah, ja, jetzt habe ich schon einen Dreischicht-Betrieb, und jetzt habe ich fünf Nachtdienste danach, und dann soll ich mir noch Gedanken machen, wieso ich das oder jenes tue, und mich weiterbilden und fortbilden, damit ich dann selbstbewusst auftreten kann – nee, da schwimme ich jetzt nicht mehr mit!« Und das ist, glaube ich, eines der Kernprobleme dieser Kolleginnen oder Kollegen, und die gibt es, glaube ich persönlich, sogar häufiger als die, die gegen den Strom oder gegen die Hierarchie schwimmen.

Klie: Nun reden wir, als zwei Männer, über einen typischen Frauenberuf.

▬ **Krahl:** Ja.

Klie: Gibt es aus Ihrer Sicht, und Sie beschäftigen sich ja nun nicht nur mit Ihrem Erfahrungswissen, sondern auch politisch mit Pflegefragen, gibt es Merkmale im Pflegeberuf, die typischerweise einem Frauenberuf zugeschrieben werden, die sich in dem eben diskutierten Zusammenhang verstärkend auswirken?

Krahl: Absolut. Absolut! Das ist ja das Image, mit dem die Pflege, die professionelle Pflege, noch immer seit Jahren und Jahrzehnten kämpft. Wir werden immer noch als Beruf, der sich aus Nächstenliebe, Aufopferungsbereitschaft usw. nährt, wahrgenommen. Dabei handelt es sich um klassisch feminine Attribute. Sie werden mit diesem Beruf in Verbindung gebracht. Und das ist eines der Hauptprobleme. Nicht, dass das schlechte Attribute sind, aber solange ein Beruf auf diese Attribute reduziert wird, hat er es natürlich in der Außenwirkung extrem schwer. Ich mache immer wieder das Gegenbeispiel auf: Stellen Sie sich vor, wenn Sie heute bei der Berufsberatung sitzen, und Sie sagen nicht, ich möchte irgendwas mit Menschen tun, weil ich meine Nächstenliebe üben möchte, oder keine Ahnung was, sondern ich möchte karriereorientiert sein, ich möchte gutes Geld verdienen, ich möchte professionell arbeiten in einem Team, das Spaß macht. Würde ich, als Andreas Krahl jetzt sagen *(klatscht in die Hand)* »Herzlich Willkommen, du bist genau der oder die Richtige für die Profession Pflege!«? Das würde Ihnen kein Berufsberater dieser Welt so widerspiegeln. Pflege ist kein Karriereberuf, sondern ein typischer »Frauenberuf«.

Klie: Vereinbarkeit ist in der Personalarbeit der Pflege inzwischen ein Thema (Deutschland, 2017), Karriere eher nein. Dafür wird applaudiert. In Zeiten der Coronapandemie, in der das Buch auch erscheint, gab es viel Lob für die Pflege – Applaus, einen Pflegebonus. Passt das zu dem Anliegen, für das Sie, und ich in gewisser Weise auch als Berufsfremder, stehen, Pflege zu professionalisieren?

Krahl: Ein klares und überzeugtes »Nein«! Nein, das passt in meinen Augen überhaupt nicht dazu, und das sage ich jetzt nicht, weil ich den Kollegen und Kolleginnen die 500 € vonseiten der Bayerischen Staatsregierung oder die 1.500 € vonseiten der Bundesregierung nicht gönne. Um Gottes willen. Aber ich übe ja einen Beruf nicht aus, um ein Dankeschön oder ein Lob vonseiten der Regierungen, der Politik oder sonst wem zu bekommen. Ich übe einen Beruf als Profession aus, um meinen Lebensunterhalt zu bestreiten, und das hoffentlich zu Bedingungen, die mir es auch ermöglichen, dass ich neben dem Beruf noch ein erfülltes Privatleben haben kann. Solange dieser Beruf als *Dankeschönberuf* stilisiert wird, wie jetzt wieder in der Coronazeit durch die Politik, werden wir langfristig keinen Deut weiterkommen: zum einen, was den Professionalisierungsanspruch angeht, zum anderen aber auch, was die Rahmenbedingungen in unserem Beruf angeht. Es wird bald einmal, und sei es in zwei, drei Jahren, die große Generaldebatte im Bundestag, bei uns im Landtag kommen müssen: Was ist gut und was ist schlecht gelaufen in der Zeit der Coronapandemie? Was lernen wir aus der Krise? Und dann kommen (hoffentlich) die professionellen Pflegekräfte und sagen, Mensch, jetzt müssen wir Rahmenbedingungen ändern, Personalbemessungssysteme installieren, um ein Beispiel zu nennen. Durch dieses »Dankeschön«, durch diese 500 €, hat die Staatsregierung Tür und Tor dafür geöffnet, dass es bei dieser Generaldebatte dann heißen wird: Liebe Pflegekräfte, ganz ehrlich, was wollt ihr eigentlich? Ja, ihr habt uns super durch die Coronapandemie gerettet, aber beschwert euch nicht, ihr wurdet ja auch fürstlich entlohnt. 500 € als Dankeschön in einem Beruf, in dem ihr ohnehin ein Gehalt bekommen habt. Wir brauchen diese politische und strukturelle Debatte *nach* der Krise. Sie wird durch die *Rhetorik des Dankeschöns* im Keim mehr oder weniger erstickt.

Klie: Wir sagen ja, in der Coronakrise wird wie durch ein Brennglas deutlich, wo die Strukturprobleme des Gesundheitswesens oder auch der Langzeitpflege liegen. Was würden Sie denn als die zentralen Strukturprobleme des Gesundheitswesens und der Langzeitpflege ansehen, die jetzt einer Professionalisierung der Pflege auch im Wege stehen – und die in dem Buch von Maximiliane Schaffrath implizit angesprochen werden?

▬ **Krahl:** Als Kern, glaube ich, bleibt festzuhalten, dass eine reine Ökonomisierung des Gesundheitssystems insgesamt, sei es, was Materialbeschaffung angeht, aber auch, was das Personalmanagement angeht, schlicht gescheitert ist. Warum? Erstens: Weil ich zum einen das Material nicht zur Verfügung hatte, das ich hätte haben sollen, um meinen Beruf erst einmal sicher auszuüben. Da geht es noch gar nicht um »gut«. Und zweitens: aufgrund von ökonomischen Restriktionen, denen man schlicht und ergreifend ausgesetzt ist, und ich bin da ehrlich, ich möchte in keiner Haut eines Bilanzbuchhalters, einer Controllerin in einem kommunalen Klinikum stecken – dieser Zahlendruck hat schlicht und ergreifend dafür gesorgt, dass in der Berufsgruppe, die die meisten Ausgaben verursacht, und das ist aufgrund der schieren Größe dieser Berufsgruppe noch immer die Profession Pflege, die meisten Einsparungen erfolgt sind – und dies über Jahre hinweg. Das hat sich jetzt gerächt. In der Klinik hatten wir keine Personaluntergrenzen. Jetzt haben wir sie auf dem Papier. In der Langzeitpflege fehlt es immer noch an einem Personalbemessungssystem. In der Krise sind wir auf die Pflegekräfte angewiesen. Aber sie fehlen uns. Das ist Folge einer ökonomisierten Gesundheitspolitik. Wenn ich das Ganze zusammenfasse, glaube ich, muss die große Lehre, die wir aus dieser Krise ziehen, schlicht sein, dass wir das größte Wohl der Menschen, wie es auch Ministerpräsident Söder gesagt hat, nämlich die Gesundheit, in Zukunft nicht mehr ausschließlich aus einer Ökonomie heraus betrachten.

Klie: Ökonomie ist ja erst einmal nichts Böses, im Gegenteil, wir brauchen kluge Ökonomen, damit wir ein effizientes Gesundheitswesen und eine effiziente Langzeitpflege hinbekommen. Effizienz heißt nicht allein schwarze Zahlen, sondern heißt, wir erreichen die Sachziele, also Gesundheit, Wohlbefinden, Teilhabe, Würdesicherung durch einen verantwortlichen und ausreichenden Ressourceneinsatz. Die Kommerzialisierung scheint mir dort ein wesentliches oder eigentlich das zentrale Problem zu sein. Das Gesundheitswesen und die Langzeitpflege wurden kommerzialisiert, zu einer Branche. Ihre Partei hat in ihrem Grundsatzprogramm, das Sie ja jüngst digital diskutiert und beschlossen haben, Gesundheit der Daseinsvorsorge zugeordnet. Wenn man das tut, was heißt das für die politische Steuerung des Gesundheitswesens?

Krahl: Dass es Aufgabe vom Staat ist, sich um die Grundversorgung und um die Gesundheitsversorgung der Zukunft zu kümmern. Und das, glaube ich, ist wirklich das Entscheidende bei der ganzen Sache. Sie haben es auch eindrücklich angesprochen: Gerade jetzt, im Zuge der Coronapandemie, muss man gucken, wer im klinischen Sektor aktuell die Hauptlast trägt. Das sind nämlich nicht die großen, privaten oder die institutionell geführten Häuser – ohne jetzt Namen zu nennen –, sondern das sind die kleinen Kreiskrankenhäuser. Warum? Weil das deren ursprüngliche Aufgabe ist, die Grund- und Regelversorgung sicherzustellen. Genau da müssen wir ansetzen: Es gibt schlicht und ergreifend einen Anspruch, ein Recht auf eine gute Grund- und Regelversorgung in der Fläche. Das ist Aufgabe des Staates, Aufgabe der Landkreise, der Kommunen. Wir müssen in Zukunft dafür sorgen, und da sind wir jetzt wieder beim kommerziellen Part des Gesundheitssystems, dass wir das so gestalten, dass es für diese Häuser auskömmlich ist, ihre Aufgaben wahrzunehmen.

Klie: Nun sind ungünstige Bedingungen in Krankenhäusern, ungünstige Bedingungen in der Langzeitpflege für junge Menschen nicht gerade motivierend, diesen Beruf zu ergreifen. Überdies ist die Pflege ein Beruf, in dem die meisten ihre Arbeitsplätze in der Region suchen. Insofern ist es wichtig, dass vor Ort in den Gemeinden, in den Dörfern, in den Städten, in den Landkreisen der Beruf der Pflege als attraktiv erlebt und kommuniziert wird. Das war für Ihre Berufsbiografie offenbar nicht unbedeutend. Sie waren beim Bayerischen Roten Kreuz engagiert. Sie haben dort Einblicke in das Gesundheitswesen erhalten. Ohne diese Erfahrungen hätten Sie womöglich niemals den Beruf des Krankenpflegers ergriffen. Was können wir tun, um junge Menschen für diesen Beruf zu begeistern und ihn vor Ort attraktiv zu machen? Ich glaube nicht, dass Hochglanzplakate viel helfen. Wie würden Ihre Strategien aussehen, um Menschen für den Beruf, für ihren Traumberuf zu gewinnen?

Krahl: Also, zu Punkt 1: Kampagnen helfen nicht, erst recht helfen keine Anzeigen von Kliniken, die den Freizeitwert von Standorten in den Vordergrund rücken, Wanderwege oder Seen vor der Haustür,

wie in Oberbayern der Fall ... Ich glaube, wenn wir junge Menschen
für einen Beruf begeistern wollen, und das müssen wir, da führt ja kein
Weg daran vorbei, müssen wir diesen Beruf attraktiv machen, für diesen Beruf als Profession Werbung machen. Und das, glaube ich, vergessen viele beim Recruiting zurzeit in diesem Bereich. Ich habe mich für
diesen Beruf entschieden, nicht weil ich die Freizeitmöglichkeiten dort
so toll finde, sondern weil ich einen Beruf in einer Arbeitsumgebung,
in einem Arbeitsalltag so ausüben möchte, wie es meinen Ansprüchen
entspricht. Ich bin nicht aufgrund der Nähe zu den Alpen von München nach Murnau gegangen, sondern weil ich damals Spitzenmedizin
und Spitzenpflege auf absolutem Weltklasseniveau ausüben wollte. Das
Schöne bei der Pflege ist, dass wir Weltklassepflege in jeder Langzeit-
pflegeeinrichtung vor Ort ausüben können, wenn wir die Fachexpertise
ins Haus reinholen.

Klie: Was sind denn für Sie die wesentlichen Bausteine für die Weiterentwicklung der Pflege? Die Ausbildung, das ist in dem Buch von Frau Schaffrath sehr plastisch beschrieben, spielt eine große Rolle. Da muss aber auch
einiges geschehen. Sie sprachen auch von den Arbeitsbedingungen. Die
Arbeitsbedingungen müssen stimmen. Das Heldennarrativ, das der Pflege
gerne zugeordnet wird, ist nicht gerade vereinbarkeitsverträglich, wahrscheinlich für einen modernen Menschen auch nicht wirklich attraktiv. Was
wären denn für Sie wichtige Bausteine in Ausbildung und Arbeitsbedingungen?

Krahl: Ein Satz vorweg: Ich bin der felsenfesten Überzeugung,
dass wir von dem Heldennarrativ wegkommen müssen. Diese Stilisie-
rung der Coronapolitik zu den »Helden der Pflege« lenkt ab von den
problematischen Rahmenbedingungen, negiert den Anspruch auf ein
menschliches Dasein mit Freizeit, Erschöpfung, schlechte Laune und
Fehlern. Zu der eigentlichen Frage, fangen wir bei den Arbeitsbedingungen an: Ich bin der felsenfesten Überzeugung, dass wir Arbeitsbedingungen so schaffen müssen, dass wir diesen Job, diesen Beruf
so ausüben können, wie er im Lehrbuch steht, dass ich nicht von Lagerung zu Lagerung hetzen muss, sondern dass ich mir Zeit nehmen

kann für eine Mobilisierung, für ein psychosoziales Gespräch, für das Dolmetschen. In der Ausbildung müssen wir die dreijährige Ausbildung attraktiv gestalten. Da haben wir meiner Meinung nach einen guten und deutlichen Schritt in die richtige Richtung getan. Wir haben aber eines vergessen – nämlich, dass eine Profession immer nur so gut arbeiten kann und auch so gut nach außen auftreten kann, wie neue Erkenntnisse und ein Handeln *state of art* sind. Und diese wissenschaftlichen Erkenntnisse, die werden zurzeit vor allem im angelsächsischen Raum gewonnen. Im deutschsprachigen Raum ist da Nachholbedarf. An der Akademisierung kommt man ebenso wenig vorbei wie an einer universitären Pflegewissenschaft. Nur so lassen sich internationale Anschlussfähigkeit und Augenhöhe mit anderen Berufsgruppen herstellen. An der fehlt es komplett. Und dies gilt auch unter dem Gesichtspunkt des demografischen Wandels: Wir können uns nicht erlauben, die größte Schulabschlussgruppe, nämlich die der Abiturientinnen und Abiturienten, von diesem Beruf auszuklammern. Das heißt, wir brauchen in Zukunft meiner Meinung nach eine sehr starke Fokussierung auf die Akademisierung im Bereich der professionellen Pflege.

Klie: Viele junge Menschen, die in der Pflege ihre Ausbildung gemacht haben, studieren hinterher etwas anderes, wie auch Maximiliane Schaffrath, die der Pflege treu bleibt als Job neben ihrem Studium. Ich habe auch Mitarbeiterinnen und Mitarbeiter in meinem Forschungsinstitut, die aus der Pflege stammen und akademisch anders qualifiziert sind – Brain-Drain aus der Pflege. Mit der Pflege assoziiert man nicht, dass das eine akademische Disziplin ist. Auch die Notwendigkeit eigenständigen akademischen Wissens wird kaum gesehen. Sie brauchen wir, um »weltbeste Pflege- und Gesundheitsversorgung« sicherstellen zu können, wie Sie sagen.
Wir haben 2021 Bundestagswahl. Pflege ist ein bundespolitisches Thema. Pflege ist ein Heilberuf: Zuständigkeit Bund. Das Leistungsrecht, das Sie auch angesprochen haben, ist im Sozialgesetzbuch V der gesetzlichen Krankenversicherung, aber auch der Langzeitpflege im SGB XI kodifiziert: Bundesrecht. Was wären aus Ihrer Sicht notwendige pflegepolitische Bausteine in

einer Koalitionsvereinbarung – es ist ja nicht ganz unwahrscheinlich, dass Ihre Partei da mitmischt?

Krahl: Wir brauchen die konkrete Anerkennung als eigenständiger Therapie- und Heilberuf. Das, glaube ich, ist der Dreh- und Angelpunkt. Da werden mich jetzt wahrscheinlich viele meiner Kolleginnen und Kollegen für die Aussage verteufeln, da stehe ich aber dazu.

Klie: Warum?

Krahl: Ja, da ist dieses Hamsterrad, in dem diese Diskussionen meistens enden. Sie sagen:»Ja, natürlich, klar bin ich bereit, mehr Verantwortung zu übernehmen und eigenständige Heilkunde durchzuführen. Dafür will ich aber vorher mehr Bezahlung.« Meiner Auffassung nach muss das andersherum laufen. Wir übernehmen die Verantwortung. Wenn ich Verantwortung trage und eigenständig handeln kann, eigenständige Entscheidungen treffen kann, dann bleibt das nicht ohne Konsequenz in der Ressourcenverteilung. Und ich glaube, wenn wir *das* in Koalitionsverhandlungen reinverhandeln könnten, dann wäre das ein Meilenstein für die Profession Pflege, auf dem sie über Jahrzehnte hinweg aufbauen kann.

Klie: Was hätte das zur Konsequenz?

Krahl: Eine Loslösung von der Ärzteschaft, allen voran im Bereich der Langzeitpflege und im Bereich der ambulanten Pflege. Das heißt auf gut Deutsch, ich kann z. B. als Pflegekraft Wundauflagen selbst verordnen und selbst als Leistung erbringen. Das heißt, ich bin da nicht nur der »Durchführer«, indem ich einen Verband mache bei einer sekundär heilenden Wunde, sondern ich bin quasi der Therapeut, der von Anfang an diese Leistung erbringt, indem er sich für eine Wundauflage entscheidet, die Therapie verordnet und die Therapie durchführt und somit auch im Gesundheitssystem ganz anders auftreten kann – und gegenüber den Patientinnen und Patienten.

Klie: Nachvollziehbar, aber gar nicht so leicht im Verhältnis zu den durchaus machtpolitisch besser ausgestatteten Ärzten, die mit langer Tradition dort agieren, durchzusetzen. Gibt es denn auch in dem Recht der Krankenversicherung aus Ihrer Sicht Stellschrauben, um die Eigenständigkeit, um die Profession der Pflege zu stärken?

Krahl: Durch die Herausnahme der Pflegeleistungen aus dem DRG-System [Diagnosis Related Groups-System, Fallpauschalensystem] ist da schon etwas geschehen. Grundsätzlich, und das habe ich auch vorher schon anklingen lassen, muss ich mir die Sinnfrage stellen, ob ein DRG-System langfristig das geeignete Mittel ist, um Gesundheitsversorgung und -vorsorge im Sinne der Daseinsvorsorge zu gewährleisten.

Klie: Wie kann denn die Pflege zu einer Public-Health-Ökonomie beitragen? Pflege zahlt sich gesundheitsökonomisch aus, weil sie den Gesundheitsstatus der Bevölkerung verbessert. Ohne die gesundheitsökonomische Dimension wird die Pflege nicht in die gesellschaftliche Verantwortung und eine Systemrelevanz hineinwachsen.

Krahl: Absolut, definitiv. Das ist eine große Utopie. Und wenn ich diesen volkswirtschaftlichen Nutzen umrechne, dann müssen wir Pflege in Zukunft ganz anders sehen und auch ganz anders bewerten und finanziell ausstatten. Leider Gottes funktioniert das bis dato noch nicht, aber ich glaube, langfristig führt daran kein Weg vorbei.

Interviewpartner

Thomas Klie
Prof. Dr. habil. Thomas Klie stammt aus Hamburg und ist seit 1988 Professor an der Evangelischen Hochschule Freiburg. Er ist einer der renommiertesten Sozialexperten und Pflegerechtler in Deutschland und befasst sich seit über 30 Jahren wissenschaftlich, lehrend, politikberatend, aber auch anwaltlich mit Fragen der Pflegepolitik und des Pflegerechts. Seit 2018 ist er u. a. Justiziar der Vereinigung der Pflegenden in Bayern (VdPB). Er lebt in Tutzing und lehrt, arbeitet und forscht mit seinem Institut AGP Sozialforschung in Freiburg und Berlin. www.thomasklie.de

Andreas Krahl
Bevor er in den Bayerischen Landtag gewählt wurde, arbeitete Andreas Krahl als Gesundheits- und Krankenpfleger auf einer Intensivstation in Murnau. Er ist seit 2018 Mitglied im Bayerischen Landtag und Pflege- und seniorenpolitischer Sprecher der Fraktion der »Grünen«.

Literaturnachweis

Bundesrepublik Deutschland (17. August 2017). *Schlüsselfaktoren für eine erfolgreiche Personalarbeit in der Langzeitpflege.* Von https://www.bundesregierung.de/breg-de/service/publikationen/schluesselfaktoren-fuer-eine-erfolgreiche-personalarbeit-in-der-langzeitpflege-730920 abgerufen
Isfort, M. & Klie, T. (Januar 2021). *Erste Ergebnisse – Das Monitoring Pflegepersonalbedarf in Bayern* (V. B. Pflege, Herausgeber). Von https://www.vdpb-bayern.de/erste-ergebnisse-das-monitoring-pflegepersonalbedarf-in-bayern/ abgerufen
Klie, T. (2018). *DAK Pflegereport 2018. Pflege vor Ort.* Heidelberg.
Schuchter, P. (2016). *Sich einen Begriff vom Leiden Anderer machen. Eine Praktische Philosophie der Sorge.* Bielefeld.
Steppe, H. (1981). *Krankenpflege im Nationalsozialismus.* Frankfurt/M.

Danksagung

Vielen Dank an Bettina Klein für die aufmerksame Lektüre.

Und vielen Dank an meinen Agenten Klaus Altepost, dass er an dieses Buch geglaubt hat und mir mit seinen Ratschlägen immer zur Seite steht.